M. Döbele

Angehörige pflegen

Ein Ratgeber für die Hauskrankenpflege

M. Döbele

Angehörige pflegen

Ein Ratgeber für die Hauskrankenpflege

Mit 285 Abbildungen

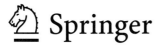 Springer

Martina Döbele
Hutwigsgrundweg 7, 69509 Mörlenbach

ISBN 978-3-540-72265-6 Springer Medizin Verlag Heidelberg

Bibliografische Information der Deutschen Nationalbibliothek
Die Deutsche Nationalbibliothek verzeichnet diese Publikation in der Deutschen Nationalbibliografie;
detaillierte bibliografische Daten sind im Internet über http://dnb.d-nb.de abrufbar.

Springer Medizin Verlag
springer.de
© Springer Medizin Verlag Heidelberg 2008

Planung: Barbara Lengricht, Berlin
Projektmanagement: Ulrike Niesel, Heidelberg
Copy-Editing: Ute Villwock, Heidelberg
Layout und Umschlaggestaltung: deblik Berlin
Satz: TypoStudio Tobias Schaedla, Heidelberg

SPIN 11977438

Gedruckt auf säurefreiem Papier   22/2122/UN – 5 4 3 2 1 0

Geleitwort

»Wir glauben, dass wir geben, dabei sind wir immer die Beschenkten.«   (Mutter Teresa)

Das Zitat aus dem Kapitel »Wenn Sie mehr tun wollen« hat mich nachdenklich gemacht. Das Pflegen eines Angehörigen steht scheinbar in krassem Widerspruch zu den Anforderungen unserer schnelllebigen Zeit. Um häusliche Pflege – auch – als Bereicherung erleben zu können, bedarf es eines fundierten Ratgebers, der pflegenden Angehörigen Sicherheit und verlässliches Hintergrundwissen bei der Pflege zu Hause vermittelt.

Nach der Lektüre des Manuskripts war mein erster spontaner Gedanke: Dieses Buch hätte schon viel früher geschrieben werden müssen. In der Zeit, in der ich in einer hausärztlichen Praxis in einem sehr liebenswerten Dorf gearbeitet habe, hätte ich mir ein Buch wie dieses zum Weiterempfehlen gewünscht. Ein Buch, das auf einfache und anschauliche Weise

- alle Handgriffe der Grundpflege erklärt,
- auch die Gesundheit der pflegenden Angehörigen berücksichtigt,
- die rechtlichen Grundlagen zum Thema »Pflegen«, »Pflegeversicherung« und »Betreuung« erläutert,
- notwendiges medizinisches Hintergrundwissen verständlich vermittelt und
- darüber hinaus das alte Hausapothekenwissen mit berücksichtigt.

Das Buch »Angehörige pflegen – Ein Ratgeber für die Hauskrankenpflege« geht detailliert und mit praxisnahen Bildern auf die vielen verschiedenen Grundvoraussetzungen ein, die bei der Pflege und Betreuung angetroffen werden und die oftmals viel Improvisationsvermögen voraussetzen. Hier spiegeln die vielen Tipps und Tricks, die die Pflege zu Hause erleichtern und Komplikationen verhindern können, auch die jahrelange Praxiserfahrung der Autorin wider.

Das in viele Kapitel eingeflochtene medizinische Hintergrundwissen erleichtert die Entscheidung, ob und wann ein Arzt hinzuzuziehen ist und gibt den pflegenden Angehörigen dadurch Sicherheit.

Der Autorin Frau Döbele ist es mit diesem Buch gelungen, einen Bogen zu schlagen zwischen gut erklärtem standardisiertem Pflegewissen, medizinischem Hintergrundwissen und dem, was meiner Meinung nach gute Pflege ausmacht: der Liebe zum Menschen und dem, was dieser Liebe und Zuwendung Ausdruck verleiht.

Karlsruhe, August 2007
Ute Becker, Ärztin

Vorwort

Liebe Leserinnen und Leser,

die Veränderungen im Gesundheitswesen haben dazu geführt, dass immer mehr Menschen zuhause gepflegt werden. Gleichzeitig entspricht dies auch dem Wunsch der meisten Menschen, im Alter oder im Krankheitsfall zuhause bleiben zu können und dort gut gepflegt und versorgt zu werden. Mit Einführung der Pflegeversicherung wurde dieser Wunsch für viele pflegende und betreute Angehörige realisierbar, denn seither wurden große Anstrengungen unternommen, die Menschen darin finanziell zu unterstützen und mannigfaltige Hilfen (wie z. B. Pflegekurse und Hilfsmittel) für sie vorzuhalten.

Das vorliegende Buch ist aus einer Reihe von Pflegekursen entstanden, die ich in den letzten neun Jahren im Auftrag der »Gemeinschaft Ambulanter Pflegedienste« in Mannheim durchgeführt habe. Durch die Schilderungen vieler pflegender Angehöriger, wie sich ihr Pflegealltag gestaltet, wurde mir sehr schnell bewusst, dass der Pflegekurs allein nicht ausreichen kann, alle Fragen zu beantworten, alle Pflegetechniken einzuüben, sich umfassend auszutauschen... Der Wunsch »etwas zum Nachlesen« zu haben, wurde immer wieder formuliert.

Dieses Buch will für diejenigen, die sich für die Pflege ihres Angehörigen entschieden haben, zunächst eine erste Orientierungshilfe sein. Aus den erstaunten Rückmeldungen der Teilnehmer der Pflegekurse *das habe ich alles nicht gewusst«*, sind die ersten drei Abschnitte des Buches entstanden. Darüber hinaus will das Buch ein Nachschlagwerk für Fragen der praktischen Pflege sein. Es ergänzt und vertieft praktisch eingeübtes Pflegewissen und Pflegehandeln. Gleichzeitig möchte ich Sie durch dieses Buch anregen, Ihre Pflegetechniken zu verbessern, moderne Konzepte und Methoden kennen zu lernen und anzuwenden.

Und nicht zuletzt will ich Sie mit diesem Buch ermutigen, die Pflege Ihres Angehörigen zu übernehmen, jedoch nur vor dem Hintergrund, sich selbst zu pflegen. Anregungen dazu finden Sie am Ende dieses Buches. Sie sind so wichtig, dass sie auch zu Beginn dieses Buch hätten stehen können, denn mein Wunsch für Sie als Pflegende ist: »Bleiben Sie gesund!«

Viele Menschen haben durch ganz unterschiedliches Zutun dieses Buch ermöglicht. Ihnen allen möchte ich an dieser Stelle herzlich danken.

Ich bedanke mich bei allen pflegenden sowie betreuten Angehörigen, die sich als »Models« für Pflegesituationen bei sich zu Hause in vielen Einstellungen geduldig fotografieren ließen: Herta und Otto Wolf, Lotte und Harald Michel, Katharina und Gerhard Schenker, Gabi Michel-Mieslinger, Rudolf und Adeline Gutmann, Nicole Prinz, Carola Achenbach und Klaus Seibel.

Für Anregungen und auch für weitere Aufnahmen bedanke ich mich bei allen Mitgliedern des »Gesprächskreises für pflegende Angehörige« bei der GAP in Mannheim.

Den Kolleginnen und Kollegen des ambulanten Pflegedienstes Pro Vita in Mannheim, die sich bei der Arbeit mit den Patienten fotografieren ließen sowie allen Patienten ein herzliches Dankeschön; ebenso an Juliane Fatokun, Inhaberin von Pro Vita, für die Überlassung der Aufnahmen.

Besonderer Dank geht für das Lesen des Manuskripts oder Teilen davon an Miriam Ohl, Nicole Prinz, Adeline Gutmann, Ute Becker und Alexander Gräfe.

Ein herzliches Dankeschön gilt Alexander Gräfe für das Erstellen der Grafiken im Kapitel »Wahrnehmen«, für Aufnahmen, die er für mich vorgenommen hat und für die Begleitung während der ganzen Entstehungsphase des Buches.

Lieben Dank auch an meinen Sohn Daniel, der die vielen Stunden, die ich am PC verbracht habe, geduldig ertragen hat und mich ebenfalls bei vielen Aufnahmen für dieses Buch unterstützt hat.

Ganz besonders bedanken möchte ich mich bei Frau Claudia Styrsky, die das Buch mit ihren gelungenen Scribbles mitgestaltet hat.

Dieses Buch wäre ohne Frau Barbara Lengricht (Programmplanerin für die Pflegebücher beim Springer-Verlag und Projektleiterin dieses Buches) vermutlich nicht entstanden. Die Zusammenarbeit mit ihr war mir ein Vergnügen. Für ihren persönlichen Einsatz, ihre freundliche Unterstützung und Motivation gilt ihr mein besonderer Dank.

Auch allen anderen Mitarbeiterinnen und Mitarbeitern des Springer Verlags möchte ich danken für die gute Zusammenarbeit und die freundliche Unterstützung in vielen Fragen, die während der Entstehungsphase dieses Buches auftauchten.

Widmung

Gewidmet ist dieses Buch meinen Eltern; meiner Mutter Edith Döbele und meinem, trotz liebevoller Pflege durch seine Frau viel zu früh verstorbenen Vater, Walter Döbele.

Wohl wissend, dass Pflege in Deutschland hauptsächlich »weiblich« ist, habe ich aus Gründen der besseren Lesbarkeit alle Personen mit »er« (abgeleitet von »der Mensch«), beschrieben. Immer sind alle Menschen – weiblich wie männlich – gemeint.

Martina Döbele

Inhaltsverzeichnis

Teil VI   Abschied nehmen

Teil VII   Und bei alldem – Wie geht es Ihnen?

Serviceteil – Suchen und finden

Teil I Zu Hause pflegen – wie soll das gehen? Eine Entscheidungshilfe

1

Sie sind nicht alleine
– Pflegen in Deutschland

In der Bundesrepublik ist der *demografische* Wandel mit einer steigenden Anzahl von hochaltrigen Menschen verbunden. Mit der Hochaltrigkeit entsteht gleichzeitig das Risiko für die Betroffenen, öfter und länger pflegebedürftig zu werden. In Deutschland hat dies dazu geführt, dass die Unterstützung hochaltriger Menschen durch die Familie keine Ausnahme mehr darstellt, sondern im Familienzyklus zum Regelfall geworden ist. Rund 80 Prozent der pflegebedürftigen Menschen in der Bundesrepublik werden heute von ihren Angehörigen gepflegt.

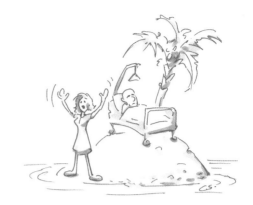

Auch wenn Sie sich so fühlen …

1.1 Die Pflegesituation

Wird ein Mensch plötzlich zum Pflegefall, ist die Lage für alle Beteiligten oft sehr schwierig. Die ganze Familie muss lernen, mit der neuen Situation umzugehen. In Deutschland besteht glücklicherweise eine hohe Pflegebereitschaft durch die Familie. Eine überwiegende Anzahl der Menschen ist der Ansicht, dass die Verantwortung für die Betreuung Hilfebedürftiger in erster Linie bei der Familie liegt. Dies ist Ausdruck der humanitären Lebensauffassung hierzulande und gleichzeitig auch eine gesellschaftliche Notwendigkeit.

Heute muss sich nahezu jede Familie mit der Frage auseinander setzen, ob und wie sie eine individuelle Pflege und Versorgung eines Familienangehörigen bereitstellen kann. Schon jetzt sind über 2 Millionen Menschen pflegebedürftig, wovon mehr als zwei Drittel (1,44 Millionen) zu Hause betreut werden. Nach **EUROFAMCARE** geben pflegende Angehörige hierfür einen Zeitaufwand von durchschnittlich 42 Stunden pro Woche an – ein Full-Time-Job! Über die Hälfte der pflegenden Angehörigen lebt mit den betreuten Angehörigen zusammen in einem Haushalt.

Hauptbetreuungsgründe sind körperliche Erkrankungen. Oftmals handelt es sich jedoch auch um eine allmähliche Zunahme von Hilfebedürftigkeit des betreuten Angehörigen. Da zur Zeit in Deutschland über ca. 1 Million Menschen **demenziell** erkrankt sind, ist die Hilfebedürftigkeit häufig

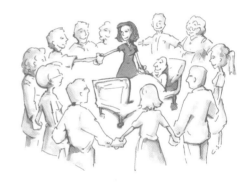

… Sie sind nicht allein

mit der gleichzeitig abnehmenden Fähigkeit der Betroffenen verbunden, die eigene Persönlichkeit zum Ausdruck zu bringen, die man als Angehöriger von früher her kennt.

1.2 Wer sind die pflegenden Angehörigen?

In Zukunft müssen immer älter werdende Pflegebedürftige von immer älter werdenden Angehörigen versorgt werden. Wenn man heute von pflegenden Angehörigen spricht, so handelt es sich überwiegend um Frauen. Sie sind als Ehefrauen meist selbst alt und unterstützungsbedürftig, als Tochter bzw. Schwiegertochter oftmals im Alter zwischen 50 und 60 Jahren (◘ Abb. 1.1).

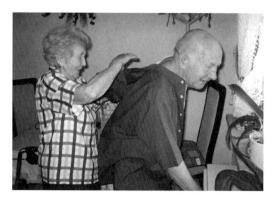

◘ Abb. 1.1. Pflegende Angehörige

1.3 Warum pflegen Menschen?

Großen Einfluss darauf, ob die Pflege eines Angehörigen übernommen wird, haben vor allem
maßgebliche Wertorientierungen (wie z. B Verant-
wortungsbereitschaft, Pflichtgefühl, Verlässlich-
keit, Fürsorgebereitschaft, Nächstenliebe). Diese
grundlegenden Motive zur Pflegebereitschaft sind
individuell unterschiedlich ausgeprägt. Zu ihnen
gehören konkrete Beweggründe, die Menschen
dazu bringen, die Pflege ihrer Angehörigen zu
übernehmen. Diese Beweggründe können sein:

- Liebe und Zuneigung
- Dankbarkeit
- Verantwortungs- und Pflichtgefühl
- Schuldgefühle
- Selbstbestätigung
- Sinnstiftung
- Mitleid

Wenn aus diesen Motivationen heraus eine frei-
willige Entscheidung für die Pflegeübernahme getroffen wird, sind dies gute Voraussetzungen, die
Belastungen, die mit dieser Aufgabe verbunden
sind, zu tragen.

1.4 Welche Aufgaben übernehmen pflegende Angehörige?

Die von Angehörigen geleistete Hilfe kann von
gelegentlichen Besuchen und der Organisation von
Hilfen über regelmäßige Unterstützung bei der

Haushaltsführung bis hin zu einer Rund-um-die-
Uhr-Pflege von Schwerstpflegebedürftigen variieren. Nicht selten muss die Unterstützung aus
der Entfernung organisiert werden (long distance
care), was die Situation erschwert. Der Gedanke,
dass z. B. die hilfebedürftigen Eltern in der Ferne
von Fremden versorgt werden müssen, ohne dass
man nach dem Rechten sehen kann, ist für viele
nicht einfach zu ertragen. Um trotzdem alles eini-
germaßen im Blick zu haben, werden regelmäßig
z. T. sehr weite Besuchsfahrten unternommen. Das
eigene Familienleben erhält dadurch zwangsläufig
einen Takt, der nicht immer ins eigentlich geplante
Lebenskonzept passt.

Das wird von pflegenden Angehörigen geleistet

- Hilfe bei der Haushaltsführung, wie Einkaufen,
  Kochen, Putzen
- Unterstützung bei Arztbesuchen und Behör-
  dengängen
- Übernahme von Reparaturen und Gartenar-
  beiten
- Unterstützung (bis zur kompletten Über-
  nahme) bei den Aktivitäten des täglichen Le-
  bens, wie Körperpflege, Aufstehen aus dem
  Bett, Hilfe beim An- und Auskleiden, Nah-
  rungsaufnahme, Toilettengängen
- Organisation von Hilfe- und Unterstützungs-
  leistungen, wie Zugehfrau, Essen auf Rädern,
  Beschäftigung
- Unterstützung bei Verträgen (Miete, Käufe,
  Versicherungen), Bankgeschäften
- Übernahme von Krankenpflege, wie Medika-
  mentengabe, Verbandwechsel, Spritzen
- Übernahme von therapeutischen Aufgaben,
  wie Geh- oder Sprechübungen

1.5 Wie ist die Situation der betreuten Angehörigen?

Das Thema familiale Pflege ist »weiblich«, denn
wie bei den pflegenden Angehörigen handelt es
sich auch bei den betreuten Angehörigen überwiegend um Frauen (69 Prozent). Sie sind im Durchschnitt 80 Jahre alt. Gepflegt werden sie haupt-

sächlich aufgrund körperlicher Erkrankungen, von denen sechs große Krankheitsgruppen für mehr als 80 Prozent aller Pflegefälle verantwortlich sind:
- Krankheiten des Kreislaufsystems,
- psychische Störungen,
- Krankheiten des Nervensystems,
- Krankheiten des Bewegungsapparates,
- Tumore,
- Senilität und andere unspezifische Symptome.

Oft haben alte Menschen die Erwartung von ihren Kindern, in die sie jahrzehntelang »investiert« haben, gepflegt zu werden. Gleichzeitig nehmen sie selbst ihre Hilfsbedürftigkeit zunehmend als Belastung wahr. Sie spüren, dass sie »der Klotz am Bein« der Familie sind. Ein zufriedenes Altern – auch mit Einschränkungen und Defiziten – wird dadurch erschwert und führt zu Belastungen in der Pflegesituation.

1.6   Würde es mir anders ergehen?

Die Vorstellung, selbst pflegebedürftig und auf Hilfe angewiesen zu sein, ängstigt viele Menschen in Deutschland in hohem Maße. Mit der Angst vor dem Verlust der Unabhängigkeit gehen auch finanzielle Sorgen einher.

Die meisten Menschen möchten, wenn sie pflegebedürftig werden sollten, in ihrer gewohnten Umgebung bleiben und dort von den Angehörigen und nicht von fremden Menschen gepflegt werden. Gleichzeitig möchten sie den Angehörigen aber nicht zur Last fallen. Diesen Wunsch können viele Angehörige allerdings nicht in die Realität umsetzen. Auch kann sich eine zunächst leistbare Pflegesituation so verändern, dass es bei der Hauptpflegeperson zu notorischen Be- und Überlastungen kommt.

1.7   Warum kann Pflegen so belastend sein?

Personen, die die Hauptlast der Pflege tragen, sind häufig selbst erheblichen Gesundheitsgefährdungen und zusätzlichen Risiken eigener Pflegebedürftigkeit ausgesetzt. Ein Drittel aller pflegenden

Angehörigen erkrankt selbst (vergleiche DEGAM-Leitlinie Nr. 6 Pflegende Angehörige). Ohne Hilfen der Familie oder von außen (z. B. durch Pflegedienste) kommt es fast immer irgendwann zu Erschöpfungszuständen.

Einige Gründe für das Ausbrennen (Burnout) von pflegenden Angehörigen:
- Pflegende Angehörige fühlen sich für das Wohlergehen ihres »Patienten« verantwortlich und haben ein schlechtes Gewissen, wenn sie auch einmal an sich selbst denken.
- Sie kommen meist unvorbereitet in die Pflegerolle, müssen medizinische Krisen vermeiden und, falls sie trotzdem eintreten, diese bewältigen.
- Sie erbringen Leistungen der Grund- und Behandlungspflege, überwachen vom Arzt auferlegte Regeln und medizinische Vorschriften, die eigentlich einer spezialisierten Fachausbildung bedürfen.
- Sie bedienen medizinisch-technische Geräte, ohne die die Pflegebedürftigen nicht überleben können (Intensivpflegesituationen zuhause mit High Tech Home Care).
- Sie erbringen neben der alltäglichen Haus- und Familienarbeit erhebliche zeitliche, physische und psychische Aufwendungen für die Pflege (siehe oben).
- Sie müssen sich an Veränderungen, wie Verschlechterungen, die im Laufe des Krankheitsprozesses auftreten, anpassen und versuchen, unter den gegebenen Umständen so normal wie möglich mit anderen umzugehen und ihre eigene Lebensart beizubehalten.
- Verhaltensauffälligkeiten der Pflegebedürftigen verursachen neben der schweren körperlichen Pflege die größte Belastung.
- Sie müssen im Falle einer Demenzerkrankung des Betreuten nicht nur mit Verhaltensproblemen umgehen, sondern auch einen oft schmerzhaften Prozess des allmählichen Abschiednehmens bewältigen.
- Sie müssen nicht selten Problemen in der Beziehung und der Familie entgegnen.
- Nicht zuletzt müssen sie mit den Aufwendungen für Pflege und medizinische Behandlung

finanziell zurechtkommen, oftmals vor dem Hintergrund von weniger Einkommen, da sie nicht mehr oder nur noch eingeschränkt berufstätig sein können.

Hinzu kommt, dass die meisten Angehörigen weder in pflegerischen Grundlagen noch in Stressbewältigung geschult sind. In Umfragen, wie z. B. im EUROFAM-Care-Projekt, wird festgestellt, dass die wenigsten einen Entlastungs-, Beratungs- oder Informationsdienst nutzen. Auch auf professionelle Dienste wird oft erst dann zurückgegriffen, wenn entweder nicht genügend Hilfeleistungen aus der Familie erbracht werden können oder wenn der Einsatz von professionellen Pflegekräften unbedingt erforderlich ist (z. B. bei der **Behandlungspflege**).

Zusätzlich kann die Übernahme von Verantwortung für den betreuten Angehörigen im Sinne von Vollmachten oder Betreuung weitere Probleme für den pflegenden Angehörigen mit sich bringen, zumal dann, wenn

- der Wille des betreuten Angehörigen nie deutlich ausgesprochen worden ist,
- keine Einsicht des Betroffenen vorhanden ist (»Ich kann alles noch alleine!«) und/oder
- wenn diese Last auf eine Person, die die Pflege oder Betreuung übernimmt, konzentriert ist.

Von daher laufen pflegende Angehörige von heute Gefahr, die Hilfsbedürftigen von morgen zu werden.

1.8   Gibt es auch positive Aspekte der Pflege?

Bei pflegenden Angehörigen werden im Verlauf der Pflege und Betreuung von Pflegebedürftigen unterschiedliche physische, psychische und soziale Beeinträchtigungen festgestellt. Auch liegen inzwischen viele Studien über die Belastungen der pflegenden Angehörigen vor (Degam-Leitlinie 6, ► Anhang). Trotz dieser Beeinträchtigungen geben ca. 85 Prozent der pflegenden Angehörigen an, die Pflege ihres betreuten Angehörigen vermittle ihnen »ein gutes Gefühl«. Nach EUROFAMCARE nennen sie als positive Aspekte der Pflege insbesondere, dass

- sie ein gutes Verhältnis zur betreuten Person haben,
- sie mit der Rolle als Betreuende gut zurecht kommen,
- die Pflege und Betreuung für sie eine lohnenswerte Aufgabe ist oder
- sie als pflegende Angehörige Wertschätzung erfahren.

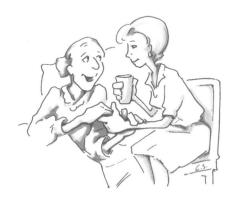

Pflegesituationen werden ganz unterschiedlich erlebt. Je nachdem, wie viel Sinn eine betreuende Person in der Pflege sieht, kann es zu ganz unterschiedlichem Erleben selbst sehr schwieriger Pflegesituationen kommen. Angehörige, die eigentlich hoch belastet sein müssten, geben an, dass sie eine hohe Lebensqualität hätten und zufrieden seien. Weniger belastete pflegende Angehörige, die sich in vergleichsweise geringem Maße um ihre Angehörigen kümmern, klagen dagegen möglicherweise über eine niedrige Lebensqualität und über zu viele Einschränkungen.

1.9   Wie kann ich einer möglichen Belastung vorbeugen?

Viele Angehörige sagen, dass sie bessere Information über das Krankheitsbild des älteren Menschen sowie über die verfügbaren Angebote zu ihrer eigenen Entlastung und Unterstützung bräuchten. Nutzen sie allerdings die in Deutschland vorhandenen Unterstützungs- und Entlastungsangebote, geben viele pflegende Angehörigen an, dass sie damit zufrieden seien. Auch bringen gute Kenntnisse in allen Belangen rund um die Pflege eine enorme Entlastung.

Deswegen sollten Sie sich frühzeitig über die im Folgenden aufgeführten Aspekte informieren.

▪▪▪ So geht's

- Informieren Sie sich über die Einstufung in eine Pflegestufe und die daraus abzuleitenden Ansprüche, wie Pflegegeld, Hilfsmittel. (Näheres dazu in ▶ Kap. 4 »Was Sie über das Pflegeversicherungsgesetz wissen sollten)
- Klären Sie zusätzliche Entlastungs- und Hilfsdienste. (Näheres dazu ▶ Kap. 5 »Wer kann sonst noch helfen«)
- Erkundigen Sie sich über eine mögliche Unterstützung durch professionelle Pflegekräfte. (Näheres dazu ▶ Kap. 6 »Zusammenarbeit mit dem Pflegedienst«)
- Ermöglichen Sie eine pflegegerechte Wohnraumgestaltung und ergreifen Sie die Möglichkeiten des Hilfsmitteleinsatzes. (Näheres dazu ▶ Kap. 7 »Pflegegerechtes Wohnen«)
- Erlernen Sie Methoden, wie Sie den körperlichen Zustand des Pflegebedürftigen einschätzen können. (Näheres dazu ▶ Kap. 9 »Wie geht es Dir heute – die Krankenbeobachtung«)
- Informieren Sie sich über die richtigen Pflegetechniken. (Näheres dazu ▶ Kap. 11 »So pflegen Sie richtig«)
- Erkundigen Sie sich über eine gesunde Ernährung und wie Sie dadurch die Gesundheit und Kraft des Pflegebedürftigen erhalten können. (Näheres dazu ▶ Kap. 13 »Hat es Dir geschmeckt«)
- Bedenken Sie die Möglichkeiten, wie Sie den Pflegebedürftigen vor zusätzlichen Gefahren und Erkrankungen schützen können. (Näheres dazu ▶ Kap. 14 »So beugen Sie Zweiterkrankungen vor«)

- Klären Sie besondere Pflegesituationen aufgrund schwerwiegender Erkrankungen und wie Sie durch eine spezielle Pflege die Pflegesituation erleichtern und durch den Erwerb spezieller Kenntnisse den Angehörigen fördern können. (Näheres dazu ▶ Kap. 16 »Besondere Pflegesituationen«)
- Informieren Sie sich über die rechtlichen Gestaltungsmöglichkeiten für die Pflegesituation. (Näheres dazu ▶ Kap. 19 »Rechtzeitig vorsorgen«)
- Bedenken Sie nicht zuletzt Ihre eigenen Selbstpflegemöglichkeiten. (Näheres dazu ▶ Kap. 21 »Wie geht es Ihnen«)

> **Tipp**
>
> Weitere Informationen zur derzeitigen Situation von pflegenden Angehörigen finden Sie im EU-Projekt EUROFAMCARE, welches die Situation pflegender Angehöriger in einem europäischen Vergleich untersucht, sowie in der Gesundheitsberichterstattung des Bundes vom Juli 2006 (Adressen hierzu ▶ Anhang).

1.10 Pflegeübernahme – Was muss ich bedenken?

Meist muss die Entscheidung zur Pflege schnell getroffen werden und realistische Alternativen bieten sich häufig wenig oder gar nicht an. Und oft genug erfolgt die Übernahme der Pflegeverantwortung spontan und unreflektiert. Sie erscheint als selbstverständlich und ohne Alternative. Im nächsten Kapitel lesen Sie, welche Fragen zur Entscheidung für die Pflegeübernahme helfen können.

2

Entscheidung zur Pflege

? Meine Mutter hat seit Jahren Diabetes. Langsam wird ihr Augenlicht schwächer und sie sieht immer schlechter. Noch lebt sie alleine, doch man merkt, dass alles nicht mehr so sauber ist wie früher. Wie lange kann das noch gut gehen? Meine Geschwister und ich sind berufstätig. Was wird, wenn meine Mutter durch Blindheit pflegebedürftig wird?

Eintritt und Dauer von Pflegebedürftigkeit ist nicht planbar. Der erforderliche Hilfebedarf für ein Familienmitglied kann unerwartet und kurzfristig eintreten oder er kann sich langsam fortschreitend entwickeln und sich teilweise über Jahre oder sogar über Jahrzehnte ausdehnen. In jedem Fall wird durch den Hilfebedarf des Pflegebedürftigen Zeit gebunden, die der Familie und insbesondere der sog. »Hauptpflegeperson« nicht mehr zur freien Verfügung steht. Auch eine Vereinbarkeit von Pflegeaufgaben und Erwerbstätigkeit kann u. U. schwierig werden. Deswegen ist es wichtig, sich vor der Entscheidung, einen Angehörigen zu pflegen, über einige Dinge Gedanken zu machen.

2.1 Wen pflege ich?

Meist liegt der Wunsch nahe, die Pflege eines Angehörigen selbst leisten zu können. Doch abhängig von Krankheit und Intensität der Pflege kann u. U. das Verhältnis der Betroffenen zueinander negative Auswirkungen auf die ganze Familie haben, besonders dann, wenn Konflikte aus früheren Jahren noch nicht aufgearbeitet sind. Deshalb ist es wichtig, schon im Vorfeld für sich zu klären, wie man zur pflegebedürftigen Person steht.

■ ■ ■ So geht's
- Wie war bisher Ihre Beziehung zueinander?
- Wie hat sich der Pflegebedürftige Ihnen bisher gegenüber verhalten?
- Welche Motive haben Sie selber, die Pflege zu übernehmen (Liebe, Pflichtgefühl, Selbstverständlichkeit, Dankbarkeit, finanzieller Anreiz)?
- Können Sie selbst die Entscheidung, eine Pflege zu übernehmen, innerlich bejahen? Ist Ihnen der Gedanke angenehm oder kommen Widerstände in Ihnen auf?

2.2 Was bedeutet Angehörigenpflege für mich?

Mit der Entscheidung für die Übernahme der Pflege müssen Ihre bisherige Tageseinteilung und Ihre Ar-

beitsabläufe der neuen Situation angepasst werden. Geht das überhaupt? Wie sieht Ihre heutige Situation aus? Folgende Fragen sollten geklärt werden:

■ ■ ■ So geht's
- Sind Sie berufstätig, wenn ja, halb- oder ganztags?
- Sind Sie alleinstehend oder haben Sie eine eigene Familie mit Kindern, wenn ja, in welchem Alter sind die Kinder?
- Haben Sie neben der Familie (oder einem Beruf) überhaupt ausreichend Zeit, die Versorgung Ihres Angehörigen zu übernehmen?
- Pflegen Sie zeitintensive Hobbys?
- Wie sieht Ihre Bereitschaft aus, eigene Interessen zurückzusetzen?
- Können Sie Ihre derzeitige Lebensplanung der neuen Situation anpassen?

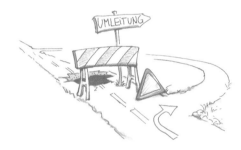

Pflegebedürftigkeit ist nicht planbar

2.3 Kann ich die Pflege überhaupt leisten?

In Umfragen, in denen pflegende Angehörige befragt wurden, welche Tätigkeiten denn besonders belastend seien bzw. zu körperlichen Beschwerden führen, wurde das schwere Heben, die Unterbrechung der Nachtruhe und die fehlende Zeit zur Regeneration (Urlaub) genannt. Deswegen sollte man sich folgende Fragen stellen:

■ ■ ■ So geht's
- Sind Sie in der Lage, körperlich wie seelisch u. U. eine 24-Stunden-Betreuung zu leisten?
- Sind Sie bereit, große körperliche und psychische Belastungen durch die Pflege auf sich zu nehmen?

- Sind Sie bereit, sich mit den Themen Alter/ Krankheit/Sterben und Tod auseinander zu setzen?
- Können Sie die physischen und psychischen Veränderungen und das seelische Leiden Ihres Angehörigen und gegebenenfalls auch das Abschiednehmen von Ihrem Verwandten verarbeiten?
- Sind Sie als Pflegeperson körperlich in der Lage, anstrengende Pflegetätigkeiten zu leisten, wie z. B. Transfers aus dem Bett, Umlagerungen im Bett?
- Je nach Organisation der Pflegesituation kann es zur Einschränkung der sozialen Kontakte (z. B. Teilnahme am Vereinsleben, Wahrnehmung von Einladungen, Empfang von Besuchen) kommen. Sind Sie bereit, diese zu akzeptieren?

2.4   Wer ist bereit mitzuhelfen?

Die Übernahme einer Pflege zu Hause kann eine vielleicht langjährige Verpflichtung bedeuten, die entscheidende Einschränkungen im Leben der »Hauptpflegeperson« mit sich bringt, auch wenn die Pflege auf viele Schultern verteilt wird.

■ ■ ■ So geht's
- Sind Sie bereit, Einschränkungen in Ihrem Leben hinzunehmen und zu akzeptieren?
- Bekommen Sie, wenn nötig, ausreichend Unterstützung von Ihrem Partner, Kindern oder Verwandten?
- Steht eine Ersatzpflegekraft während Krankheit, Urlaub und Freizeit zur Verfügung? Wenn ja, welche und wie oft?
- Im Falle einer Demenzerkrankung: Eine demenziell erkrankte Person bedarf ständiger Aufsicht. Können Sie das mit Ihrer Familie vereinbaren? Können Sie mit Verhaltensproblemen umgehen?

❗ Daran sollten Sie denken
Verhaltensstörungen, wie Aggression, Misstrauen, *forderndes Verhalten*, richten sich meist gegen jene, die sich am häufigsten um den demenziell erkrankten Menschen kümmern.

2.5   Wo soll die Pflege stattfinden?

Ist die Pflege Ihres Angehörigen in seiner eigenen oder in Ihrer Wohnung überhaupt möglich? Was ist bei der Planung zu bedenken?

■ ■ ■ So geht's
- Kann der Angehörige in seiner jetzigen Wohnung bleiben?
- Kann seine Wohnung pflegegerecht ausgestattet werden?
- Ist die Versorgung und Pflege des Angehörigen in Ihrer Wohnung möglich? Ist ein eigenes pflegegeeignetes Zimmer vorhanden?
- Ist die Wohnung/das Zimmer dazu geeignet, dass auch bei einer Verschlimmerung des Gesundheitszustandes die Pflege möglich ist?

2.6   Mit welchen Kosten ist zu rechnen?

Bedacht werden müssen auch die Kosten, die auf pflegende Angehörige zukommen – diese können schnell weit über dem von den Pflegekassen gezahlten Pflegegeld liegen.

■ ■ ■ So geht's
- Muss der Arbeitsplatz aufgegeben oder die Anzahl der Arbeitsstunden vermindert werden, um den Angehörigen zu pflegen?
- Was kosten Tagesstätte, Haushaltshilfe, Pflege und Betreuung durch einen Pflegedienst, Essen auf Rädern, Hausnotruf, Hilfsmittel usw.?
- Welche Kosten übernehmen Pflegeversicherung und Krankenkasse und in welcher Höhe?

2.7   Wie muss ich mich selbst organisieren?

Eine gute Selbstorganisation kann die schwierige Aufgabe der Pflege zu Hause oft erleichtern. Daher sollten Sie sich fragen, ob Sie sich z. B. in einem Pflegekurs fortbilden würden oder sich Informationen über andere Medien, z. B. über Bücher oder das Internet, beschaffen können. Und schließlich: Können Sie für sich selbst Ent-

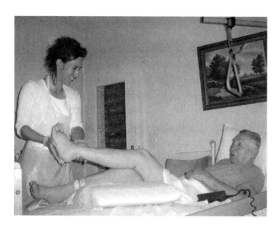

◘ **Abb. 2.1.** Unterstützung durch den Pflegedienst

lastungmöglichkeiten (z. B. Angehörigengruppen) und Formen der Zusammenarbeit (z. B. mit einem Pflegedienst) vorstellen und organisieren (◘ Abb. 2.1)?

> **Tipp**
>
> Die Entscheidung für die Pflege sollte von vielen Schultern getragen werden. Deshalb ist es wichtig, mit der Familie, den Freunden, den Nachbarn und mit dem pflegebedürftigen Angehörigen eine gemeinsame Entscheidung zu treffen.

Platz für Ihre Notizen

Platz für Ihre Notizen

Teil II Pflegestufe – Gelder – Hilfsmittel

3

Wegweiser durch die Gesetze – SGB V, SGB XI und SGB XII

? Meinem Vater wurde der rechte Unterschenkel amputiert. Nach der Operation kam es zu einer Entzündung und nun soll er länger im Krankenhaus bleiben. Er möchte jedoch unbedingt nach Hause, kann sich dort aber nicht alleine versorgen. Kann er auch zu Hause krankenpflegerisch versorgt werden?

Der häusliche Pflegealltag wird unterstützt durch Leistungen der gesetzlichen Sozialversicherungen. Sie finanzieren Hilfsmittel, tragen einen Teil der Pflegekosten und übernehmen die Kosten der ärztlichen Behandlung. Doch wer ist für welche Leistungen zuständig? Die Abgrenzung der Leistungsverpflichtung zwischen gesetzlicher Krankenversicherung und Pflegekasse ist nicht immer ganz einfach.

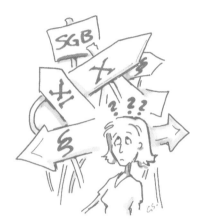

3.1 Gesetzliche Sozialversicherungen (Kostenträger)

Bei den Kostenträgern, die den häuslichen Pflegealltag unterstützen und mitfinanzieren, handelt es sich in der Regel um die Krankenkasse, die Pflegekasse und in bestimmten Fällen die Sozialhilfe. Um Abgrenzungsstreitigkeiten zu vermeiden, hilft zunächst der Grundsatz »Pflegeversicherung folgt Krankenversicherung« und die »Hilfen zur Pflege«

nach dem SGB XII sind nachrangig zu den Leistungen der Pflegeversicherung (■ Abb. 3.1).

3.1.1 Die Krankenversicherung

In der Bundesrepublik Deutschland gibt es verschiedene gesetzliche und private Krankenkassen, bei denen man sich krankenversichern kann. Alle erbringen die Leistungen der gesetzlichen Krankenversicherung nach dem sogenannten Sachleistungsprinzip (Versicherte erhalten die erforderlichen medizinischen Gesundheitsleistungen im Krankheitsfall, ohne selbst in Vorleistung treten zu müssen). Die Leistungen sind im Fünften Sozialgesetzbuch (SGB V) festgeschrieben, z. B.:

- Leistungen zur Verhütung von Krankheiten und deren Verschlimmerung
- Leistungen zur Früherkennung von Krankheiten
- Leistungen zur Behandlung von Krankheiten:
  - Ärztliche Behandlung
  - Zahnärztliche Behandlung
  - Versorgung mit Arzneimitteln, Verbandsmitteln, Heil- und Hilfsmitteln
  - Häusliche Krankenpflege
  - Haushaltshilfe
  - Krankenhausbehandlung
- Leistungen zur medizinischen Rehabilitation (soweit diese dazu dienen, eine Behinderung oder Pflegebedürftigkeit abzuwenden, zu beseitigen oder zu mindern)

Für bestimmte Leistungen der gesetzlichen Krankenversicherungen ist eine Eigenleistung der Versicherten vorgesehen. So müssen beispielsweise für

---

Krankenkassen (SGB V)

Kostenübernahme bei Krankheit für beispielsweise
- Häusliche Krankenpflege
- Behandlungspflege
- Hilfsmittel

Pflegekassen (SGB XI)

Grundsicherung und Unterstützung bei Pflegebedürftigkeit, z. B.
- Häusliche Pflege
- Pflegehilfsmittel
- Häusliche Anleitungen
- Soziale Sicherung der Pflegeperson

Sozialhilfe (SGB XII)

Hilfen, die nicht in der Pflegeversicherung vorgesehen sind, z. B.
- Pflegebedürftigkeit von voraussichtlich weniger als 6 Monaten
- Finanzielle Unterstützung, wenn die Leistungen der Pflegekasse nicht ausreichen

■ **Abb. 3.1.** Kostenträger in der häuslichen Pflege

Medikamente, für Krankenhausbehandlungen und Zahnersatz zum Teil erhebliche Zuzahlungen geleistet werden.

Die Krankenversicherung hat die Aufgabe, die Gesundheit der Versicherten
- zu erhalten,
- wiederherzustellen bzw.
- ihren Gesundheitszustand zu bessern.

Für ihre Gesundheit sind die Versicherten mitverantwortlich. Durch gesundheitsbewusste Lebensführung, frühzeitige Beteiligung an gesundheitlichen Vorsorgemaßnahmen und aktive Mitwirkung an Krankenbehandlung und Rehabilitation sollen Versicherte dazu beitragen, den Eintritt von Krankheit und Behinderung zu vermeiden oder ihre Folgen zu überwinden.

Häusliche Krankenpflege (§ 37 Abs. 1 SGB V)

Ein Kranker hat Anspruch auf »häusliche Krankenpflege«, wenn stationäre Behandlung
- geboten, aber nicht ausführbar ist,
- dadurch vermieden oder
- dadurch verkürzt werden kann.

Voraussetzung ist, dass der Kranke im eigenen Haushalt oder im Haushalt der Familie lebt und Sie als Angehörige den Kranken nicht in erforderlichem Umfang pflegen können. Die Leistungen der häuslichen Krankenpflege werden vom Hausarzt verordnet und von der Krankenkasse (wenn sie im Voraus genehmigt wurde!) bezahlt. Diese Leistungen umfassen die ärztliche Behandlung und die häusliche Krankenpflege durch eine ausgebildete Pflegekraft. Die häusliche Krankenpflege beinhaltet:
- die erforderliche Behandlungspflege (z. B. Verbandswechsel, Medikamentenabgabe oder Injektionen),
- die Grundpflege (z. B. Körperpflege, Hilfe bei der Bewegung oder Ernährung),
- die hauswirtschaftliche Versorgung nach Bedarf (z. B. Einkaufen, Kochen, Wohnung aufräumen oder putzen)

und kann bis zu **vier Wochen** in Anspruch genommen werden.

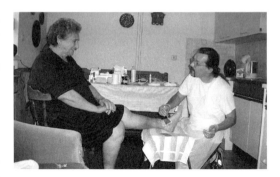

◘ **Abb. 3.2.** Behandlungspflege: Verbandswechsel zu Hause

➕ **Ohne zeitliche Begrenzung können ausschließlich Leistungen der Behandlungspflege in Anspruch genommen werden (◘ Abb. 3.2).**

Bei dauerhafter Pflegebedürftigkeit ist der Krankenkasse die Finanzierung der Grundpflege und der hauswirtschaftlichen Versorgung nicht gestattet. An deren Stelle tritt die Pflegeversicherung.

> **Tipp**
>
> Eine individuelle Beratung zur häuslichen Krankenpflege im Fall einer notwendigen krankenpflegerischen Versorgung von bis zu vier Wochen erhalten Sie bei Ihrer Krankenkasse oder in Berlin bei der Beauftragten der Bundesregierung für die Belange der Patientinnen und Patienten: **Tel.: 018 05 / 99 66 03**

3.1.2   Die Pflegeversicherung

Alle in der gesetzlichen Krankenversicherung Versicherten sind in die »soziale Pflegeversicherung« einbezogen. Wer privat versichert ist, muss eine private Pflegeversicherung abschließen. Die Leistungen der gesetzlichen Pflegeversicherung werden als Geld- oder Sachleistung – nach dem Grad der Pflegebedürftigkeit gestaffelt – erbracht. Umfang und Art der Leistungen sind genau vom Gesetzgeber festgelegt worden und im Elften Sozialgesetzbuch (SGB XI) festgeschrieben (▸ Kap. 4 »Was Sie über das Pflegeversicherungsgesetz wissen sollten; ◘ Abb. 3.3).

Die Pflegeversicherung dient der Pflegeerleichterung oder der Linderung der Beschwerden des

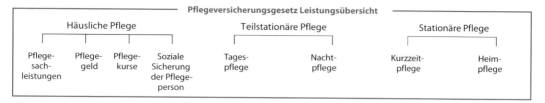

□ Abb. 3.3. Übersicht der Leistungen der Pflegeversicherung

Pflegebedürftigen und soll die Familien bei ihren Aufgaben rund um die häusliche Pflege entlasten sowie finanziell unterstützen. Auch hier, wie in der Krankenversicherung, soll der Pflegebedürftige durch aktive Mitwirkung dazu beitragen, seinen Hilfebedarf zu vermindern bzw. weitere Pflegebedürftigkeit zu vermeiden.

> **Tipp**
>
> Eine individuelle Beratung zur häuslichen Pflege im Falle einer dauerhaften Pflegebedürftigkeit erhalten Sie bei Ihrer Pflegekasse oder in Berlin bei der Beauftragten der Bundesregierung für die Belange der Patientinnen und Patienten: **Tel.: 018 05/99 66 09**

3.1.3 Die Sozialhilfe

Wer in Deutschland in Not gerät, soll dennoch ein menschenwürdiges Leben führen können. Wer dies nicht aus eigener Kraft bewältigen kann, hat ein Recht auf persönliche und wirtschaftliche Hilfen (Sozialhilfe). Zuständig sind Sozialhilfeverwaltungen bei den Landratsämtern, kreisfreien Städten und Bezirken. Art und Umfang der Leistungen nach dem Sozialhilfegesetz sind im Zwölften Sozialgesetzbuch (SGB XII) festgeschrieben. Die Hilfe wird in zwei Hauptleistungsgruppen unterschieden:

- Hilfe zum Lebensunterhalt
- Hilfe in besonderen Lebenslagen:
  - Vorbeugende Gesundheitshilfe (Gesundheitsvorsorge)
  - Leistungen bei ärztlicher Behandlung
  - Pflegegeld bei häuslicher Pflege
  - Eingliederungshilfe für behinderte Menschen
  - Blindenhilfe
  - Hilfe zur Pflege

- Hilfe zur Haushaltsweiterführung
- Altenhilfe

Seit Einführung der Pflegeversicherung ist die Sozialhilfe im häuslichen Bereich vor allem zuständig

- für Personen, die nicht pflegeversichert sind,
- für Pflegebedürftige, die die Kriterien der Pflegestufe I nach § 15 SGB XI nicht erfüllen und
- in Fällen kostenintensiver (Schwerst-)Pflege.

Hilfe zur Pflege kann beim zuständigen Sozialhilfeträger beantragt werden, wenn die nach oben hin begrenzten Leistungen der Pflegeversicherung nicht ausreichen und das Einkommen, auch unter Berücksichtigung der unterhaltspflichtigen Angehörigen, nicht ausreicht, um die verbleibenden Kosten der Pflege zu decken.

3.2 Wie weiß ich, ob die Krankenkasse oder die Pflegekasse die Kosten übernimmt?

Bei der pflegerischen Versorgung zu Hause wird zwischen einem Krankheits- oder einem Pflegefall unterschieden. Entscheidend, ob man **häusliche Krankenpflege** oder **häusliche Pflege** in Anspruch nehmen kann, ist der Gesundheitszustand und der pflegerische Bedarf und hierbei insbesondere das Maß und die Dauer des Hilfebedarfs. Sobald jemand häusliche Krankenpflege über eine längere Zeit in Anspruch nehmen muss, ist davon auszugehen, dass sich aus dem Krankheitsfall ein Pflegefall entwickelt hat. Die Abgrenzung zwischen Krankheits- und Pflegefall erfolgt aufgrund der Feststellung der Pflegebedürftigkeit nach dem Pflegeversicherungsgesetz durch den Medizinischen Dienst der Krankenkassen (▶ Kap. 4 Pflegeversicherung).

4

Was Sie über das Pflegeversicherungs-gesetz (SGB XI) wissen sollten

? Meine Frau ist gestürzt und hat sich den Oberschenkelhals gebrochen. Seither benötigt sie Hilfe beim Waschen und Anziehen. Kann sie schon eine Pflegestufe bekommen?

Pflegebedürftigkeit kann jeden jederzeit treffen. Pflegebedürftig zu sein bedeutet, auf die Hilfe und Unterstützung durch andere (z. B. Familienangehörige) angewiesen zu sein. Um die Betroffenen finanziell zu unterstützen und die Familien bei ihren Aufgaben rund um die häusliche Pflege zu entlasten, wurde die Pflegeversicherung eingeführt. Heute erhalten über zwei Millionen Pflegebedürftige Leistungen der Pflegeversicherung. Davon beziehen rund 1,44 Millionen Pflegebedürftige Leistungen zur Unterstützung bei der Pflege zu Hause.

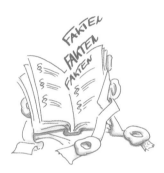

Die Pflegeversicherung: (k)ein Buch mit 7 Siegeln

4.1   Wann bekommt man eine Pflegestufe?

❗ **Daran sollten Sie denken**
Ein Verkehrsunfall, ein Herzinfarkt oder nur ein unglücklicher Sturz – und plötzlich ist der Partner oder ein Elternteil ein Pflegefall. Stellen Sie sofort einen Leistungsantrag bei der Pflegekasse, denn Leistungen werden erst ab dem Tag der Antragstellung bezahlt.

Bevor man Leistungen der Pflegeversicherung erhält, muss man vom **Medizinischen Dienst der Krankenkassen (MDK)** als pflegebedürftig eingestuft werden. Nach dem Sozialgesetzbuch (SGB XI) sind Personen dann pflegebedürftig, wenn sie wegen einer körperlichen, geistigen oder seelischen Krankheit oder Behinderung ihre gewöhnlichen und regelmäßig wiederkehrenden Verrichtungen im Ablauf des täglichen Lebens in erheblichem Maße nicht mehr selbstständig durchführen kön-

nen und deshalb Hilfe benötigen. Dieser Hilfebedarf ist voraussichtlich dauerhaft, wird jedoch mindestens sechs Monate lang benötigt.

> **Tipp**
> Das Bundesministerium für Gesundheit gibt eine Vielzahl von Publikationen (z. B. BMG-P-G500 Pflegeversicherung) heraus, die zum größten Teil kostenlos zur Verfügung stehen (Adresse finden Sie im ▶ Anhang). Alternativ ist das Pflegeversicherungsgesetz im Internet herunterzuladen unter **www.bmg.bund.de**

4.1.1   Was versteht man unter Hilfebedarf?

Die Höhe der Leistungen (Pflegegeld oder Sachleistung), die ein Pflegebedürftiger erhält, hängen von seiner Einstufung in eine Pflegestufe ab. Das Pflegeversicherungsgesetz sieht 3 Stufen vor:
- Pflegestufe I   Erhebliche Pflegebedürftigkeit
- Pflegestufe II   Schwerpflegebedürftigkeit
- Pflegestufe III   Schwerstpflegebedürftigkeit

Bei der Entscheidung über die Pflegestufe wird sehr viel Wert darauf gelegt, wie viele Minuten täglich pflegerische Hilfe (Hilfebedarf) in Anspruch genommen werden muss. Die Hilfestellung kann dabei folgende Formen haben.

Anleitung (A)
Anleitung bedeutet, dass die Pflegeperson etwa beim Anziehen den Ablauf der einzelnen Schritte begleiten und lenken muss, z. B. durch Erklärungen und Aufforderungen, oder sie zeigen muss, was gemacht werden soll. Der Pflegebedürftige soll die Verrichtung jedoch selbst durchführen.

Beaufsichtigung (B)
Die Pflegeperson kontrolliert, ob die Verrichtungen in der erforderlichen Art und Weise durchgeführt werden, bzw. beaufsichtigt, dass der konkrete Handlungsablauf sicher (z. B. ohne Selbstgefährdung – etwa beim Rasieren) durchgeführt wird.

Unterstützung (U)

Unterstützung bedeutet, dass der Pflegebedürftige die Verrichtung möglichst selbstständig durchführt, damit seine vorhandenen Fähigkeiten erhalten bleiben bzw. gefördert werden. Ihm wird beispielsweise bei Bettlägerigkeit das Waschwasser bereitgestellt (Unterstützung), und er wäscht sich dann alleine (Erhalten seiner Fähigkeiten). Auch soll der Pflegebedürftige darin unterstützt werden, verlorengegangene Fähigkeiten wieder zu erlernen und/oder nicht vorhandene Fähigkeiten zu entwickeln. Dazu gehört auch die Unterstützung bei der richtigen Nutzung von Hilfsmitteln.

Teilweise Übernahme (TÜ)

Teilweise Übernahme bedeutet, dass eine Pflegeperson einen Teil der Verrichtungen übernimmt, den der Pflegebedürftige selbst nicht ausführen kann (z. B. den Rücken waschen).

Vollständige Übernahme von Verrichtungen (VÜ)

Vollständige Übernahme bedeutet, dass die Pflegeperson alle Tätigkeiten im Zusammenhang mit einer Verrichtung übernimmt, die der Pflegebedürftige selbst nicht ausführen kann (z. B. die ganze Körperpflege).

> **❶ Daran sollten Sie denken**
> Wird die Hilfe in Form der »teilweisen Übernahme« oder als »Beaufsichtigung« geleistet, kann der MDK die Zeitvorgaben nur teilweise anrechnen.

4.1.2 Was ist mit Verrichtungen gemeint?

Die Pflege umfasst viele einzelne Tätigkeiten, die für die Feststellung des Pflegebedarfs wichtig sind. Wie lange die unterschiedlichen Tätigkeiten in der Regel dauern und zu welchen Tageszeiten sie anfallen, bestimmt die Pflegestufe (I–III). Allerdings können nur die Tätigkeiten berücksichtigt werden, die bei der Durchführung der im Pflegeversicherungsgesetz genannten Verrichtungen anfallen. Das Gesetz beschreibt sie als »die gewöhnlichen und regelmäßig wiederkehrenden Verrichtungen (wie sie in ❏ Abb. 4.2 aufgezählt werden) im Ablauf des täglichen Lebens« und meint damit ausschließlich die Bereiche:

- Körperpflege
- Ernährung
- Mobilität
- Hauswirtschaftliche Versorgung (❏ Abb. 4.1)

In ❏ Abb. 4.2 können Sie die 21 im Sozialgesetzbuch aufgeführten Verrichtungen in den oben genannten vier Bereichen sehen.

> **❶ Daran sollten Sie denken**
> Kann sich ein Pflegebedürftiger selbst mit einem Hilfsmittel behelfen, dann ist kein Hilfebedarf nach dem Pflegeversicherungsgesetz vorhanden! Unser Beispiel zeigt das selbstständige Gehen mit einem *Rollator* (❏ Abb. 4.3).

4.1.3 Wie bekommt man Pflegegeld?

Wer Leistungen der Pflegeversicherung in Anspruch nehmen will, muss zunächst einen Antrag bei der Pflegekasse stellen. Die Pflegeversicherung

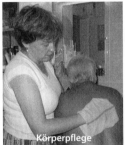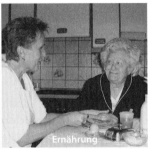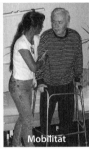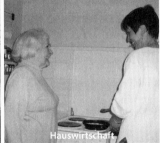

Körperpflege   Ernährung   Mobilität   Hauswirtschaft

❏ **Abb. 4.1.** Hilfebereiche der Pflegeversicherung

Krankheit oder Behinderung

Pflegebedürftig im Sinne des Sozialgesetzbuches (SGB IX) sind Personen, die wegen einer körperlichen, geistigen od. seelischen Krankheit od. Behinderung für die gewöhnlichen u. regelmäßig wiederkehrenden Verrichtungen im Ablauf des täglichen Lebens in erheblichem oder höherem Maße der Hilfe bedürfen.
Krankheiten und Behinderungen sind:

- Verluste, Lähmungen oder andere Funktionsstörungen am Stütz- und Bewegungsapparat,
- Funktionsstörungen der inneren Organe oder der Sinnesorgane.
- Störungen des Zentralnervensystems wie Antriebs-, Gedächtnis- oder Orientierungsstörungen sowie endogene Psychosen, Neurosen oder geistige Behinderungen.

↓

Der Hilfebedarf soll auf Dauer, voraussichtlich für mindestens sechs Monate benötigt werden.

↓

Die Form der Hilfe wird durch:

Anleitung, Beaufsichtigung, Unterstützung, teilweise oder vollständige Übernahme geleistet.

↓

Die Hilfe unterstützt bei gewöhnlichen und regelmäßig wiederkehrenden (21) **Verrichtungen** im Ablauf des täglichen Lebens

↓

Körperpflege	Ernährung	Mobilität	Hauswirtschaft
1. Waschen 2. Duschen 3. Baden 4. Zahnpflege 5. Kämmen 6. Rasieren 7. Darm- und Blasenentleerung	8. Mundgerechte Zubereitung 9. Aufnahme der Nahrung	10. Aufstehen und zu Bett gehen 11. An - und Auskleiden 12. Gehen 13. Stehen 14. Treppensteigen 15. Verlassen und Wiederaufsuchen der Wohnung	16. Einkaufen 17. Kochen 18. Reinigen der Wohnung 19. Spülen 20. Wechseln und waschen der Wäsche und Kleidung 21. Beheizen

Pflegestufe I	Pflegestufe II	Pflegestufe III	Jeweils zusätzlich mehrfach wöchentlich hauswirtschaftliche Versorgung (HV) (16.-21.)
Erheblich Pflegebedürftig	Schwerpflegebedürftig	Schwerstpflegebedürftig	
Bedingung	Bedingung	Bedingung	
Mindestens einmal täglich Hilfe bei 2 der ersten 15 Verrichtungen (Grundpflege)	Mindestens 3 mal täglich Hilfe bei den ersten 15 Verrichtungen (Grundpflege) zu verschiedenen Tageszeiten	Hilfen täglich rund um die Uhr, auch nachts bei den ersten 15 Verrichtungen (Grundpflege)	
Pflege-Zeitaufwand	Pflege-Zeitaufwand	Pflege-Zeitaufwand	
mindestens 45 Minuten	mindestens 2 Stunden	mindestens 4 Stunden	
Gesamtzeitaufwand mit HV mindestens **90 Minuten**	Gesamtzeitaufwand mit HV mindestens **3 Stunden**	Gesamtzeitaufwand mit HV mindestens **5 Stunden**	

Je nach zugeordneter Stufe erhält man Pflegegeld* bzw. Sachleistung** (Stand 2007).

Pflegegeld* 205 €	Pflegegeld* 410 €	Pflegegeld* 665 €	Pflegegeld- und Sachleistung können beliebig miteinander kombiniert werden.
Sachleistung** 384 €	Sachleistung** 921 €	Sachleistung** 1432 €	

■ **Abb. 4.2.** Bedingungen für Pflegebedürftigkeit

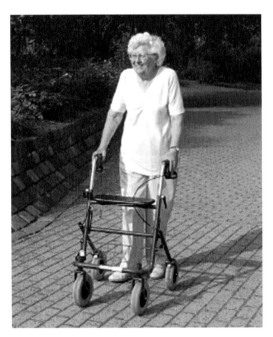

◘ Abb. 4.3. Bedingte Selbstständigkeit: Gehen mit dem Rollator

ist bei Pflichtversicherten immer bei der Krankenkasse angesiedelt. Antragsberechtigt ist grundsätzlich der Versicherte. Wenn der Gesundheitszustand des Pflegebedürftigen so schlecht ist, dass er den Antrag nicht selbst stellen kann, müssen die Angehörigen dies für ihn übernehmen.

■■■ So geht's
- Fordern Sie bei der Pflegekasse des Pflegebedürftigen einen Antrag an (einfach anrufen). Mit der Anforderung gilt der Antrag als gestellt!
- Füllen Sie den Antrag aus und senden Sie ihn an die Pflegekasse zurück.
- Die Pflegekasse sendet Ihnen einen »Pflegebogen zur Vorlage beim MDK« zu. Das Ausfüllen des Bogens ist freiwillig.
- Ein Mitarbeiter des Medizinischen Dienstes der Krankenversicherung (kurz: MDK) kommt nach vorheriger Ankündigung in die Wohnung des Pflegebedürftigen und begutachtet ihn dort.
- Der MDK fertigt ein Gutachten über den Pflegebedarf (Hilfebedarf) an.
- Die Pflegekasse teilt dem Versicherten das Ergebnis mit.

Begutachtungsrichtlinien

Damit in ganz Deutschland die Einstufungen nach gleichen Maßstäben erfolgen, hat der Spitzenverband der Medizinischen Dienste verbindliche »Richtlinien zur Begutachtung von Pflegebedürftigkeit nach dem XI. Buch des Sozialgesetzbuches« (BRi) entwickelt (Adresse des MDK ▶ Anhang). Häufig wird festgestellt, dass der vom Gutachter festgestellte Pflegeaufwand nicht der Zeitbedarf ist, den Sie tatsächlich für die Pflege aufwenden. Tatsächlich werden lediglich die vom Gesetzgeber vorgegebenen Minutenwerte (**Zeitkorridore**) für die als notwendig erachteten Hilfen berücksichtigt (◘ Tab. 4.1).

➕ **Einige wichtige Faktoren werden bei der Ermittlung des Zeitbedarfs für die Pflege prinzipiell nicht berücksichtigt:**
- **Betreuung von Menschen, die an Demenz leiden und auf ständige Anwesenheit einer Person angewiesen sind**
- **Unterstützung in sozialen Bereichen des Lebens**
- **Hilfe zur Bewältigung von Krisen und bei Vereinsamung**
- **Umgang mit Sterben und Tod**

Wer mit der Einstufung durch das Gutachten und der daraus folgenden Entscheidung der Pflegekasse nicht einverstanden ist, kann innerhalb eines Monats nach Zustellung des Bescheides Widerspruch einlegen.

Veränderungen des Hilfebedarfs sind der Pflegekasse mitzuteilen. Außerdem haben Sie jederzeit die Möglichkeit, einen Neu- oder Höherstufungsantrag zu stellen.

■■■ So geht's
- Zur Erhebung der Pflegestufe durch den MDK ist es hilfreich, wenn Sie ein Pflegetagebuch führen (◘ Abb. 4.4). Außerdem erleichtert es Ihnen das Ausfüllen des Pflegebogens. Auf der Basis Ihrer Angaben kann der individuelle Pflege- und Hilfebedarf schneller ermittelt werden.
- Notieren Sie in den Tagebuchseiten unter »Zeitaufwand (in Minuten)« täglich die benötigte Zeit.
- Führen Sie das Tagebuch mindestens für 2–3 Wochen.

◻ Tab. 4.1. Zeitkorridore zur Begutachtung von Pflegebedürftigkeit

Aktivität	Anhaltswert	Erleichternde/erschwerende Faktoren
Körperpflege		
Ganzkörperwäsche	20–25 min	**Erschwerende** Faktoren:
Teilwäsche Oberkörper	8–10 min	– Körpergewicht über 80 kg
Teilwäsche Unterkörper	12–15 min	– Bewegungsunfähigkeit
Teilwäsche Hände/Gesicht	1–2 min	– Abwehrverhalten
		– Hochgradige Spastiken
Duschen	15–20 min	– Eingeschränkte Belastbarkeit
Baden	20–25 min	**Erleichternde** Faktoren:
Zahnpflege	5 min	– Körpergewicht weniger als 40 kg
Kämmen	1–3 min	– Hilfsmitteleinsatz
Rasieren	5–10 min	– Pflegeerleichternde räumliche Verhältnisse
Darm-/Blasenentleerung		
Wasserlassen	2–3 min	**Erschwerende** Faktoren:
Stuhlgang	3–6 min	– Abwehrverhalten mit Behinderung
Richten der Bekleidung	2 min	– Fehlstellung der Extremitäten
Wechseln von Inkontinenzslips nach Wasserlassen	4–6 min	
Wechseln von Inkontinenzslips nach Stuhlgang	7–10 min	
Wechseln kleiner Vorlagen	1–2 min	
Wechseln/Entleeren des Urinbeutels	2–3 min	
Wechseln/Entleeren des Stomabeutels	3–4 min	
Ernährung		
Mundgerechtes Zubereiten der Nahrung	2–3 min	**Erschwerende** Faktoren:
Essen von Hauptmahlzeiten einschließlich Trinken	15–20 min	– Kau- und Schluckstörungen (Dysphagie)
Verabreichung von Sondenkost mittels Schwerkraft/Pumpe inkl. Reinigen des Mehrfachsystems	15–20 min/Tag	– Einschießende unkontrollierte Bewegungen – Stark eingeschränkte Wahrnehmung
Mobilität		
Einfache Hilfe zum Aufstehen/Zu-Bett-Gehen	je 1–2 Minuten	**Erschwerende** Faktoren:
Umlagern	2–3 Minuten	– Lagerungen zur Dekubitusprophylaxe und nach Bobath (zeitaufwendiger)
Ankleiden gesamt	8–10 Minuten	– Körpergewicht über 80 kg
Ankleiden Oberkörper/Unterkörper	5–6 Minuten	– Kontrakturen/Einsteifung großer Gelenke
Entkleiden gesamt	4–6 Minuten	– Starke Schmerzen
Entkleiden Oberkörper/Unterkörper	2–3 Minuten	– Behindernde räumliche Verhältnisse – Hemiplegien oder Paraparesen
Gehen	wird individuell ermittelt	**Erleichternde** Faktoren:
Stehen	wird individuell ermittelt	– Körpergewicht weniger als 40 kg – Erleichternde Faktoren beim Be- und Entkleiden beziehen sich nur noch auf Nachthemden
Treppen steigen	wird individuell ermittelt	

Pflegetagebuch						Pflegetag:					
	Zeitaufwand in Minuten						Formen der Hilfestellung				
erforderliche Hilfe bei	mor-gens	mit-tags	nach-mittags	abends	nachts von 22 bis 6 Uhr	Gesamt-summe in Minuten	A*	B*	U*	TÜ*	VÜ*
Körperpflege											
Waschen											
Duschen / Baden											
Zahnpflege											
Kämmen											
Rasieren											
Blasenentleerung											
Darmentleerung											
Wechseln von Inkontinenzslips / Vorlagen											
Wechseln von Urin- / Stomabeutel											
Ernährung											
Mundgerechte Nahrungs-zubereitung											
Nahrungsaufnahme											
Mobilität											
Aufstehen / Zu-Bett-Gehen											
Umlagern											
Ankleiden											
Auskleiden											
Gehen /Bewegen im Haus bei o. g. Verrichtungen											
Stehen / Transfer Aufstehen vom Rollstuhl											
Treppensteigen											
Verlassen / Wiederaufsuchen der Wohnung											
Summe der Grundpflege in Minuten pro Tag:											
Hauswirtschaftliche Versorgung											
Einkaufen											
Kochen											
Wohnung reinigen											
Spülen											
Wechseln / Waschen der Wäsche / Kleidung											
Beheizen der Wohnung											
Summe der hauswirtschaftlichen Versorgung in Minuten pro Tag:											

◘ **Abb. 4.4.** Pflegetagebuch. *A = Anleitung; B = Beaufsichtigung; U = Unterstützung; TÜ = teilweise Übernahme; VÜ = volle Übernahme

- Legen Sie alle relevanten Unterlagen und Berichte von Ärztinnen und Ärzten sowie Pflegediensten (z. B. die Pflegedokumentation) und die Bescheinigungen anderer Sozialleistungsträger bereit.
- Notieren Sie sich alle Hilfsmittel, die verwendet werden.
- Stellen Sie alle ärztlich verordneten Medikamente der pflegebedürftigen Person bereit.
- Überlegen Sie, welche die Pflege erschwerende Faktoren beim Pflegebedürftigen vorliegen (◘ Tab. 4.1).
- Ermitteln Sie Größe und Gewicht des Pflegebedürftigen.
- Notieren Sie, ob ggf. körperliche und geistige Störungen bestehen (◘ Tab. 4.2).

> **Tipp**
>
> Das Tagebuch kann kostenlos bei der Pflegekasse besorgt werden.

➕ **Erfolgt die Pflege bereits teilweise oder ganz durch einen ambulanten Pflegedienst, sollte eine Pflegefachkraft bei der Begutachtung dabei sein.**

◘ **Tab. 4.2.** Körperliche und geistige Störungen

Störung	nein	ja, teilweise	ja, vollständig
Bettlägerigkeit	☐	☐	☐
Lähmungen wo:	☐	☐	☐
Schluckstörungen beim Essen	☐	☐	☐
beim Trinken	☐	☐	☐
Inkontinenz Blasenschwäche	☐	☐	☐
Darmschwäche	☐	☐	☐
Sehstörung	☐	☐	☐
Sprachstörung	☐	☐	☐
Schwerhörigkeit	☐	☐	☐
Geistige Störungen Verwirrtheit	☐	☐	☐
Unruhe	☐	☐	☐
Weglauftendenz	☐	☐	☐

4.2 Welche Leistungen der Pflegeversicherung gibt es?

Die Pflegeversicherung gibt den Pflegebedürftigen die Möglichkeit, selbst zu entscheiden, welche Art der Betreuung sie bevorzugen.

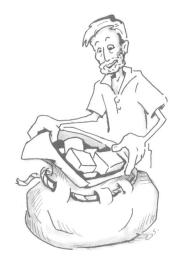

Die Pflegeversicherung bietet ein Bündel an Leistungen

4.2.1 Betreuung in teilstationären Einrichtungen (§ 41 SGB XI)

Teilstationäre Einrichtungen sind Einrichtungen, in denen eine Versorgung entweder nur tagsüber (Tagespflege) oder nur während der Nacht (Nachtpflege, eher selten) angeboten wird.

Tagespflege

In eigens dafür geschaffenen Tagespflegeeinrichtungen wird der Pflegebedürftige stundenweise oder ganz variabel an bestimmten Tagen versorgt, z. B.:

- wenn ältere, alleinstehende Menschen von Einsamkeit und Isolation betroffen sind.
- wenn pflegende Angehörige neben der Betreuung berufstätig sind oder in den Urlaub fahren möchten. Hier kann die Tagespflege Entlastung bieten.
- wenn pflegende Angehörige noch einem Beruf nachgehen, bietet die Tagespflege eine Mög-

lichkeit zur Vereinbarung von Berufstätigkeit und Pflege.

Tages- und Nachtpflegeeinrichtungen werden von Wohlfahrtsverbänden, kommunalen und privaten Trägern angeboten.

4.2.2   Stationäre Pflege (§ 43 SGB XI)

Wenn die häusliche Pflege nicht oder nicht mehr möglich ist, kann die stationäre Pflege notwendig werden. Bei der vollstationären Pflege handelt es sich um Einrichtungen wie Altenheime, Pflegeheime und Pflegewohnheime. Die Pflegekassen zahlen bei stationärer Pflege für die pflegebedingten Aufwendungen, die Aufwendungen für die medizinische Behandlungspflege und die soziale Betreuung im Heim nach Pflegestufen gestaffelte monatliche Pauschalbeträge. Diese finden Sie im Anhang in ◼ Tab. Anhang 1 (Pflegesachleistung im Heim) finden.

4.2.3   Häusliche Pflege

Pflegebedürftige, die in ihrer häuslichen Umgebung bleiben können, brauchen eine ausreichende Pflege und Unterstützung. Je nach Bedarf erhalten Sie monatlich Leistungen in Form von
- Pflegegeld,
- und/oder Sachleistungen
- sowie bestimmten Hilfsmitteln (▶ Kap. 7 »Ich pflege Dich zu Hause«).

Die Höhe der Leistungen, die ein Pflegebedürftiger erhält, hängt von seiner Einstufung in eine Pflegestufe ab (s. oben).

Was wird unter Pflegegeld verstanden?

Pflegegeld nach § 37 SGB XI erhält ein Pflegebedürftiger dann, wenn er mit dem Pflegegeld seine benötigte pflegerische und hauswirtschaftliche Versorgung selbst organisiert, z. B. durch seine Angehörigen, Freunde oder Nachbarn. Die Höhe des Pflegegeldes können Sie im Anhang der ◼ Tab. Anhang 2 entnehmen.

Was wird unter Sachleistung verstanden?

Beauftragt ein Pflegebedürftiger eine zugelassene Pflegeeinrichtung (Pflegedienst, Sozialstation) für seine benötigte pflegerische und hauswirtschaftliche Versorgung, dann erbringt die Fachpflegekraft mit der Versorgung eine sogenannte Sachleistung nach § 36 SGB XI. Die (Sach)Leistungen umfassen die Grundpflege und die hauswirtschaftliche Versorgung des Pflegebedürftigen und werden direkt mit der Pflegekasse abgerechnet. Die Höhe der Sachleistung können Sie im Anhang der ◼ Tab. Anhang 3 entnehmen.

Was wird unter Kombinationsleistung verstanden?

Nach § 38 SGB XI ist es möglich, Pflegegeld und Sachleistung zu kombinieren.

Zum Beispiel: Der Pflegedienst führt morgens die Körperpflege durch (Sachleistung »große Toilette«). Alle weiteren benötigten Hilfen des Tages (z. B. Unterstützung beim Essen, Begleiten zur Toilette oder Hilfe beim Aufstehen) übernehmen die Angehörigen. Der Pflegedienst rechnet die Durchführung der »großen Toilette« als Sachleistung direkt mit der Pflegekasse ab, das anteilige Pflegegeld erhält der Pflegebedürftige. Diese Einteilung von Pflegegeld und Sachleistung muss der Pflegebedürftige für einen Zeitraum von sechs Monaten festlegen. Die anteiligen Beträge für die einzelnen Pflegestufen sind im Anhang in ◼ Tab. Anhang 4 dargestellt. Sie sehen zum jeweiligen Prozentanteil den entsprechenden Betrag in Euro.

Zusatzleistungen bei erheblichem allgemeinen Betreuungsbedarf

Pflegebedürftige mit erheblicher Einschränkung ihrer Alltagskompetenzen (z. B. demenzbedingte Fähigkeitsstörungen, geistige Behinderungen oder psychische Erkrankungen) und daraus entstehendem erheblichen Beaufsichtigungs- und Betreuungsbedarf haben Anspruch auf einen zusätzlichen Betreuungsbetrag von 460 € (Stand 2007) im Kalenderjahr, wenn sie:
- mindestens die Voraussetzungen für die Pflegestufe I erfüllen und

4.3 · Gibt es neben den finanziellen Hilfen noch andere Leistungen?

27

4

neben dem Hilfebedarf im Bereich der Grundpflege und der hauswirtschaftlichen Versorgung einen dauerhaften Beaufsichtigungs- und Betreuungsbedarf von mindestens sechs Monaten aufweisen (§ 45b SGB XI).

4.3 Gibt es neben den finanziellen Hilfen noch andere Leistungen der Pflegeversicherung?

Neben den finanziellen Hilfen wie Pflegegeld, gibt es weitere Sachleistungen im Rahmen der Pflegeversicherung, die vor allem auch als Unterstützung für pflegende Angehörige gedacht sind.

4.3.1 Ersatzpflege

Erkranken Sie als Pflegeperson, fahren in Ihren wohlverdienten Urlaub oder sind aus anderen Gründen verhindert, kann der Pflegebedürftige bei der Pflegekasse einen Antrag auf Kostenübernahme für eine »Urlaubsvertretung« bzw. für die so genannte »**Verhinderungspflege**« stellen (§ 39 SGB XI). Die Kosten für eine Ersatzpflegekraft werden bis zu vier Wochen im Jahr übernommen. Wird die Pflege in diesem Zeitraum von einem professionellen Pflegedienst übernommen, zahlt die Pflegekasse bis zu 1.432 € pro Kalenderjahr. Ist die Ersatzpflegeperson verwandt oder verschwägert, erhält sie das Pflegegeld der jeweiligen Pflegestufe.

4.3.2 Kurzzeitpflege

Eine Kurzzeitpflege kann für eine Übergangszeit im Anschluss an eine stationäre Behandlung oder während einer Krisensituation (z. B. bei kurzfristiger erheblicher Verschlimmerung der Pflegebedürftigkeit) in Frage kommen. Wenn die häusliche Pflege für einen begrenzten Zeitraum nicht erbracht werden kann (z. B. wegen Urlaub der Pflegeperson) und die teilstationäre Pflege nicht ausreicht, können dies weitere Gründe für die Inanspruchnahme der Kurzzeitpflege sein. Sie ist eine »Rund-um-die-Uhr«-Versorgung in einer geeigneten Einrichtung, z. B. in einem Alten- oder Kurzzeitpflegeheim. Kurzzeitpflege

wird pro Jahr für längstens 28 Tage und bis zu einer Betragsgrenze von 1.432 € gewährt (§ 42 SGB XI).

4.3.3 Pflegehilfsmittel

Pflegebedürftige haben Anspruch auf Versorgung mit notwendigen Pflegehilfsmitteln, die zur Linderung ihrer Beschwerden und zur Erleichterung der Pflege beitragen (▶ Kap. 7 »Ich pflege Dich zu Hause«).

4.3.4 Technische Hilfen

Erleichterung für die Versorgung in der häuslichen Umgebung bringen technische Hilfen, z. B. Pflegebetten, Rollstühle, Hebegeräte, Polster für die Lagerung, Badewannen- oder Duschsitz, Nachtstühle, usw. (▶ Kap. 7 »Ich pflege Dich zu Hause«).

4.3.5 Beratungsgespräch bei häuslicher Pflege

Pflegebedürftige haben Anspruch auf einen Beratungseinsatz (manchmal auch Pflegegutachten genannt) durch einen zugelassenen Pflegedienst (§ 37,3 SGB XI):

- In der Pflegestufe I und II einmal im halben Jahr.
- In der Pflegestufe III einmal vierteljährlich.
- Pflegebedürftige, die unter den § 45 a SGB XI (Personen mit erheblichem allgemeinem Betreuungsbedarf) fallen, können den Beratungseinsatz in den oben genannten Zeiträumen zweimal in Anspruch nehmen.

Ziel der Beratung ist die Sicherstellung der Qualität der häuslichen Pflege durch fachliche Beratung und praktische Unterstützung.

❗ **Daran sollten Sie denken**
Findet die Beratung nicht in regelmäßigen Abständen statt, kann das Pflegegeld gekürzt oder gar gestrichen werden.

■■■ **So bereiten Sie sich vor**
- Vereinbaren Sie rechtzeitig mit einer Pflegeeinrichtung Ihrer Wahl einen Termin für den Beratungseinsatz.

- Besprechen Sie den Hausbesuch mit dem Pflegebedürftigen und bereiten Sie ihn darauf vor, dass die Pflegefachkraft ggf. auch eine körperliche Untersuchung (z. B. Hautinspektion) vornimmt.
- Bereiten Sie Ihre Fragen an die Pflegefachkraft vor (z. B. zu konkreten Problemen der Pflegepraxis).

Damit die Pflegefachkraft Sie umfassend beraten kann, wird sie während des Hausbesuchs Fragen stellen und verschiedene Themenbereiche abklären. Folgende Fragen sollten geklärt werden:

■■■ So geht's
- Sind zusätzliche Pflegeleistungen notwendig?
- Stimmt die Pflegestufe noch?
- Ist eine alters- oder behindertengerechte Anpassung der Wohnung erforderlich?
- Ist zusätzliche Hilfe erforderlich, z. B. unterstützende Dienste wie Essen auf Rädern, Fahr- und Besuchsdienste oder Tagespflege?
- Sollen zusätzliche Pflegehilfsmittel eingesetzt werden?
- Werden andere Leistungen der Pflegeversicherung (niederschwellige Betreuungsangebote, Kurzzeitpflege, Verhinderungspflege) benötigt?
- Benötigen Sie als Pflegeperson ggf. einen Pflegekurs oder eine häusliche Anleitung?

Über das Ergebnis der Pflegeberatung erhält der Pflegebedürftige eine Bescheinigung. Das Formular (3-fach-Ausfertigung: Original für die Pflegekasse, ein Durchschlag für den Pflegebedürftigen und ein Durchschlag für den Pflegedienst) muss vom Pflegebedürftigen (bzw. von der Pflegeperson) unterschrieben werden.

> **Tipp**
>
> Heften Sie den Durchschlag regelmäßig in einem geeigneten Ordner ab.

Beachten Sie, dass der Pflegedienst die beim Beratungsgespräch gewonnenen Erkenntnisse zur häuslichen Pflegesituation der zuständigen Pflegekasse mitzuteilen hat. Die Kosten der Beratung (16 € bei Pflegestufe I und II bzw. 26 € bei Pflegestufe III)

werden von der Pflegekasse direkt an den Pflegedienst erstattet.

4.3.6   Soziale Sicherung für pflegende Angehörige (§ 44 SGB XI)

Pflegepersonen haben Anspruch auf eine soziale Absicherung durch die gesetzliche Pflegeversicherung in der:
- Rentenversicherung und
- Unfallversicherung.

Voraussetzung dafür ist, dass die Pflegeperson nicht mehr als 30 Stunden wöchentlich erwerbstätig ist und die Pflege mindestens 14 Stunden pro Woche durchführt.

4.3.7   Pflegekurse für pflegende Angehörige (§ 45 SGB XI)

Mit der Entscheidung, einen Pflegebedürftigen zu Hause zu betreuen, übernehmen Angehörige eine anspruchsvolle Aufgabe. Oftmals belasten sie sich psychisch und physisch bis an die Grenzen ihrer Möglichkeiten. Zu ihrer Unterstützung gewährleistet das Pflegeversicherungsgesetz auf der Grundlage des § 45 SGB XI, dass Angehörige kostenlos Pflegekurse besuchen können.

■■■ Das können Sie erreichen
- Sie erwerben Grundkenntnisse in häuslicher Alten- bzw. Krankenpflege.
- Sie erleben, wie man Pflege und Betreuung erleichtern und verbessern kann.
- Sie lernen, dass körperliche und seelische Belastungen vermindert werden können.

Wer in Ihrer Region Pflegekurse anbietet, können Sie bei den Pflegekassen erfragen. Die Teilnahme für pflegende Angehörige und andere Interessierte ist grundsätzlich kostenlos. Der Stundenumfang der Basiskurse beträgt in der Regel ca. 20 Stunden, angeboten in 10 Abenden oder als Wochenendkurs. Übungen im Pflegekurs sind u. a. Zähne putzen (◘ Abb. 4.5), Unterstützung beim Trinken im Pflegebett (◘ Abb. 4.6), Üben von Transfers (◘ Abb. 4.7).

4.3 · Gibt es neben den finanziellen Hilfen noch andere Leistungen?

29

4

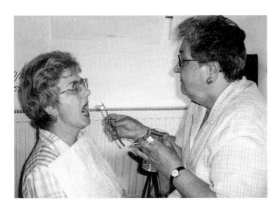

◻ Abb. 4.5. Pflegekurs : Anderen die Zähne putzen

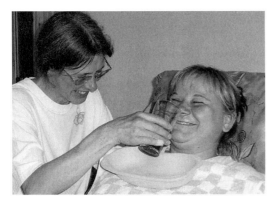

◻ Abb. 4.6. Pflegekurs: Unterstützung beim Trinken im Pflegebett

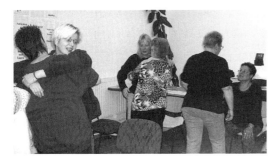

◻ Abb. 4.7. Pflegekurs: Transfers üben

Themen eines Pflegekurses

Folgende Themen werden bei solchen Basiskursen besprochen:

- Umgang mit der Pflegebedürftigkeit
- Der Lebensraum des Pflegebedürftigen

- Krankenbeobachtung
  - Beobachtung von Herz-Kreislauf-System
  - Körpertemperatur
  - Haut
  - Ausscheidungen
- Körperpflege und Mobilisation
- Pflegerische Arbeitstechniken
- Vorbeugung von Zweiterkrankungen
- Richtiges Bewegen und Lagern
- Umgang mit Medikamenten
- Gesunde Ernährung und Ernährungsstörungen
- Begleitung in besonderen Lebenssituationen (z. B. Sterbephase)
- Spezielle (sehr belastende) Themen, wie Verwirrtheit, Inkontinenz
- Soziale Hilfen der Gesellschaft (Fahrdienste, Tagesstätten, usw.)
- Gebrauch von Hilfsmitteln

4.3.8 Häusliche Anleitung (§ 45 SGB XI)

Unter häuslicher Anleitung von Angehörigen versteht man eine individuelle Schulung der pflegenden Angehörigen (und anderen Bezugspersonen) durch professionelle Pflegekräfte in der häuslichen Umgebung des zu Pflegenden. Die Pflegekraft macht sich ein Bild von der Pflegesituation, dem Wohnumfeld, dem sozialen Umfeld und von der Hilfsmittelversorgung.

Sie schätzt Ihren Anleitungsbedarf ein und bespricht mit Ihnen die genaue Vorgehensweise. Dann übt sie mit Ihnen mit den im Haushalt tatsächlich vorhandenen Hilfsmitteln die Tätigkeiten praktisch ein, wie z. B. spezielle Pflegetechniken, wichtige Maßnahmen zur Verhütung von Folgeerkrankungen (Prophylaxen), rückenschonende Transfers und anderes mehr.

■ ■ ■ Das können Sie erreichen

- Sie erfahren, wie die Pflegesituation sich leichter gestalten lässt.
- Sie erlernen aktivierende Pflege (Fördern der Selbstständigkeit des Pflegebedürftigen) und spezielle Pflegetechniken.
- Ihre pflegerischen Fachkompetenzen werden verbessert und gezielte Pflegehandlungen eingeübt.

▬ Ihre Gesundheit wird geschont.
▬ Sie erlernen Hilfsmittel sinnvoll einzusetzen.

Wie kann man eine häusliche Anleitung bekommen?

Fragen Sie bei der Pflegekasse nach, welcher Pflege-dienst/welche Sozialstation häusliche Anleitungen durchführt. Wenn der Pflegebedürftige eine Pfle-gestufe hat, ist die Anleitung nach § 45 SGB XI für Sie kostenlos.

4.3.9   Gesprächskreise für pflegende Angehörige (§45 SGB XI)

In den Gesprächskreisen kommen Menschen zu-sammen, die in einer vergleichbaren Situation le-ben. Oft ist es für sie eine große Erleichterung, mit anderen Betroffenen über den Pflegealltag zu sprechen. Sie haben die Möglichkeit, ihre psychi-schen Belastungen auszudrücken und können im Gespräch mit anderen Gruppenmitgliedern nach Wegen suchen, wie sie sich vor zu starker Belastung schützen können.

Wo erfahre ich, ob es einen Gesprächskreis in meiner Nähe gibt?

Informationen über regionale Gesprächskreise be-kommt man bei den Pflegekassen. In der Regel können in die bestehende Gruppe jederzeit in-teressierte pflegende Angehörige dazu kommen (offene Gruppen). Die Teilnahme ist grundsätzlich kostenlos.

Hilfe und Entlastung durch Gespräche

Je nach Anbieter und Gesprächskreisleiter (Pflege-kraft, Sozialarbeiter) können die Gesprächskreise unterschiedliche inhaltliche Schwerpunkte haben. Informationen:

▬ Soziale Dienstleistungsanbieter (z. B. Essen auf Rädern)
▬ Die Pflegeversicherung (z. B. Einstufung)
▬ Weitere finanzielle Hilfen (z. B. SGB XII)
▬ Entlastungsmöglichkeiten (z. B. Betreuungs-gruppen, Tagespflege)

Pflegethemen:
▬ Krankheitsbilder
▬ Umgang mit verwirrten älteren Menschen
▬ Pflegetechniken
▬ Pflegehilfsmittel

Psychosoziale Betreuung:
▬ Hilfe annehmen und um Hilfe bitten. Warum ist das so schwierig?
▬ Was belastet mich? Wie kann ich mich entlas-ten?
▬ Wie kann ich mit meiner Familie über die Pro-bleme reden?
▬ Beratung bei Konflikten in der Beziehung zum Pflegebedürftigen
▬ Umgang mit dem »ewig schlechten Gewissen«
▬ Bestätigung und Wertschätzung des eigenen Tun und Handelns

Atempausen des Ausgleichs zur inneren Balance
▬ Sich mit Gleichbetroffenen austauschen
▬ Raum für Gefühle haben
▬ Abstand gewinnen
▬ Voneinander lernen
▬ Verständnis erfahren von ähnlich Betroffenen
▬ Entspannende Unternehmungen erleben (◘ Abb. 4.8)

❶ **Daran sollten Sie denken**
Nehmen Sie diese Angebote zur Selbstpflege wahr!

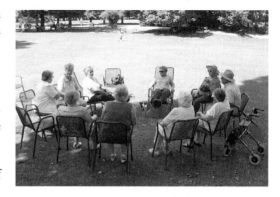

◘ **Abb. 4.8.** Gesprächskreis: Sommertreffen im Park

Wer kann sonst noch helfen?

❓ Meine Tante wohnt ein paar Straßen weiter entfernt und benötigt seit zwei Jahren aufgrund ihres Alters nach und nach mehr Hilfe. Doch mit eigener Familie und einer Teilzeitbeschäftigung kann ich nicht häufiger als jetzt für sie sorgen. Wer kann sonst noch helfen?

Die Pflege eines hilfebedürftigen Menschen führt zu unzähligen Veränderungen im Leben der pflegenden Angehörigen. Die körperlichen und seelischen Belastungen, denen sie oftmals rund um die Uhr ausgesetzt sind, sind enorm. Wenn sie noch einem Beruf nachgehen, sind sie meist so eingespannt, dass sie sich selbst und der Pflegeaufgabe ohne fremde Hilfe nicht mehr gerecht werden können. Doch gibt es in Deutschland verschiedene Unterstützungs- und Entlastungsangebote für pflegende Angehörige, die gleichzeitig auch alleinlebenden Pflegebedürftigen ein weitgehend selbstständiges Leben ermöglichen.

5.1 Wer kann bei der Organisation des Alltags helfen?

Alleinlebende Senioren können praktische Hilfen zur Erleichterung des Alltages bzw. als Unterstützung von betreuenden Angehörigen auf vielfache Weise erhalten.

5.1.1 Behindertenfahrdienste

Regelmäßige Kontakte zu Mitmenschen halten aktiv und fördern die Lebensfreude. Wer nicht mehr so gut sehen, hören oder gehen kann, benötigt Hilfe zur Aufrechterhaltung dieser Kontakte. In vielen Städten und Gemeinden wird den betroffenen Menschen die Teilnahme am gesellschaftlichen Leben durch Behindertenfahrdienste mit Spezialfahrzeugen ermöglicht. Fahrten können auch in Anspruch genommen werden für

- Besorgungen des täglichen Lebens,
- kulturelle Veranstaltungen,
- Besuche bei Vereinen oder Clubs,
- Feierlichkeiten im Verwandten- und Freundeskreis,
- Behördengänge oder
- Arztbesuche.

Eine Begleitperson kann kostenlos mitfahren.

Wer kann Behindertenfahrdienste in Anspruch nehmen?

Voraussetzung für die Nutzung des Behindertenfahrdienstes ist, dass

- die Person aufgrund ihrer körperlichen Behinderung nicht in der Lage ist, öffentliche Verkehrsmittel (Bus, Bahn oder ein »normales« Taxi) zu benutzen, oder
- regelmäßig keine andere Möglichkeit der automobilen Fortbewegung besteht (wird in den Gemeinden unterschiedlich gehandhabt).

▪▪▪ So geht's

- Stellen Sie einen Antrag auf einen Schwerbehindertenausweis mit dem Vermerk »aG« (außergewöhnliche Gehbehinderung) beim Gesundheitsamt.
- Erkundigen Sie sich über die Vorraussetzungen in Ihrer Gemeinde.
  - Wie weit kann man fahren (z. B. bis zur Stadtgrenze)?
  - Mit welchen Kosten muss man rechnen (teilweise sind bis 24 Fahrten im Quartal kostenlos)?
  - Sind die Kosten einkommensabhängig (unterschiedliche Handhabung in den Gemeinden)?
  - Muss ein Antrag auf Ausstellung eines Berechtigungsausweises zur Teilnahme am Behindertenfahrdienst gestellt werden?
- Melden Sie die Fahrt rechtzeitig vorher an.

5.1.2 Haus-Notrufsysteme

Leben alte, kranke und behinderte Menschen alleine zu Hause, können sie in Notsituationen mit dem Haus-Notrufsystem einfach und schnell unmittelbar Hilfe rufen.

▪▪▪ So geht's

- Mit einem sogenannten Funkfinger, der um den Hals oder als Armband getragen wird, kann man auf Knopfdruck von jeder beliebigen Stelle in der Wohnung (evtl. auch im Garten) einen Notruf absenden. Die Verbindung des Notruf- oder Servicegerätes mit der Zentrale erfolgt in der Regel über das öffentliche bzw. das Funktelefonnetz.

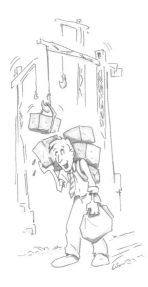

Unterstützung und Ent-
lastung: Viele Organisa-
tionen sind nur dazu da,
pflegende Angehörige
zu entlasten

- In der Haus-Notrufzentrale erscheinen auf einem Computerbildschirm sofort alle zuvor gespeicherten Daten des Anrufers, wie Krankheiten, Medikamente, Hausarzt, Personen, die zu benachrichtigen sind, sowie die Adresse.
- Gleichzeitig wird die Freisprecheinrichtung im Notrufgerät bei dem entsprechenden Teilnehmer aktiviert und ein Sprechkontakt mit der Haus-Notrufzentrale hergestellt. Der Mitarbeiter kann vom Teilnehmer den erforderlichen Hilfebedarf erfragen und Pflegedienste, Angehörige oder Nachbarn benachrichtigen.
- Bekommt der Mitarbeiter keine Antwort, so gilt das als ernster Notfall und die Rettungsleitstelle wird verständigt.

➕ **Die Haus-Notrufzentrale ist rund um die Uhr besetzt.**

Bundesweit bieten karitative, kirchliche und soziale Wohlfahrtsverbände sowie private kommerzielle Unternehmen die Dienstleistung des Hausnotrufs an.

Auf was muss ich bei Vertragsabschluss achten?

Eine persönliche Beratung mit ausführlicher Information über Leistungen und Kosten sollte in der Wohnung des Betroffenen durch den Anbieter stattfinden, damit die Bedingungen vor Ort

berücksichtigt werden können. Folgende Fragen können helfen:

- Folgt nach der Installation eine verständliche Einweisung in die Bedienung der Geräte?
- Ist der Funkfinger wasserdicht? Kann er in Bad und Dusche mitgenommen werden?
- Welche Reichweite hat das Gerät? Findet ein Reichweitentest außerhalb der Wohnung (in Treppenhaus, Keller, Waschküche oder Garten) statt?

Wer übernimmt die Kosten?

Für Personen, die im Rahmen der Pflegeversicherung als pflegebedürftig anerkannt sind, können die Kosten für den Hausnotruf teilweise von der Pflegeversicherung übernommen werden (▶ Kap. 7 »Ich pflege Dich zu Hause – Pflegehilfsmittel zur selbstständigeren Lebensführung«).

❗ **Daran sollten Sie denken**
Wenn Pflegebedürftigkeit anerkannt ist, folgt daraus kein unmittelbarer Anspruch auf ein technisches Hilfsmittel (z. B. Hausnotruf)! Die Anspruchsvoraussetzung muss **vorher** durch den Medizinischen Dienst der Krankenkassen (MDK) im konkreten Einzelfall überprüft und dann bestätigt werden.

Sind die Voraussetzungen erfüllt, übernimmt die Pflegekasse die monatlichen Mietkosten in Höhe von gegenwärtig (06/2007) 17,90 € und die einmalige Installationsgebühr von 10,23 €. Darüber hinausgehende Mietkosten und zusätzliche Leistungen (Schlüsseldienst etc.) müssen vom Mieter an den Betreiber entrichtet werden. Bei geringem Einkommen tritt das Sozialamt für die Kosten ein.

5.1.3 Hauswirtschaftliche Versorgung

Oft sind es die kleinen Dinge des Alltags, die einer Lösung bedürfen. Doch Hilfebedarf allein bei der hauswirtschaftlichen Versorgung führt nicht zur Anerkennung einer erheblichen Pflegebedürftigkeit nach dem Pflegeversicherungsgesetz. Erst wenn der pflegerische Anteil an Hilfe im Vordergrund steht, ist die hauswirtschaftliche Versorgung Bestandteil der Pflege. Dann wird auch das Einkaufen, Kochen,

Reinigen der Wohnung, Spülen, Wechseln und Waschen der Wäsche und Kleidung sowie Beheizen über die Pflegeversicherung mitfinanziert.

Wenn man allerdings noch vieles alleine tun kann und nur manchmal ein paar helfende Hände ganz gut wären, kann man trotzdem über Pflegedienste oder Sozialstationen Unterstützung erhalten, wie z. B. für Gartenarbeit, Rasen mähen, Blumen pflanzen.

Folgende Dienstleistungen sind hauswirtschaftliche Tätigkeiten:

═ Reparaturen in Haus und Garten
═ Begleitdienste, z. B. Arztbesuch, Friseur, Einkauf, Spaziergänge
═ Frühjahrsputz
═ Regelmäßig Mülltonnen an die Straße stellen
═ Botendienste
═ Abwesenheitsservice, wie Blumen gießen, Wohnung lüften, Briefkasten leeren
═ Reinigungsarbeiten, z. B. Hausflure, Treppen, Schränke
═ Versorgung von Tieren

Die Kosten hierfür sind selbst zu tragen.

> **Tipp**
>
> In Deutschland gibt es ca. 300 sog. Tauschringe. Menschen helfen sich gegenseitig und werden mit Zeitwährung »bezahlt«. Beispielsweise kann man durch 2 Stunden bügeln 2 Stunden Gartenarbeit eintauschen. Näheres unter **www.tauschring.de**.

5.1.4   Mobiler Mittagstisch

»Essen auf Rädern« ist ein Mahlzeiten-Service, der entweder täglich ein warmes Menü oder aber Tiefkühlkost (z. B. für eine Woche) liefert. In umfangreichen Katalogen kann man sein Wunschessen aussuchen und unterschiedliche Diäten (z. B. cholesterinbewusst, natriumvermindert), Vollkost, leichte Vollkost, kleine und große Portionen, Suppen, Menüs mit Angabe der Broteinheiten, fleischlose oder pürierte Kost auswählen. Wer altersbedingt oder wegen einer gesundheitlichen Einschränkung nicht mehr selber kochen kann, ist damit jede Sorge um das nächste Mittagessen los.

Wer bietet diese mobilen Mittagstische an?

Die Anbieter, bei denen Preise und Qualität der Speisen variieren, sind vielfältig:

═ Wohlfahrtsverbände
═ Gasthäuser
═ Catering- und Partyservice
═ Stiftungen
═ Heime und Krankenhäuser

Fragen Sie bei der Gemeinde oder den Wohlfahrtsverbänden nach. Die Dienstleistung wird auch über Sozialstationen bzw. ambulante Pflegedienste angeboten oder vermittelt.

➕ Wenn der (noch mobile) Pflegebedürftige lieber in Gesellschaft essen möchte, gibt es vielerorts die Möglichkeit, in Altenbegegnungs- und Tagesstätten, Altenheimen oder auch teilstationären Einrichtungen am »stationären Mittagstisch« teilzunehmen.

5.1.5   Ehrenamtliche Besuchsdienste

Nicht alle Angehörigen wohnen in der Nähe der hilfebedürftigen Senioren. Trotzdem braucht man jemanden, der regelmäßig nach dem alten Menschen schaut. Viele Einrichtungen verfügen über ehrenamtliche Mitarbeiter, die speziell für diese Aufgabe fortgebildet werden. Gespräche führen, Zuhören, gemeinsam alte Fotos und Dokumente anschauen, spazieren gehen, Veranstaltungen besuchen – es gibt viele Möglichkeiten, gemeinsam die Zeit zu gestalten (◻ Abb. 5.1).

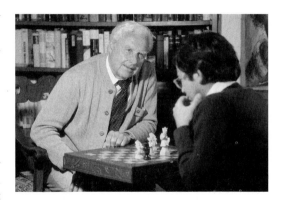

◻ **Abb. 5.1.** Ehrenamtliche Besuchsdienste

5.1.6   24-Stunden-Betreuung in den eigenen vier Wänden

Ausländische Haushaltshilfen tragen dazu bei, dass pflegebedürftige Menschen vorrangig in den Familien betreut werden können und nicht in ein Pflegeheim eingewiesen werden müssen. Ihre Beschäftigung ist in Deutschland möglich, wenn die Haushaltshilfe »hauswirtschaftliche Arbeit« und keine Pflege leistet, d. h. sie darf alle Arbeiten verrichten, für die man keine medizinischen Vorkenntnisse braucht.

Wer eine Hilfskraft beschäftigen möchte, kann sich an die örtliche Agentur für Arbeit wenden. Von dort kann kostenlos eine Haushaltshilfe vermittelt werden, die die Beschäftigung bis zu einer Dauer von drei Jahren ausüben kann.

▪▪▪ Das ist zu beachten
- Die Haushaltshilfe ist in der Regel Tag und Nacht anwesend. Dies bedeutet, dass man der Betreuungskraft ein Zimmer zur Verfügung stellt und sie das Bad mitbenutzt werden darf.
- Kost und Logis sind frei.
- Sie muss während der Beschäftigung kranken-, pflege-, renten-, unfall- und arbeitslosenversichert werden.
- Sie erhält einen im Arbeitsvertrag festgelegten Arbeitslohn.

✚ **Ein Merkblatt mit allen Informationen zur Beschäftigung einer ausländischen Haushaltshilfe ist im Internet abrufbar oder kann bei der Agentur für Arbeit und der Zentralstelle für Arbeitsvermittlung angefordert werden (▶ Adresse im Anhang).**

5.1.7   Soziale Kontakte

Viele alte Menschen – und pflegebedürftige alte Menschen im Besonderen – leben heute relativ isoliert in ihren Wohnungen. Oft wissen Senioren und ihre Angehörigen nicht, an wen sie sich wenden können, wenn sie Kontakt suchen. Aus diesem Grund haben viele Städte und Gemeinden spezielle Beratungsstellen für Senioren eingerichtet. Dort erhält man Beratung, Erstinformation und Vermittlung in allen das Alter betreffenden Fragen und bekommt Adressen von sozialen und kulturellen Einrichtungen wie z. B.:

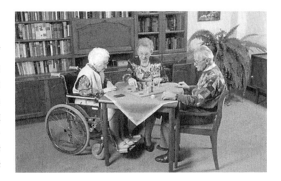

☐ **Abb. 5.2.** Altennachmittag

- Altenclubs
- Altennachmittage
- Alten- oder Seniorenbegegnungsstätten (☐ Abb. 5.2)
- Seniorenfreizeiten
- Seniorenreisen

> **Tipp**
>
> Fehlende soziale Kontakte können durch Seniorenclubs belebt werden.

5.2   Beratungsstellen

Unterschiedliche Arten von Unterstützung und Hilfestellung bieten Beratungsstellen an. Beratungsstellen für Ältere, aber auch für behinderte und kranke Menschen sind meistens beim Landkreis (Stadt) angesiedelt.

5.2.1   Beratungsstellen für Senioren

Beratungsstellen für Senioren gibt es in jedem Kreis oder in jeder Stadt. Sie sind z. B. zu finden unter den Namen Seniorenbüro, Altenhilfe-Fachberatung oder Seniorenkontaktstelle und helfen bei folgenden Fragen:
- Wohnen im Alter: Wohnraumanpassung, Hilfsmittel, Finanzierung
- Leistungen und Hilfen durch Krankenkassen, Pflegekassen, Sozial- und Wohnungsamt
- Vorsorgeverträge (Patientenverfügung, Betreuungsvollmacht)

▬ Ambulante und stationäre Hilfen
▬ Informationen zu kulturellen Veranstaltungen, Bildungs- und Freizeitangeboten sowie freiwilligem Engagement

Informations-, Anlauf- und Vermittlungsstellen (IAV-Stellen) in Baden-Württemberg

Die Informations-, Anlauf- und Vermittlungsstellen (IAV-Stellen) sind Beratungsstellen für alte, kranke und behinderte Menschen, die Rat und Unterstützung suchen. Die IAV-Stellen beraten in Fragen der häuslichen Versorgung, klären die Finanzierung ab und koordinieren gegebenenfalls die Hilfen. Die IAV-Stellen kennen das gesamte Angebot an ambulanten und stationären Diensten und Einrichtungen. Umfassende Informationen sowie Adressen und Beratung bei vielen sozialen Belangen kann man dort erhalten. Die Beratung ist kostenlos.

Pflegeberatung in Nordrhein-Westfalen

In NRW ist jeder Kreis bzw. jede kreisfreie Stadt verpflichtet, eine neutrale Stelle zur Pflegeberatung einzurichten. Alle Pflegeberatungsstellen müssen eine unabhängige und ausführliche Beratung zum Pflegeversicherungsgesetz gewährleisten.

5.2.2 Verbraucherzentralen

Die **Verbraucherzentralen** in allen 16 Bundesländern bieten Beratung und Information zu Fragen des Verbraucherschutzes (z. B. zur Pflegeversicherung), helfen bei Rechtsproblemen (z. B. Pflegevertrag) und vertreten die Interessen der Verbraucher auf Landesebene. Die Beratung erfolgt entweder
▬ telefonisch, schriftlich oder als persönliche Beratung in den Beratungsstellen oder
▬ durch vielfältige Broschüren, Test-Hefte und Ratgeber (z. B. zum Pflegegutachten).

5.2.3 Selbsthilfegruppen

Selbsthilfegruppen sind selbstorganisierte Zusammenschlüsse von Menschen, die das gleiche Problem haben und selbst etwas dagegen unternehmen möchten. Sie dienen der Information von Betroffenen und Angehörigen, bieten praktische Lebenshilfe und einen **Ort für intensive Gespräche oder einen Erfahrungsaustausch.** Selbsthilfeorganisationen gibt es zu fast jedem Krankheitsbild (z. B. Allergie, Multiple Sklerose, Diabetes, Krebs, Rheuma, Parkinson). **Adressen von Gruppen in Ihrer Nähe erfahren Sie zum Beispiel über**
▬ **www.narkos.de**
▬ **www.selbsthilfe-forum.de**
▬ **www.selbsthilfenetz.de**
▬ **www.selbsthilfe-info.de**

5.3   Unterstützung durch den Hausarzt

Die Beratung pflegender Angehöriger durch den Hausarzt ist eine typisch familienärztliche Aufgabe, bei der körperliche, psychische sowie soziale Bedingungen zu berücksichtigen sind. Wenn Sie die Pflege eines Angehörigen neu übernehmen, kann Sie Ihr Hausarzt vorher auf Ihre Belastbarkeit untersuchen und im Gespräch beraten. Dabei geht er folgenden Fragen nach:
▬ Ist Ihre körperliche Belastbarkeit ausreichend (z. B. besonders im Lendenwirbel- und im Kniebereich)?
▬ Ist eine seelische Stabilität vorhanden und verfügen Sie über eine feste soziale Integration?
▬ Bestehen Beziehungsprobleme zum Pflegebedürftigen?
▬ Welche Motivation zur Pflege haben Sie?

Wenn Sie bereits länger pflegen, kann der Hausarzt Sie in schwierigen Pflegesituationen unterstützen durch:
▬ Beratung in Bezug auf Entlastung durch verstärkte Einbindung weiterer Angehöriger und/oder professioneller Pflegekräfte,
▬ Gespräche mit Ihnen und evtl. mit dem Pflegebedürftigen (alleine/gemeinsam),
▬ Unterbrechung bzw. Abbruch der häuslichen Pflege bei Krisen durch stationäre Maßnahmen (Kurzzeitpflege, evtl. vorübergehende Krankenhauseinweisung) und
▬ indem er Sie selbst evtl. medikamentös bzw. fachärztlich und/oder stationär behandelt.

Zusammenarbeit mit dem Pflegedienst

? Mein Mann hat seit vielen Jahren Parkinson. Seine Pflege wird für mich immer anstrengender, da seine Krankheit fortschreitet. Welche Entlastungsmöglichkeiten gibt es für mich?

Die Übernahme einer häuslichen Pflege ändert den Familienalltag einschneidend, denn die Pflege eines kranken Menschen zu Hause ist keine leichte Aufgabe. Auf die Familienmitglieder kommen neue Aufgaben zu, die in das Alltags- und Familienleben integriert werden müssen. Nimmt die Hilfebedürftigkeit allmählich zu, kommt es darauf an, eine Möglichkeiten zu finden, dass die Pflege nicht zu einem dominierenden Faktor wird. Damit der Hilfebedürftige so gut und liebevoll wie möglich gepflegt werden kann, muss die Hauptpflegeperson auch auf ihre eigenen Bedürfnisse achten. Im Idealfall helfen alle Familienmitglieder mit und die Pflege ist auf mehrere Schultern verteilt. Doch meistens ist dies nicht der Fall. Deswegen ist die professionelle Unterstützung durch Mitarbeiter ambulanter Pflegedienste eine wertvolle Hilfe. Gute Pflegefachkräfte unterstützen und entlasten Pflegebedürftige und pflegende Angehörige auf vielfache Weise.

🛑 **Daran sollten Sie denken**
Ein schwerer Pflegealltag braucht professionelle Unterstützung.

6.1   Welche Leistungen erbringt ein Pflegedienst?

Zu den typischen Pflegedienstleistungen gehören die Grundpflege, die Behandlungspflege und die hauswirtschaftliche Versorgung.

6.1.1   Leistungen der Grundpflege

Diese Leistungen werden bei Vorliegen einer Pflegestufe von der Pflegekasse mit unterschiedlichen Festbeträgen mitfinanziert. Dazu gehören (neben Krankenbeobachtung und Vorsorgemaßnahmen, die auch als **Prophylaxen** bezeichnet werden) folgende Tätigkeiten.

Grundpflege/Körperpflege
- Hilfe beim Waschen und Anziehen
- Pflege und Reinigung von Zahnprothesen
- Haut- und Nagelpflege

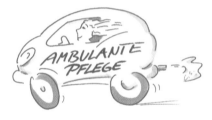

Wer sonst noch helfen kann

- Hilfe beim Wasserlassen und Abführen
- Wäsche wechseln

Mobilisationsmaßnahmen
- Hilfe beim Aufstehen und Laufen
- Lagern und Betten
- Bewegungsübungen

Ernährung
- Mundgerechtes Zubereiten von Mahlzeiten
- Kontrolle der Nahrungsaufnahme und Flüssigkeitszufuhr

Hauswirtschaftliche Versorgung
- Saubermachen der Wohnung
- Reinigung und Instandhaltung von Wäsche und Kleidung
- Einkäufe
- Zubereiten der Mahlzeiten
- Heizen der Wohnung

6.1.2   Leistungen der Behandlungspflege

Die Behandlungspflege wird über die Krankenkasse abgerechnet, deshalb ist für sie eine **ärztliche Verordnung** notwendig. Auch rechnet der Pflegedienst diese Leistungen direkt mit der Krankenkasse ab. Nur Pflegefachkräfte dürfen die Leistungen der Behandlungspflege übernehmen. Dazu zählen:
- Richten und Verabreichen von Medikamenten
- Verabreichen von Injektionen
- Blutzuckerkontrollen
- Blutdruckkontrollen
- Wundversorgung
- Versorgung mit Verbänden
- **Stoma**versorgung
- **PEG-** und **Port**versorgung

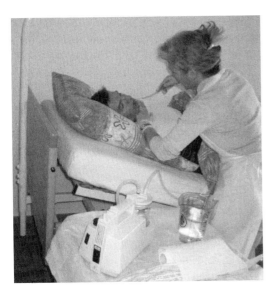

□ Abb. 6.1. Behandlungspflege: Absaugen durch eine Pflege-fachkraft

- Darmeinläufe, **Klistiere**
- **Tracheostomapflege**
- Legen eines Blasenkatheters
- Medizinische Bäder
- Verabreichung von Augentropfen
- Absaugen (□ Abb. 6.1)

Spezialisierte Pflegedienste bieten darüber hinaus an:
- Häusliche Intensivpflege
- Beatmungspflege
- Kinderintensivpflege
- **Gerontopsychiatrische** Pflege
- **Onkologische** Pflege
- Sterbebegleitung
- Familienpflege

6.1.3 Beratung und Hilfe für Pflege-bedürftige, Anleitung und Unter-stützung für pflegende Angehörige

Viele Pflegedienste bieten heute neben den oben be-schriebenen Leistungen eine Vielzahl unterschied-licher Dienstleistungen an. Je nach Schwerpunkt des Pflegeunternehmens erbringt es die Leistungen selbst oder beauftragt einen Kooperationspartner.

Hauswirtschaft
- Hauswirtschaftliche Dienste
- Nachbarschaftshilfe
- Essen auf Rädern
- Stationärer Mittagstisch

Sicherheit
- Hausnotruf
- Hilfsmittelversorgung/Hilfsmittelverleih

Kurse
- Hilfen für pflegende Angehörige, häusliche An-leitungen
- Pflegekurse
- Gesprächskreise

Stationäre/teilstationäre Hilfen
- Tagespflege
- Kurzzeitpflege

Sonstiges
- Freizeitangebote für Senioren
- Vermittlung von Selbsthilfegruppen
- Weitere Dienste (Fußpflege, ambulante Frisör-dienste, Fahr- und Begleitdienste usw.)
- Vermittlung von Besuchsdiensten
- Urlaubs- und **Verhinderungspflege**
- **Hospizhilfe**

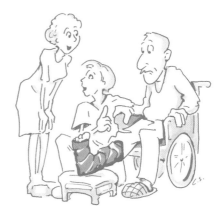

Ambulante Pflegedienste leisten mehr als nur Pflege: Beratung, Anleitung und Unterstützung auch zu Hause

Viele Leistungen sind zur Zeit häufig noch Service-leistungen und werden nicht in Rechnung gestellt:

- Beratung zur Finanzierung von Leistungen
- Hilfe bei der Stellung von Anträgen
- Hilfen bei Widersprüchen
- Hilfen nach Krankenhausentlassung (z. B. Organisation der Pflegeüberleitung)

6.2   Wie finde ich einen geeigneten Pflegedienst?

Seit Einführung der Pflegeversicherung 1995 haben sich neben den Sozialstationen, die zumeist von den Wohlfahrtsverbänden getragen werden, zahlreiche privatgewerbliche Pflegedienste auf dem »Pflegemarkt« etabliert. Die Suche nach dem richtigen Pflegedienst ist aufwändig. Doch es lohnt sich, die Entscheidung nicht zu überstürzen, denn der Pflegebedürftige und Sie werden danach täglich auf die Einrichtung angewiesen sein. Ob Sozialstation oder privater Pflegedienst – letztlich ist die Qualität der Pflege entscheidend. Beschaffen Sie sich zunächst Adressen:

■■■ So geht's

- Fragen Sie bei den Pflegekassen nach. Diese führen Listen über Pflegeanbieter in Ihrer Nähe. Außerdem sind die Pflegekassen gesetzlich verpflichtet, z. B. darüber zu informieren, mit welchen Pflegediensten sie Versorgungsverträge abgeschlossen haben.
- Auch Beratungsstellen in den Gemeinden (Seniorenbüros) oder bei den Sozialämtern können Auskunft geben.
- Ihr Hausarzt kann Ihnen sagen, mit welchem Pflegedienst er gut zusammenarbeitet.
- Im Branchenbuch können Sie die Adressen der Pflegedienste finden.
- Hören Sie sich im Bekanntenkreis um.

6.2.1   Worauf muss ich bei der Auswahl achten?

Zunächst einmal achten Sie darauf, dass der Pflegedienst in Ihrer Nähe und gut zu erreichen ist. Rufen Sie dort (ggf. bei mehreren Pflegediensten) an. Schildern Sie kurz, welche konkreten Pflegeleistungen Sie an welchen Tagen und zu welchen Uhrzeiten benötigen bzw. wie Ihre Pflegesituation aussieht. Die folgenden Fragen sind wichtige Auswahlkriterien für einen für Sie geeigneten Pflegedienst:

■■■ So geht's

- Kann die Einrichtung alle Bereiche abdecken, in denen Sie Hilfe benötigen?
- Bestehen Verträge mit allen Kassen?
  - Besteht mit der Pflegekasse ein Versorgungs- und Vergütungsvertrag für Leistungen nach dem Pflegeversicherungsgesetz?
  - Besteht mit der Krankenkasse ein Vergütungsvertrag für Leistungen der medizinischen Behandlungspflege?
- Hat der Pflegedienst Erfahrungen mit dem Krankheitsbild Ihres Pflegebedürftigen?

Meist wird Ihnen ein Beratungsbesuch angeboten. Wenn Sie am Telefon den Eindruck gewinnen, dass Sie freundlich und verständlich informiert werden, können Sie auch ohne schriftliches Vorabmaterial einen Termin für einen unverbindlichen und kostenlosen Beratungsbesuch vereinbaren.

Treffen Sie eine Vorauswahl, führen Sie persönliche Gespräche und nehmen Sie dann einen objektiven Vergleich vor.

> **Tipp**
>
> Es ist sinnvoll, sich auf das Gespräch mit einem Fragekatalog vorzubereiten.

Der Beratungsbesuch

Der Beratungsbesuch (◘ Abb. 6.2) dient dem gegenseitigen Kennenlernen. Die Pflegekraft (meist die Pflegedienstleitung der Einrichtung) erhebt dabei den individuellen Hilfebedarf des Pflegebedürftigen und die notwendigen bzw. gewünschten Versorgungsleistungen. Sie werden von ihr informiert über

- organisatorische Abläufe,
- personelle Ausstattung,
- Angebotspalette der Pflegeeinrichtung sowie
- die Kosten und Wege der Finanzierung (z. B. durch Krankenkasse, Pflegekasse, Sozialhilfe) und den Eigenanteil.

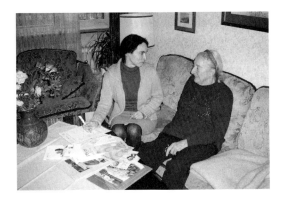

Die Checkliste □ Tab. 6.1 führt Fragen auf, die Sie dem Pflegedienst bei dem Beratungsgespräch stellen sollten.

Informationen über Abläufe

Je flexibler ein Pflegedienst arbeitet, desto besser ist dies für Kunden und Angehörige, besonders dann, wenn sich der Gesundheitszustand des Pflegebedürftigen kurzfristig verschlechtert und mehr Hilfe benötigt wird.

Informationen über das Pflegepersonal

Fragen Sie nach der Größe der Einrichtung und wie viele fest angestellte Pflegefachkräfte bzw. Aushilfen dort arbeiten. Wenn die Einrichtung im Verhältnis zu ihrer Größe mit viel Hilfspersonal ohne pflegerische Ausbildung arbeitet, ist dies kein gutes Zeichen.

Informationen über Pflegeplanung und Dokumentation

Eine individuelle Pflegeplanung und die Dokumentation aller durchgeführten Leistungen sind gesetzlich vorgeschrieben. Der Pflegeplan sollte mit dem Pflegebedürftigen zusammen (wenn möglich) erarbeitet und mit den Angehörigen besprochen und ggf. auch mit dem Hausarzt abgestimmt werden.

> ❗ **Daran sollten Sie denken**
> Die Pflege muss als aktivierende Hilfe geplant werden!

Die Pflege sollte ausführlich und nachvollziehbar dokumentiert werden. Die Dokumentationsmappe

□ **Tab. 6.1.** Checkliste für den Beratungsbesuch

Informationen über Abläufe

- Gibt es eine 24-Stunden-Rufbereitschaft?
- Können bei Bedarf zusätzliche Einsätze geleistet werden?
- Gibt es Nachteinsätze?
- Können die Einsätze entsprechend der Gewohnheiten des Pflegebedürftigen geplant werden (z. B. Zu-Bett-Geh-Zeiten)?
- Können Einsätze abgesagt werden (wie lange vorher)?

Informationen über das Pflegepersonal

- Wie sieht die Dienstplanung aus?
- Wie viel Personalwechsel findet statt?
- Ist es möglich, von einem kleinen, festen Mitarbeiterteam versorgt zu werden?
- Gibt es genug ausgebildetes Personal, ggf. mit Weiterbildung (z. B. Wundmanager)?
- Gibt es Haushaltshilfen zur hauswirtschaftlichen Versorgung (z. B. Putzarbeiten oder Waschen, Reinigen, Bügeln der Wäsche)?
- Gibt es Familienpfleger/innen (zur Kinderbetreuung)?
- Gibt es einen bestimmten Ansprechpartner, falls Probleme auftreten sollten?

Informationen über Pflegeplanung und Dokumentation

- Wird die Planung der Pflege mit mir bzw. dem Pflegebedürftigen besprochen?
- Wird die Pflegedokumentation in der Wohnung des Pflegebedürftigen aufbewahrt?

Informationen über die Qualität der Leistungen

- Gibt es in der Einrichtung qualitätssichernde Maßnahmen (z. B. Arbeit nach aktuellen Pflegestandards)?
- Wie kontrolliert der Dienst die Qualität seiner Pflegeleistungen (z. B. Pflegevisiten)?
- Wie gewährleistet der Pflegedienst die wichtigen sogenannten »weichen Faktoren« der Qualität (z. B. regelmäßige Fortbildung der Mitarbeiter, vorausschauende Dienst- und Urlaubsplanung)?
- Gibt es ein Beschwerdemanagement? Wo und wie kann man sich ggf. beschweren?
- Ist der Pflegedienst zertifiziert?
- Hat der Pflegedienst ein Pflegeleitbild?

Informationen über die Qualität der Leistungen

- Erhalte(n) ich (wir) einen Kostenvoranschlag?
- Geht daraus klar hervor, welche Kosten die Pflegekasse übernimmt und welche Leistungen selbst gezahlt werden müssen?
- Geht hervor, wie hoch der Eigenanteil an den Kosten ist?
- Gibt es einen Pflegevertrag?

muss in der Wohnung des Pflegebedürftigen aufbewahrt werden.

> **Tipp**
>
> Anhand der **Pflegedokumentation** lässt sich die monatliche Abrechnung des Pflegedienstes kontrollieren.

Informationen über die Qualität der Leistungen

Wenn eine Einrichtung nach einem durchdachten Konzept arbeitet und die eigene Arbeit immer wieder überprüft, spricht dies für die Professionalität und Qualität ihrer Leistungen. Ein weiteres wichtiges Kriterium für die Zufriedenheit der Pflegebedürftigen und ihrer Angehörigen ist die Freundlichkeit des Personals (weiche Faktoren), die Pünktlichkeit und die Kontinuität beim Einsatz des Personals.

Informationen über Kosten

Derzeit gilt in der überwiegenden Zahl der Bundesländer ein so genanntes **Leistungskomplexsystem**, bei dem sich die Vergütung nach den erbrachten Leistungsinhalten richtet und nicht nach Einzelleistungen oder dem Zeitaufwand der Pflege. Deswegen berechnen die Pflegedienste in ihrer monatlichen Abrechnung so genannte Leistungspakete (Leistungskomplexe oder **Module**). In ihnen sind häufig abgefragte Pflegetätigkeiten zusammengefasst. Jeder dieser Leistungskomplexe ist mit einer Anzahl von Punkten bewertet (nicht in Baden-Württemberg). Zwar ist die Punktzahl bundeseinheitlich, aber der Preis dafür ist nicht überall gleich (◘ Tab. 6.2).

> **Tipp**
>
> Zur Orientierung können Sie bei den Pflegekassen Preisvergleichslisten der ortsansässigen Pflegedienste anfordern.

6.2.2 Die Entscheidung für einen Pflegedienst

Der Einsatz eines Pflegedienstes soll die derzeitige Pflegesituation verbessern, d. h. die Bedürfnisse des Pflegebedürftigen sollen durch die Leistungskomplexe abgedeckt sein und Sie sollen eine spürbare Entlastung erfahren. Stellen Sie sich vor der Entscheidung folgende Fragen:

▪▪▪ So geht's

- War Ihnen die Beratungsatmosphäre angenehm?
- Wurden Ihre Fragen ausführlich und verständlich beantwortet?
- Hat der Pflegedienstmitarbeiter die Biografie und Krankengeschichte des Pflegebedürftigen in der Beratung berücksichtigt?
- Hat der Pflegedienst persönliche Wünsche (vom Pflegebedürftigen und Ihnen) in der Beratung berücksichtigt?
- Besteht die Möglichkeit, zusätzliche Beratungen (z. B. über Pflegehilfsmittel oder Wohraumanpassung) und häusliche Anleitungen zu erhalten?
- Hat der Pflegedienst Informationsmaterial zur Verfügung gestellt (z. B. Leistungsangebot, Kooperationspartner)?

Wenn Sie sich durch den Pflegedienst kompetent beraten fühlen und er Ihnen Sicherheit vermittelt

◘ Tab. 6.2. Beispiel für einen Leistungskomplex (Schleswig-Holstein)			
Leistungskomplex, Modul	Punktwert	Preis	Einzelverrichtung
Kleine Morgen- oder Abendtoilette	270 Punkte	11,07 € (ca. 0,041 €/ Punkt)	– Hilfe beim Verlassen oder Aufsuchen des Bettes – An- Auskleiden – Teilwaschen – Mund- und Zahnpflege – Kämmen, Rasieren

hat, steht nichts mehr im Weg, einen Vertrag abzuschließen.

Der Pflegevertrag

Ein schriftlicher Pflegevertrag ist seit Januar 2002 gesetzlich vorgeschrieben. Darin werden der vereinbarte Leistungsumfang, die Zeiten und Kosten der Pflegeeinsätze festgehalten. Die Kosten im Rahmen der Pflegeversicherung setzen sich (Unterschiede sind je nach Bundesland möglich) zusammen aus:

- Kosten der Leistung (in der Regel als Leistungskomplex oder Modul)
- Wegegeldpauschale
- Altenpflegeumlage
- Zuschläge für Einsätze in der Nacht
- Zuschläge für Einsätze an Sonn- und Feiertagen
- Investitionskosten, d. h. anteilige Betriebskosten (da private Pflegedienste nicht öffentlich bezuschusst werden, sind sie berechtigt bzw. verpflichtet, diese ihren Kunden in Rechnung zu stellen)

Pflegedienste, die Versorgungs- und Vergütungsverträge mit den Kassen abgeschlossen haben, sind bei der Vertragsgestaltung an einen landesweit geltenden Rahmenvertrag gebunden. Vor einem Vertragsabschluss sollte die Möglichkeit bestehen, den Vertrag in Ruhe zu Hause zu prüfen:

▪▪▪ So geht's
- Sind alle Leistungen, Einzelpreise sowie die Gesamtkosten aufgeführt?
- Sind die Leistungen ausführlich beschrieben (mit zugehörigen Pflegezeiten)?
- Werden Leistungen von Kooperationspartnern durchgeführt? Wenn ja, welche?
- Verlangt der Pflegedienst eine Vorauszahlung?

❗ Daran sollten Sie denken
Pflegebedürftige müssen Leistungen, die die Pflegekasse, die Krankenkasse oder das Sozialamt übernimmt, keinesfalls vorfinanzieren.

- Ist klar und verständlich, was selbst zu zahlen ist und was die Pflegekasse bezahlt?
- Gibt es eine Regelung für die Berechnung von nicht abgesagten Einsätzen durch den Pflegebedürftigen (vom Kunden nicht rechtzeitig abgesagte Einsätze darf der Pflegedienst berechnen)?
- Übernimmt der Pflegedienst die Haftung für Schäden, die Mitarbeiter verursacht haben?
- Gibt es eine Beschwerderegelung?
- Gibt es eine schriftliche Verpflichtung zum Schutz der persönlichen Daten?
- Gibt es eine Regelung, wonach der Vertrag ruht, wenn die Pflege unterbrochen wird (z. B. bei Klinikaufenthalt des Pflegebedürftigen)?
- Berücksichtigt der Vertrag die üblichen Kündigungsfristen (die gesetzlich vorgeschriebene Kündigungsfrist für den Pflegebedürftigen beträgt zwei Wochen)?
- Gibt es eine Regelung, wonach der Vertrag bei Tod des Pflegebedürftigen unmittelbar endet?

Ein gut geführter Pflegedienst wird mit Ihnen den Pflegevertrag besprechen, Ihnen die Leistungskomplexe erklären und die darin aufgeführten Kosten für Sie nachvollziehbar erläutern. Er wird Ihnen vor Beginn der Pflege einen Kostenvoranschlag zusenden und dies später auch bei allen Änderungen (z. B. Leistungsänderungen, Preiserhöhungen) wiederholen.

6.3   Worauf achte ich, wenn der Pflegedienst kommt?

Mittlerweile haben Sie sich schon daran gewöhnt, dass die Pflegekräfte sich in Ihrer Wohnung oder der des Pflegebedürftigen bewegen. Auch wissen Sie, dass nicht immer die gleiche Pflegekraft kommen kann und die Personen wechseln. Sie haben Vertrauen zu den Pflegekräften entwickelt, weil Sie von ihnen eine gute Unterstützung im Pflegealltag erhalten und der Pflegebedürftige sich gut versorgt fühlt. Die Zusammenarbeit klappt dann gut, wenn:
- bekannt ist, welche Pflegekraft beim nächsten Einsatz kommen wird,
- man sich darauf verlassen kann, dass die Pflegekräfte zuverlässig und zur angekündigten Zeit kommen (dies ist besonders wichtig, wenn man als Hauptpflegeperson noch seinem Beruf nachgeht) und
- man bei zeitlichen Änderungen rechtzeitig informiert wird. (Bedenken Sie, dies kann be-

sonders im Winter wegen unvorhergesehener Baustellen, Unfällen oder Notfallsituation beim vorhergehenden Kunden auch bei bester Planung vorkommen.)

Die Beziehung zwischen Ihnen als Angehörigem, dem Pflegebedürftigen und den professionellen Pflegekräften ist für die Qualität der Pflege und Betreuung sowie für das Wohlbefinden aller Beteiligten von zentraler Bedeutung. Um sie aufzubauen und zu erhalten, ist die Anerkennung und Wertschätzung Ihrer Pflegearbeit durch die Pflegekräfte unerlässlich. Klare Absprachen in der Aufgabenteilung (z. B. wer holt die Verordnung vom Arzt, wie und wann wird der Pflegebedürftige in eine neue Sitz- oder Liegeposition gebracht) helfen, eine möglichst stabile Pflegesituation aufzubauen.

Aber auch der Pflegebedürftige muss mit der Situation zufrieden sein. Dies ist er, wenn er feststellt, dass Sie sich mit den Pflegekräften in der Pflege gut abgesprochen haben und die Pflegekräfte

- seine Wünsche, wie die Pflege durchgeführt werden soll, beachten,
- sein Recht auf Selbstbestimmung und seine Privatsphäre achten,
- die Schweigepflicht einhalten und
- bei außergewöhnlichen Situationen (z. B. Streit in der Familie) sensibel reagieren.

Darüber hinaus ist sorgfältiges Arbeiten ein Pluspunkt, den Sie bei jedem Pflegedienst feststellen können, wenn er

- mit dem Schlüssel, den er (meist mit Vertrag) bekommen hat, sorgfältig umgeht,
- hygienisch arbeitet (z. B. im Haushalt, bei der Wundversorgung),
- mit den Gegenständen sachlich richtig umgeht und
- alle Produkte (Haushaltsreiniger, Pflegeartikel, usw.) sowie Wasser und Energie sparsam einsetzt.

6.3.1 Was kann ich tun, wenn Konflikte auftreten?

Konflikte können unterschiedliche Ursachen haben. Sie verbrauchen menschliche Energie, wenn der Konflikt nicht bearbeitet wird. Darum gilt es, Konflikte zu lösen. Sprechen Sie deswegen zeitnah den Pflegedienst an. Jede Beschwerde kann für den Pflegedienst Anlass und Gelegenheit sein, seine Arbeit zu verbessern. Der Pflegedienst sollte bemüht sein, mit Ihnen und dem Pflegebedürftigen zu einer tragbaren Lösung für alle zu kommen.

Wenn kein Einvernehmen mehr möglich ist, wenden Sie sich an eine Beratungsstelle oder an die Pflegekasse, bzw. den **Medizinischen Dienst der Krankenkasse (MDK)**.

🅗 **Daran sollten Sie denken**
Der Pflegebedürftige und Sie haben den Pflegedienst frei gewählt und können ihn jederzeit wechseln!

6.3.2 Die Abrechnung der Leistungen

Pflegedienste stellen üblicherweise ihre Rechnungen am Monatsanfang für den Vormonat direkt an die Kranken- und/oder Pflegekasse. Den Nachweis über die erbrachten Leistungen führt er mit einem sogenannten Leistungsnachweis. Am Ende des Monats muss dieser vom Pflegebedürftigen (ggf. von Ihnen) unterschrieben werden. Hier können Sie kontrollieren, ob die aufgeführten Leistungen mit den erbrachten Leistungen übereinstimmen.

Der Pflegebedürftige erhält eine Rechnung (z. B. zwei Wochen nach Monatsende) über den Eigenanteil, den er selbst bezahlen muss.

**Teil III Miteinander leben
– miteinander reden**

7

Ich pflege Dich zu Hause
– Pflegegerechtes Wohnen

❓ Meine Tante wohnt im gleichen Haus und ist nach einem Schlaganfall auf den Rollstuhl angewiesen. Bald kommt sie aus der Rehabilitationsklinik nach Hause. Kann sie nun noch in ihrer Wohnung bleiben?

Besonders im höheren Lebensalter verbringen die Menschen immer mehr Zeit in der eigenen Wohnung, da ihnen ihr Zuhause Sicherheit und Geborgenheit vermittelt. Im Allgemeinen denken Menschen beim Bezug oder Bau einer Wohnung nicht daran, die Wohnung für den Pflegefall entsprechend vorzubereiten. Doch die Lebensqualität im Alter hängt weitgehend davon ab, wie selbstständig und eigenverantwortlich man sein Leben gestalten kann. Nach einer schweren Erkrankung muss die Wohnung oftmals ganz plötzlich an die neuen Bedürfnisse im Alltag angepasst werden. Zum Glück gibt es heute sehr viele **Hilfsmittel**, die eine Pflege zu Hause möglich machen. Und bei eingeschränkter Bewegungsfähigkeit genügen manchmal kleine **bauliche Veränderungen**, um die vertraute Wohnung an die veränderten Bedürfnisse anzupassen.

7.1 Wie wird eine Wohnung pflegegerecht?

Die konkreten Wohnbedingungen haben einen sehr großen Einfluss auf die Aufrechterhaltung der selbstständigen Lebensführung des Betroffenen. Sie können entscheidend dazu beitragen, dass der Verbleib in den eigenen vier Wänden auch bei Hilfe- und Pflegebedürftigkeit möglich ist. Die Umgestaltung der Wohnung hängt von der Erkrankung und den hiermit verbundenen Einschränkungen des Pflegebedürftigen ab. Eine Person, die noch mit einer Gehhilfe laufen kann, hat andere Bedürfnisse als eine Person, die auf den Rollstuhl angewiesen, bettlägerig oder **demenziell** erkrankt ist.

▪▪▪ Das kann erreicht werden
- Durch jeweils geeignete Anpassungsmaßnahmen in der Wohnung und dem Einsatz individueller Hilfsmittel kann Hilfebedürftigkeit reduziert werden.
- Für pflegende Angehörige können erleichternde Möglichkeiten für die Pflege zu Hause geschaffen werden.

In der folgenden Checkliste (▫ Tab. 7.1) finden Sie eine Auswahl an Hilfsmitteln und Möglichkeiten der Wohnraumanpassung.

▫ **Tab. 7.1.** Hilfsmittel und Möglichkeiten der Wohnraumanpassung

Wohnungs-bereich	Wohnungsanpassung/ Hilfsmittel
Diele, Flur und Treppenhaus	- Gegensprechanlage - Handläufe an den Wänden - Stufenkanten mit Antirutschprofil versehen und/oder farbig markieren - Sitzgelegenheit zum Ausruhen auf dem Treppenabsatz
Bad	- Haltegriffe an Dusche, Badewanne und Toilette - Badewannenlifter - Duschklappsitz oder Duschhocker - Duschwanne absenken lassen - Höhenverstellbares Waschbecken - Rutschfeste Unterlagen (Dusche, Badewanne) - Toilettensitzerhöhung - Toilettenpapierhalter vor dem Toilettensitz anbringen
Küche	- Gefrierschrank und Mikrowelle (wird benötigt z. B. bei Essen auf Rädern) - Herdsicherung (wichtig bei demenziell erkrankten Menschen)
Bodenbelag	- Lose Teppiche entfernen - Kabel verlegen (an der Wand entlang) oder verkleben
Beleuchtung	- Licht im Hausflur mit längerer Schaltphase - Lichtschalter in erreichbarer Höhe mit Kipp- statt Drehschalter - Zusätzliche Beleuchtung für ausreichende Lichtverhältnisse anbringen, um Schattenbildungen zu verhindern und Wege besser auszuleuchten
Türen und Schwellen	- Türrahmenverbreiterung (für den Rollstuhl) - Türschwellen überbrücken oder entfernen - Vom Türblatt farblich abgesetzte Türklinken - Badezimmertüre nach **außen** öffnen lassen (oder aushängen)
Bewegungs-räume	- Kleinmöbel umstellen oder entfernen

> **Tipp**
>
> Nutzen Sie Ihre Kreativität und entwickeln Sie eigene Hilfsmittel. Viele Gebrauchsgegenstände lassen sich beispielsweise durch Gummimatten oder Saugnäpfe rutschfest machen, um die vertraute Wohnung an die veränderten Bedürfnisse anzupassen.

7.2 Wer hilft mir bei der Wohnungsanpassung?

Für die Verbesserung des Wohnumfeldes (z. B. Einbau eines behindertengerechten Bades, Rampen für Rollstuhlfahrer, Türverbreiterungen) können von der Pflegeversicherung Kosten bis zur Obergrenze von 2.557 € bewilligt werden. Wenn sich die Pflegesituation erheblich verändert hat, kann dieser Zuschuss ein zweites Mal gewährt werden (vergleichen Sie hierzu auch **§ 40 Abs. 4 SGB XI**). Grundsätzlich ist eine Eigenbeteiligung an den Kosten der Maßnahmen zur Wohnungsanpassung vorgesehen. Der Umfang ist von der Höhe der Gesamtkosten und dem Einkommen des Pflegebedürftigen abhängig. Gegebenenfalls übernimmt auch das Sozialamt die Kosten zur Verbesserung der Wohnsituation von älteren Menschen über die im XII. Sozialgesetzbuch festgelegten Leistungen zur Sozialhilfe wie

- »Hilfe zur Pflege«,
- »Hilfe in besonderen Lebenslagen« sowie mit der
- Eingliederungshilfe.

Es gibt zahlreiche Wohnberatungsstellen (z. B. in den Seniorenbüros, im Sozialamt) in den Städten und Gemeinden, deren Mitarbeiter bei einem Hausbesuch konkrete Verbesserungsmaßnahmen mit Ihnen besprechen und planen sowie bei den erforderlichen Anträgen helfen. Auch Pflegedienste und Sozialstationen können hier als erste Ansprechpartner dienen.

7.3 Wann und wie bekomme ich die benötigten Hilfsmittel?

Im Rahmen der häuslichen Pflege haben Pflegebedürftige einen Anspruch auf Hilfs- und Pflegehilfsmittel.

7.3.1 Hilfsmittel

Nach **§ 33 Sozialgesetzbuch V** haben Versicherte Anspruch auf Versorgung mit Seh- und Hörhilfen, Körperersatzstücken (◘ Abb. 7.1), orthopädischen und anderen Hilfsmitteln, um die körperlichen Beeinträchtigungen (Funktionsdefizite) auszugleichen.

Zu den Hilfsmittelgruppen zählen:
- Medizintechnische Hilfsmittel (z. B. Inhalationsapparate)
- Kommunikationshilfen (Seh-, Hör-, Sprechhilfen)
- Orthopädische Hilfsmittel (z. B. Prothese, Korsett)
- Hilfsmittel im Bereich Pflege (z. B. **Antidekubitusmatratze**, Duschhocker)
- Mobilitätshilfen (z. B. **Rollator**, Lifter, Rampe)

Das Hilfsmittel soll an die Stelle eines nicht mehr funktionstüchtigen Körperorgans treten, um:
- Krankheitsbeschwerden zu lindern,
- Verschlimmerung zu verhüten oder
- Pflegebedürftigkeit zu vermeiden oder zu mindern.

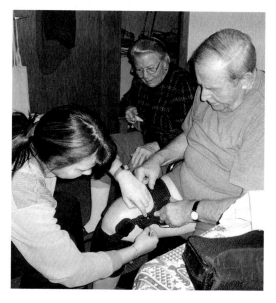

◘ Abb. 7.1. Orthopädische Hilfsmittel

▪▪▪ So geht's

- Besprechen Sie mit dem Arzt die Erfordernisse. Er wird dann für das Hilfsmittel eine ärztliche Verordnung ausstellen.
- Mit der Verordnung wird das Hilfsmittel bei der zuständigen Krankenkasse beantragt.
- Das Sanitätshaus liefert nach Genehmigung durch die Krankenkasse das Hilfsmittel zum Kranken nach Hause.
- Die Einweisung in das Hilfsmittel wird durch die Mitarbeiter des Sanitätshauses durchgeführt und ggf. durch Pflegefachkräfte (falls Sie einen Pflegedienst/eine Sozialstation eingeschaltet haben) wiederholt.

> **Tipp**
>
> 1. Probieren Sie zunächst das Hilfsmittel aus, bevor Sie es anschaffen.
> 2. Warten Sie mit der Anschaffung auf die Kostenübernahmeerklärung der Krankenkasse. Eine nachträgliche Erstattung der Kosten kann problematisch sein.

7.3.2 Pflegehilfsmittel

Nach **§ 40 Sozialgesetzbuch XI Abs. 1** haben Pflegebedürftige Anspruch auf Versorgung mit Pflegehilfsmitteln. Die Pflegeversicherung tritt jedoch nur dann ein, wenn zuvor:

- eine Pflegebedürftigkeit festgestellt wurde (d. h. eine Pflegestufe vorhanden ist); der Anspruch auf Pflegehilfsmittel und technische Pflegehilfsmittel besteht dann unabhängig von der Pflegestufe oder
- keine Leistungsverpflichtung der Krankenkasse besteht, d. h. soweit die Hilfsmittel nicht auf Grund von Krankheit oder Behinderung durch die Krankenversicherung oder einen anderen zuständigen Leistungsträger zur Verfügung gestellt werden müssen (▶ Kap. 7.3.1 »Hilfsmittel«).

Pflegehilfsmittel lassen sich in folgende Gruppen (mit Kennzahl) unterscheiden:

- zur Erleichterung der Pflege (50)
- zur Körperpflege/Hygiene (51)
- zur selbstständigeren Lebensführung/Mobilität (52)
- zur Linderung von Beschwerden (53)
- zum Verbrauch bestimmte Produkte (54)

Die Maßnahmen sollen geeignet sein:

- eine Überforderung des Pflegebedürftigen zu verhindern,
- die pflegerischen Tätigkeiten zu erleichtern und somit eine Überforderung der Pflegeperson zu verhindern und
- eine möglichst selbstständige Lebensführung des Pflegebedürftigen wiederherzustellen.

▪▪▪ So geht's

Für Pflegehilfsmittel in der ambulanten Versorgung genügt ein kurzer, formloser Antrag bei der Pflegekasse mit:

- Name des Pflegebedürftigen,
- Geburtsdatum und
- Art des beantragten Pflegehilfsmittels (◘ Tab. 7.2).

> **Tipp**
>
> Sollte die Pflegekasse die Kosten nicht übernehmen oder liegt noch keine Pflegestufe vor, können technische Pflegehilfsmittel gegen Gebühr bei einem Sanitätshaus geliehen werden.

Das Pflegehilfsmittelverzeichnis ist in verschiedene Produktgruppen eingeteilt (◘ Tab. 7.2).

Die Pflegekasse unterscheidet neben den technischen Hilfsmitteln Pflegehilfsmittel, die zum Verbrauch bestimmt sind und erstattet die Kosten bis höchstens 31 € pro Monat (◘ Tab. 7.3).

> **Tipp**
>
> Bewahren Sie monatlich alle Quittungen über die Käufe von Pflegehilfsmittel dieser Produktgruppe (54) zum Einreichen bei der Pflegekasse auf.

7.3.3 Das Pflegebett

Sobald ein Pflegebedürftiger zunehmend bettlägerig wird, ist sein Bett nicht mehr nur Ruhe-

□ Tab. 7.2. Produktgruppen Pflegehilfsmittel (50–53)

(50) Pflegehilfsmittel zur Erleichterung der Pflege	
Pflegebetten	▪ Pflegebetten, manuell verstellbar ▪ Pflegebetten, motorisch verstellbar ▪ Kinder-/Kleinwüchsigenbetten
Pflegebett-zubehör	▪ Bettverlängerungen ▪ Bettverkürzungen ▪ Bettbügel ▪ Aufrichthilfen, z. B. in Form einer Strickleiter ▪ Seitengitter ▪ Fixierbandagen
Bettzurichtungen zur Pflegeerleichterung	▪ Einlegerahmen ▪ Rückenstützen, manuell verstellbar ▪ Rückenstützen, motorisch verstellbar
Spezielle Pflegebetttische	▪ Pflegebetttische ▪ Bettnachtschränke mit verstellbarer Tischplatte ▪ Pflegeliegestühle ▪ Mehrfunktionsliegestühle, manuell verstellbar
(51) Pflegehilfsmittel zur Körperpflege/Hygiene	
Produkte zur Hygiene im Bett	▪ Steckbecken ▪ Urinflaschen ▪ Urinschiffchen ▪ Urinflaschenhalter ▪ Saugende Bettschutzeinlagen, wiederverwendbar, verschiedene Größen
Waschsysteme	▪ Kopfwaschsysteme ▪ Ganzkörperwaschsysteme ▪ Duschwagen
(52) Pflegehilfsmittel zur selbstständigeren Lebensführung/Mobilität	
Notrufsysteme	▪ Hausnotrufsysteme, Solitärgeräte ▪ Hausnotrufsysteme, angeschlossen an Zentrale
(53) Pflegehilfsmittel zur Linderung von Beschwerden	
Lagerungsrollen	▪ Lagerungsrollen ▪ Lagerungshalbrollen

□ Tab. 7.3. Produktgruppen Pflegehilfsmittel (54)

(54) Zum Verbrauch bestimmte Pflegehilfsmittel	
Saugende Bettschutzeinlagen	Saugende Bettschutzeinlagen, Einmalgebrauch, verschiedene Größen
Schutzbekleidung	▪ Fingerlinge ▪ Einmalhandschuhe ▪ Mundschutz ▪ Schutzschürzen
Sonstige zum Verbrauch bestimmte Pflegehilfsmittel	Hände- und Flächendesinfektionsmittel

und Schlafstätte, sondern wird auch zum Ess- und Wohnzimmer und unter Umständen auch zum Badezimmer und zur Toilette. Vom Bett aus nimmt der Pflegebedürftige an der Welt teil und begegnet seiner Familie und Besuchern. Ein normales Bett kann diesen Bedürfnissen nicht gerecht werden (□ Abb. 7.2).

Welche Vorteile bietet das Pflegebett?
Das Pflegebett bietet Vorteile für den Pflegbedürftigen sowie für die pflegenden Angehörigen.

Vorteile für den Pflegebedürftigen
Beim Pflegebett ist die Liegefläche in der Regel zweigeteilt. So kann der Pflegebedürftige durch Hochstellen des Kopfteils beim Waschen, Essen und bei Beschäftigungen, wie Lesen, Schreiben, etc., mit aufrechtem Oberkörper sitzen. Das Hoch- bzw. Herunterstellen des Bettes kann der Pflegebedürftige meist selbstständig ausführen, da die heutigen Betten fast immer elektrisch betrieben werden.

Der zum Pflegebett gehörige Bettbügel (Aufrichter) erleichtert dem Pflegebedürftigen das Aufrichten, Hochziehen oder Anheben im Bett.

Am Bettrahmen können verschiedene Halter für Hilfsmittel, die der Pflegebedürftige benötigt, griffbereit angebracht werden, wie z. B.:
▪ Gehhilfen
▪ Urinflaschen
▪ Halter für Urinbeutel
▪ Handtücher

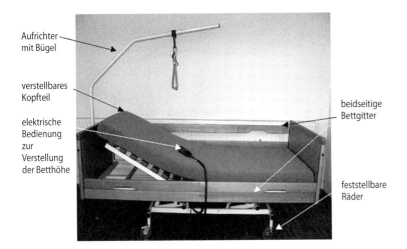

Aufrichter mit Bügel

verstellbares Kopfteil

elektrische Bedienung zur Verstellung der Betthöhe

beidseitige Bettgitter

feststellbare Räder

◘ Abb. 7.2. Das Pflegebett

▬ Abwurfbeutel

▬ Ständer für Sondennahrung

▬ ggf. Infusionen

Der dazugehörige Seitenschutz (Bettgitter) verhindert ein Herausfallen aus dem Bett.

Vorteile für die Pflegeperson

Die eigene Gesundheit zu erhalten und Kräfte zu schonen, ist genauso wichtig, wie den Pflegebedürftigen zu versorgen. Deswegen sollten Sie als Pflegeperson stets auf eine »**rückenschonende Arbeitsweise**« achten. Das Pflegebett kann hier durch seine zweckmäßigen Veränderungsmöglichkeiten in Lage und Niveau gut unterstützen. Sie können (z. B. beim Betten machen) die Betthöhe Ihrer Körpergröße (Hüfthöhe = Arbeitshöhe) anpassen und dadurch ein Arbeiten mit gebeugtem Rücken vermeiden. Da das Pflegebett auf Rollen steht, wird der Bettzugang von zwei Seiten ermöglicht, was die Pflege ebenfalls sehr erleichtern kann.

Wie sollte die Ausstattung des Pflegebettes sein?

Solange der Pflegebedürftige seine Liegeposition selbst verändern kann, gilt eine normale Matratze als ausreichend. Sind Pflegebedürftige in ihren Bewegungsmöglichkeiten eingeschränkt, kann vorsorglich eine weiche Schaumstoffmatratze (eine höherwertige **Dekubitusprophylaxematratze**) er-

forderlich werden. Diese kann mit einem speziellen Matratzenüberzug (mit wasserundurchlässiger jedoch atmungsaktiver Schicht) geschützt werden. Bewegt sich der Pflegebedürftige gar nicht mehr selbstständig, wird u. U. eine **Antidekubitusmatratze** benötigt (▶ s. Hilfsmittel).

Über diesem Schoner liegt das Bettlaken. Spannbettlaken sind hier besonders geeignet, da sie weniger Falten bilden. Stecklaken (einseitig beschichtet) in der Körpermitte eingespannt, sorgen dafür, dass das Bettlaken nicht so häufig gewechselt werden muss. Ein bis zwei große Kopfkissen, je nach Wunsch des Pflegebedürftigen, sollten vorhanden sein. Die Bettdecke sollte leicht, wärmend und möglichst waschbar sein. Bei der Bettwäsche eignet sich am besten Baumwollmaterial, da es Feuchtigkeit (z. B. durch Schwitzen) gut aufnehmen kann. Gegebenenfalls wird noch eine Fußstütze (z. B. aus Schaumstoff) benötigt.

7.4 Bedürfnisgerechte Gestaltung des Pflegezimmers

Für viele Pflegebedürftige, die den meisten Tag im Bett verbringen, wird das häusliche Pflegezimmer zum Lebensmittelpunkt. In diesem Zimmer soll er sich wohl fühlen, es soll aber auch für die Belange der Pflege zweckmäßig sein. Meist hat man bei der Entscheidung, welches Zimmer als Pflegezimmer eingerichtet werden soll, nicht viel Wahl. Trotzdem

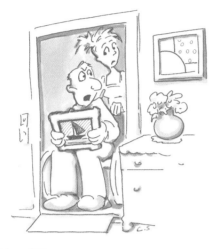

»Zu Hause fühlen«

ist es von Vorteil für alle Beteiligten, sich Gedanken über ein ansprechend eingerichtetes Zimmer zu machen. Wenn der Pflegebedürftige dazu in der Lage ist, sollte er bei der Einrichtung des Pflegezimmers mit einbezogen werden. Kann er dies nicht mehr, versuchen Sie sich in seine Lage zu versetzen. Überlegen Sie, welche Farben er bevorzugt, welches sein Lieblingsbettzeug ist, ob er Pflanzen oder andere Dinge, wie z. B. bestimmte Gegenstände, besonders gern mag.

■■■ Darauf sollten Sie bei der Einrichtung eines Pflegezimmers achten

- Idealerweise sollte der Raum nicht abseits und isoliert vom sozialen Geschehen liegen. Er sollte in der Nähe von Bad und Toilette sein.
- Das Bett sollte so gestellt sein, dass der Pflegebedürftige eine optimale Blickrichtung zum Fenster (vielleicht mit den vertrauten Vorhängen) und zur Zimmertüre hat.
- Schön ist es, wenn der Pflegebedürftige aus dem Fenster schauen kann. Eine gute Aussicht fördert erwiesenermaßen das seelische Wohlbefinden. Vor Zugluft sollte der Pflegebedürftige jedoch geschützt werden!
- Das Zimmer sollte hell und möglichst lärmfrei sein und eine gleichbleibende, nicht zu trockene Raumtemperatur (ca. 21-23°C) haben.
- Wenn der Pflegebedürftige noch einige Zeit aufstehen kann, stellen Sie einen Sessel oder

einen bequemen Stuhl bereit. Denken Sie auch an einen Besucherstuhl/-sessel.
- Neben dem Sessel und auch am Bett benötigt der Pflegebedürftige eine Leselampe.
- Neben dem Pflegebett steht zweckmäßigerweise ein höhenverstellbarer Beistelltisch oder Nachttisch (als Ablage für Brille, Taschentücher, Spiegel, Telefon – kabellose Telefone machen einen Anschluss am Pflegebett glücklicherweise überflüssig –, Babyphone etc.). Die ausziehbare Nachttischklappe lässt sich kippen (z. B. beim Lesen zum Ablegen schwerer Bücher).
- Behaglich wird das Zimmer durch persönliche Erinnerungsgegenstände (Fotos, Bilder, lieb gewonnene Gegenstände).
- Eine Uhr, die der Pflegebedürftige gut sehen kann, unterstützt ihn bei der Orientierung zur Tageszeit, ein Kalender mit großen Zahlen und Buchstaben zu Wochentag und Jahreszeit.
- Für die Pflegeutensilien benötigt man eine Ablage oder einen Schrank/Kommode, damit sie schnell griffbereit und trotzdem gut verstaut sind. Meist ist auch ein geschlossener Abfalleimer im Zimmer von Vorteil.
- Selbst wenn ein Radio oder Fernsehgerät für den Pflegebedürftigen nicht mehr so wichtig erscheint, vermitteln diese Geräte den Eindruck, mit der Außenwelt verbunden zu sein.
- Der Pflegebedürftige sollte sich – gerade auch nachts – bemerkbar machen können. Bringen Sie eine Klingel, eine Glocke oder ein Babyphon am Pflegebett an.
- Achten Sie auch im Pflegezimmer darauf, Stolperfallen (lose Kabel, wackelige Kleinmöbel, etc.) zu entfernen (▶ s. oben).

7.5   Vorsicht Sturz!

Die meisten Stürze bei älteren Menschen ereignen sich im häuslichen Umfeld. Ihre Ursachen finden sich zum einen in einer nicht pflegegerechten Wohnung (z. B. ungenügende Lichtverhältnisse, Stolperfallen). Zum anderen und überwiegenden Teil liegen die Ursache jedoch meist im stürzenden Menschen selbst. Wie Sie diesen Sturzgefahren begegnen können, lesen Sie in ▶ Kap. 11 »Praktische Pflege«.

Ich verstehe Dich nicht – Einige Kommunikationsregeln

? Die Pflege meines Bruders ist schwierig. Immer wieder kommt es zum Streit, weil er behauptet, manches nicht gesagt zu haben. Wie kann ich unsere Kommunikation verbessern?

Das Gespräch gehört zu den wichtigsten Aufgaben in der Pflege. Mit Hilfe des Gesprächs – der Kommunikation – werden Entscheidungen getroffen, neue Erkenntnisse gewonnen, Probleme gelöst und anderes mehr. Aber wie kann man sich in alte Menschen einfühlen, wie kann man sie verstehen? Wie kann man mit *dementen* Menschen umgehen, die einen nicht mehr verstehen können? Wie kann man auf aggressives Verhalten reagieren, wie Konflikte lösen? Zu allen diesen Fragen gibt es keine Rezepte für die Kommunikation untereinander. Zu verschieden sind Situationen und Befindlichkeiten der Menschen. Die Grundregeln des allgemeinen Zusammenlebens und das eigene Gefühl für **richtig** und **falsch** helfen oft weiter als Tipps für gute Kommunikation. Trotzdem kann das Wissen über sprachliche (verbale) und nicht-sprachliche (nonverbale) Kommunikation in vielen Situationen sehr hilfreich sein.

8.1 Was versteht man unter Kommunikation?

Für uns Menschen gibt es immer zwei Kommunikationsebenen, eine verbale, die den Inhalt einer Information durch die **Sprache der Worte** vermittelt, und eine nonverbale durch die **Sprache des Körpers**, die für die Beziehungsebene entscheidend ist (☐ Abb. 8.1).

Über die Sprache erhalten wir direkte, über die Körpersprache indirekte Informationen. In der Mehrzahl der Alltagssituationen sind wir mehr auf

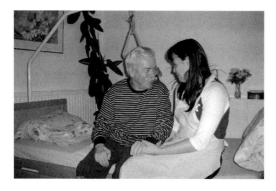

☐ **Abb. 8.1.** Kommunikation am Krankenbett

indirekte Methoden der Informationsbeschaffung angewiesen. Wir achten meist unbewusst mehr auf das nonverbale Verhalten des Gegenübers, d. h. auf Veränderungen
- des Gesichtsausdrucks,
- des Augenkontakts oder
- der Körperhaltung.

Die Körpersprache wird schnell wahrgenommen und hat für uns eine bedeutende Aussagekraft. Anhand von Gestik und Mimik eines Pflegebedürftigen kann man erkennen, ob er beispielsweise Schmerzen hat oder ob es ihm gut geht (▶ Kap. 9 »Wie geht es Dir heute«).

8.1.1 Was versteht man unter Körpersprache?

Kommunikation ist nicht allein »reden«. Gerade die nonverbale Kommunikation ist in der Pflege von zentraler Bedeutung. Durch den Körper wird das zum Ausdruck gebracht, was den inneren Wünschen entspricht. Selbst wenn man versucht, bestimmte Empfindungen oder Gefühle zu verbergen, dringen sie doch mehr oder weniger über nonverbale Reaktionen an die »Oberfläche«, werden so für andere erkennbar. Auch reagiert unser Körper meist spontan und kann sich nicht so verstellen, wie das durch Worte möglich ist.

Körpersignale sind uns oftmals nicht bewusst, werden aber vom Gegenüber wahrgenommen. Menschen drücken ihre Gefühle und Stimmungen im Wesentlichen über fünf Körpersignale aus:
- Gesichtsausdruck (**Mimik**),
- Augenkontakt (**Blicke**),
- Körperhaltungen,
- Gesten (**Gestik**) und
- Körperbewegungen (☐ Abb. 8.2).

Gesichtsausdruck

Kein Körperteil steht so im Mittelpunkt wie das Gesicht. Schon vor 2000 Jahren schreibt der Philosoph Cicero: »Der Spiegel der Seele ist das Gesicht«. Auch wenn wir es selbst nicht merken, unser Gesicht offenbart, was wir empfinden. Durch winzige Muskelbewegungen kann es Tausende verschiedener Ausdrücke bilden. Es offenbart dabei hauptsächlich sechs verschiedene Grundgefühle:

- Glück
- Trauer (diese beiden Gefühle festigen die sozialen Beziehungen der Menschen untereinander)
- Angst
- Ekel oder Abscheu
- Überraschung (die drei letztgenannten Emotionen können vor Gefahren schützen)
- Wut (sie mobilisiert Kräfte und hilft bei der Verteidigung)

Augenkontakt (Blickkontakt)

Man bezeichnet häufig die Augen als »das Fenster zur Seele« oder wir sagen auch: »Ein Blick sagt mehr als tausend Worte«. Die Augen sagen tatsächlich sehr viel aus:

- Häufige Blickzuwendungen werden von uns als Aufmerksamkeit und Zuneigung gedeutet.
- Ein nicht erwiderter, ausweichender oder leerer Blick wird oft negativ (Gleichgültigkeit, Desinteresse, Herabwürdigung oder auch Scheu) empfunden.
- Wird die Intensität des Augenkontaktes übertrieben, kann der Angeschaute sich angestarrt fühlen und den Augenkontakt als Machtprobe empfinden.

Körperhaltungen, Gesten und Körperbewegungen

Aktuelle Stimmungen werden sehr oft über unsere Körperhaltung und die Körperbewegungen zum

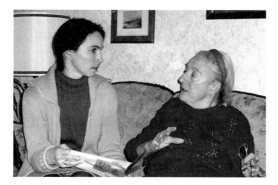

◻ Abb. 8.2. Kommunikation mit Gesten

Ausdruck gebracht. Über unsere Körpersprache zeigen wir

- Interesse, Offenheit und Empathie,
- genauso aber auch negative Gefühle und Ablehnung dem Anderen gegenüber.

Entscheidend ist nicht, welche Signale wir übermitteln wollen, sondern welche Signale andere empfangen oder wahrnehmen. Die Deutung dieser Wahrnehmung ist nicht immer einfach. Durch Falschinterpretation der nonverbalen Kommunikation können Missverständnisse entstehen. So kann z. B. eine ablehnende Haltung auf Unsicherheit oder auch Hilflosigkeit hinweisen.

Berührungen

Der Begriff »Kommunikation« stammt vom Lateinischen communicare und bedeutet »(mit)teilen, teilnehmen lassen, gemeinsam machen, vereinigen«. Berührung schafft Verbindung, sie bedeutet Kommunikation. Berührungen sind für Körper, Geist und Seele eine Wohltat, für den Nehmenden übrigens genauso wie für den Gebenden. Denn man kann jemand anderen nicht berühren, ohne selbst berührt zu sein. Eine gute Möglichkeit der Berührung bietet die therapeutische Körperwaschung. Sie ist nicht die (notwendige) gewöhnliche Reinigung, sondern eine Waschung, die mit der verbundenen nonverbalen Kommunikation das seelische Gleichgewicht des Pflegebedürftigen – ganz besonders aber auch des alten Menschen – wiederherstellen kann (▸ Kap. 15 »Wenn Sie mehr tun wollen«).

❗ **Daran sollten Sie denken**
Nonverbale Kommunikationsformen sind für alle wahrnehmungs- und kommunikationsbeeinträchtigten Menschen von allergrößter Bedeutung. Besonders bei demenziell erkrankten Menschen wird die nonverbale Kommunikation zur wichtigsten, am Ende meist zur einzigen Form der Verständigung.

8.2 Wie kann Kommunikation gelingen?

Eine gute Kommunikation kann dann stattfinden, wenn eine Vielzahl von Elementen gut zusammen spielt.

■■■ **So geht's**

Ein gutes Gespräch kann gelingen, wenn:

- die Rahmenbedingungen stimmen (sich Zeit lassen, kein Gespräch zwischen Tür und Angel führen),
- die Grundfähigkeit zu kommunizieren vorhanden ist (Hören, Sehen, Sprechen, Verstehen),
- emotionale Offenheit auf beiden Seiten vorhanden ist; sie dient dazu, bei dem Gegenüber das Gefühl zu erzeugen, nicht nur gehört, sondern auch verstanden worden zu sein,
- Klarheit, eigene Offenheit und **Authentizität** auf beiden Seiten gelebt werden; sie sind wichtige und notwendige Grundbestandteile der Kommunikation,
- Sie offene Fragen (**W-Fragen:** Wo, Wann, Wie, Was, Wer) stellen, die der Gesprächspartner nicht mit ja oder nein beantworten kann; sie sind wichtige Gesprächsimpulse und fordern auf, ausführlicher zu berichten oder zu erzählen; solche Fragen können z. B. sein:
  - »Was meinst Du?«
  - »Wie war das früher?«
  - »Was hältst Du davon, wenn…«
- Sie aufmerksam zuhören, indem Sie
  - Blickkontakt halten,
  - sich nicht mit anderen Dingen beschäftigen,
  - nachfragen, wenn etwas nicht verstanden wurde,
  - den anderen ausreden lassen oder
  - dem anderen ausreichend Zeit zur Formulierung lassen.

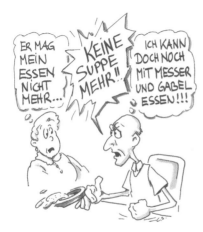

Konfliktgespräche

8.2.1   Das aktive Zuhören

Eine besondere Kunst des Zuhörens ist das »aktive Zuhören«. Hierbei wird nicht nur auf das Gesagte geachtet, sondern auch darauf, wie der Andere spricht und sich verhält. Die Fähigkeit zum »aktiven Zuhören« benötigt Zeit, um sich zu entwickeln.

■■■ **So geht's**

- Beim aktiven Zuhören fragt man sich im Stillen:
  - Was empfindet der Andere?
  - Was ist dem Anderen gerade wichtig an dem, was er sagt?
  - Welches Interesse will er damit verfolgen?
- In der Antwort geht man beim »aktiven Zuhören« auf die Gefühle ein, die hinter dem Gesagten stehen:
  - »Du hast das Gefühl, dass…«
  - »Ich glaube zu verstehen, dass Du…«
  - »Du bist traurig, glücklich, wütend…«

> **Tipp**
>
> Aktives Zuhören kostet Kraft. Wenn Ihre »Batterien« gerade schwach sind, fällt »aktives Zuhören« schwer. In einem solchen Fall ist es besser, das Gespräch auf einen anderen Zeitpunkt zu verlegen.

Das »umschreibende Zuhören« (Paraphrasieren)

Wie oft haben Sie schon den Eindruck gehabt, jemanden zu verstehen und erst im Nachhinein entdeckt, dass das gar nicht der Fall war? **Paraphrasieren** ist ein ganz wesentliches Hilfsmittel, um andere Menschen zu verstehen und die einfachste und sicherste Möglichkeit, Missverständnisse bereits von Anfang an zu vermeiden. Dabei geben Sie das Gesagte mit eigenen Worten wieder:

■■■ **So geht's**

- »Dir ist wichtig, dass…«
- »Verstehe ich Dich richtig, dass…«
- »Ich habe verstanden, dass…«
- »Wenn ich das richtig erfasst habe, dann geht es Dir um…«

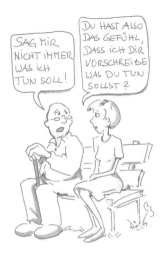

»Paraphrasieren«

8.3 Kommunikation bei körperlichen Einschränkungen/ Behinderungen

Der Mensch ist bei der Auseinandersetzung mit der Umwelt auf seine »fünf Sinne« angewiesen. Zu diesem System gehören Sehen, Hören, Riechen, Tast- und Geschmackssinn.

- Blinde Menschen können Körpersignale, wie Augenausdruck und Mimik, nicht aufnehmen; dieser Teil der Kommunikation ist erheblich erschwert. Hier steht die takile und akustische Kommunikation im Vordergrund.
- Taube oder taubstumme Menschen kommunizieren häufig durch Gebärden (körpereigene Kommunikationsformen).
- Auch bei Menschen ohne Lautsprache oder Aphasikern (Aphasie: Verlust der normalen Sprachfähigkeit durch Schlaganfall oder Unfall) kann das Erlernen einzelner einfacher Gesten oder Gebärden möglich sein (▶ Kap. 17

»Besondere Pflegesituationen – Die spezielle Pflege nach Schlaganfall«).

Besteht die jeweilige Behinderung schon lange, sind die Kommunikationspartner in der Familie meist aufeinander eingespielt. Ist die Behinderung akut entstanden (z. B. durch einen Schlaganfall), so ist der behinderte Mensch auf Geduld und Einfühlungsvermögen seines Gegenübers angewiesen. Nur wenn dieser die Körpersignale des Behinderten aufmerksam beobachtet und richtig deutet, kann die Kommunikation gelingen.

■■■ So geht's
Bei der Einführung von Symbolen und Zeichen sollte das Symbol zunächst immer mit der Handlung direkt in einen Zusammenhang gebracht werden. Dies erleichtert das Erlernen, z. B.:
- für körpereigene Formen als Ja-Nein-Signale,
- für dringende Botschaften wie »Ich muss auf die Toilette«, »Ich verstehe dich nicht« etc.,
- wenn der Betroffene körpereigene nichtsprachliche Signale anwendet, halten Sie immer Blickkontakt, da nur so die Kommunikation möglich ist.
- Alle Menschen, die sich nicht oder unzureichend mit Lautsprache verständigen können, brauchen Unterstützung für ihre Kommunikation. Fotos, Bildkarten oder grafische Symbole können zu Kommunikationshilfen zusammengestellt werden (◻ Abb. 8.3).

> **Tipp**
>
> Es gibt inzwischen über 40 veröffentlichte Sammlungen und Systeme mit grafischen Symbolen, um Betroffenen das selbstständige Ausdrücken von Wünschen und Bedürfnissen zu ermöglichen (z. B. »Löb-System«, BLISS-System, PCS-Symbole).

Geburtstag	glücklich	ich	krank	sich duschen
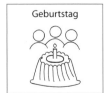		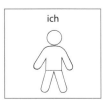	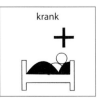	

◻ **Abb. 8.3.** Kartensymbole nach dem Löb-System (Adresse siehe Anhang)

8.3.1   Kommunikation bei Schwerhörigkeit

Folgende Verhaltensregeln unterstützen die Kommunikation erheblich:

- Den Pflegebedürftigen im Gespräch immer anschauen und darauf achten, dass Licht auf dem eigenen Gesicht liegt (nicht mit dem Rücken zum Fenster sitzen) und er von den Lippen ablesen kann.
- Laut, deutlich und stets langsam sprechen, mit viel Mundbewegungen und in knappen Sätzen; das Wesentliche evtl. wiederholen.
- Unterstreichen Sie Gesagtes mit eindeutiger Mimik und Gestik.
- Die Frage: »Hast Du mich verstanden?« wird meist – wenn der Gegenüber verunsichert oder um Höflichkeit bemüht ist – bejaht; deshalb bei Unklarheit lieber das Gesagte taktvoll wiederholen.
- Stellen Sie vor Pflegehandlungen immer Blickkontakt her und deuten Sie an, was Sie machen wollen.
- Erschrecken Sie den Pflegebedürftigen nicht mit plötzlichen Bewegungen oder Berührungen von hinten oder im Dunkeln.
- Motivieren Sie den Pflegebedürftigen zum Tragen eines Hörgerätes und evtl. zur Anschaffung anderer Hilfsmittel, wie z. B.
  - Telefonlautsprecherverstärker (mit Licht) oder
  - Lichtsignalanlagen für Tür oder Telefon (Umwandlung von akustischen in optische Signale).

> **Tipp**
> - Lassen Sie sich wichtige Informationen auch schriftlich geben.
> - Lauter sprechen hilft bei Schwerhörigkeit nicht immer, da Töne bestimmter Frequenzen nicht gehört werden.

Hörgerät

- Schwerhörige mit Hörgerät leiden unter Nebengeräuschen; im Gespräch deshalb entsprechende Geräuschquellen abstellen (z. B. Fenster schließen).

- Um unangenehmes Pfeifen zu vermeiden, das Hörgerät ausschalten, bevor es beim Pflegebedürftigen eingesetzt oder herausgenommen wird (falls der Schalter nicht zu klein ist).
- Beachten, dass das Hörgerät richtig im richtigen Ohr sitzt.

❗ Daran sollten Sie denken
Hörgeräte dürfen nicht vertauscht (falsches Ohr) werden.

Pflege des Hörgeräts

- Ohrpassstücke sollten regelmäßig mit einem feuchten Tuch gereinigt werden.
- Das Hörgerät selbst sollte mit einem trockenen und weichen Tuch gereinigt werden.
- Wenn der Pflegebedürftige das Hörgerät längere Zeit nicht tragen kann, sollte es abgeschaltet und die Batterie herausgenommen werden.

8.4   Umgang mit Konflikten

Konflikte können unterschiedliche Ursachen haben. Jede private Pflegebeziehung hat eine meist lange Vorgeschichte. Oft pflegt ein Kind einen Elternteil, was eine schwierige Rollenumkehr mit sich bringt. Andere Verursacher sind beispielsweise Belastungen in der Pflege. Zum Konflikt kann es z. B. kommen, wenn Belastungen und Entbehrungen vom Pflegebedürftigen gar nicht wahrgenommen werden. Für den pflegebedürftigen Menschen selbst ist die Pflegesituation ebenfalls sehr schwierig. Ein Konflikt kann sein, abhängig zu sein, sich nicht mehr »gleichwertig« zu fühlen. Besonders schwierig zu bewältigen sind Pflegesituationen, die mit einem hohen zeitlichen Pflegeaufwand verbunden sind, so dass der gesamte Tagesablauf von der zu leistenden Unterstützung durchstrukturiert wird und nicht von den Pflegenden frei eingeteilt werden kann.

Neben der pflegerischen Belastung bilden alte ungeklärte Familien- und Ehe«geschichten» den eigentlichen Zündstoff für Konflikte, wie z. B.

- unterschiedliche Lebenseinstellungen, Erwartungshaltungen und Bedürfnisse,
- Neid,
- Eifersucht,

IV

Teil IV Wie geht es Dir heute
– Krankenbeobachtung

9

Wie geht es Dir heute?
Die Krankenbeobachtung

❓ Meine Mutter kann nach ihrem Schlaganfall nicht mehr sprechen. Woran kann ich feststellen, dass es ihr gut geht und dass sie nicht zusätzlich erkrankt?

Ein pflegebedürftiger Mensch benötigt eine ständige Be(ob)achtung (Krankenbeobachtung). Sie ist das gezielte und bewusste **Wahrnehmen** des Menschen, das Erkennen seines körperlichen und seelischen Gesamtzustandes. Die Beobachtung ist somit ein sehr wichtiger Teil der Pflege. Ein Pflegebedürftiger, der aufmerksam beobachtet wird, fühlt sich geborgen, ist gut gepflegt und betreut.

9.1 Was versteht man unter Wahrnehmung?

Das Wahrnehmen und Verstehen anderer Menschen wird beeinflusst von eigenen Erinnerungen und Erfahrungen in der Vergangenheit (Gedächtnis). Diese Gedächtnisinhalte werden benötigt, um neue Informationen zu verstehen, zu bewerten und auf sie zu reagieren. **Die Wahrnehmung ist** entsprechend dieser individuellen Gedächtnisinhalte (Erinnerungen und Erfahrungen) bei allen Menschen **unterschiedlich**. Hinzu kommt, dass auch eigene Stimmungen, Erwartungen oder Zustände (wie Angst, Übermüdung) die Wahrnehmung beeinträchtigen können. Wahrnehmung ist das, was letztendlich jeder für sich als »wahr« anerkennt.

9.1.1 Wie kann ich Missverständnisse vermeiden?

Bei der Pflege ist es wichtig, dass Sie sich mit dem Pflegebedürftigen über Ihre Wahrnehmungen verständigen und dass sich beide im Gespräch versichern, ob jeder das Wahrgenommene richtig gedeutet hat. Nur so können Sie die Pflegesituation gemeinsam gestalten. Hat man sich untereinander verständigt, können Pläne über weitere Pflegemaßnahmen besprochen und Entscheidungen getroffen werden.

Wenn sich der Pflegebedürftige nicht mehr über seine Wahrnehmungen, Gefühle und Deutungen äußern und auch über das eigene körperliche Wohlbefinden keine Auskunft mehr gegeben kann, wird eine gezielte Beobachtung notwendig. Über Ihre (intakten und funktionstüchtigen) Sinne

sind Sie in der Lage, schon kleinste Veränderungen am Pflegebedürftigen wahrzunehmen. Jede Situation, wie z. B. beim Waschen oder Betten, können Sie zur Beobachtung nutzen.

9.1.2 Wie kann ich erkennen, wie es dem Pflegebedürftigen geht?

Durch eine gezielte Beobachtung des Verhaltens und der Körperfunktionen des Pflegebedürftigen können Sie Veränderungen oder Krankheiten schnell entdecken. Dabei sind uns unsere Sinne behilflich, mit denen wir schmecken, riechen, fühlen, hören und sehen (◘ Tab. 9.1).

❶ Daran sollten Sie denken
Nur wer Veränderungen wahrnehmen kann, ist in der Lage, *prophylaktisch* zu reagieren und/oder rechtzeitig den Arzt zu informieren.

Krankenbeobachtung ist Wahrnehmen mit allen Sinnen (◘ Tab. 9.1)

◘ Tab. 9.1. Wahrnehmen mit allen Sinnen

	Die **Augen** dienen ■ dem Vergleich der Haut mit dem Normalzustand ■ dem Beobachten der Farbe von Ausscheidungen ■ dem Beobachten von Schwellungen, Verletzungen ■ dem Bemerken von Gesichts- und Augenausdruck ■ dem Erkennen der Liegelage des Pflegebedürftigen im Bett
	Die **Ohren** hören ■ Veränderungen in der Stimme ■ Veränderungen der Atemgeräusche ■ Gurgeln im Bauch bei Blähungen
	Die **Nase** vermittelt den Geruch von ■ Urin und Stuhl ■ Schweiß ■ Mundgeruch ■ Erbrochenem ■ Hautgeruch (Azeton)
	Die **Hand** dient zum Fühlen ■ von Temperaturveränderungen ■ der Hautbeschaffenheit

Subjektive und objektive Krankheitszeichen

Die subjektiven und objektiven Krankheitszeichen nennt man auch Symptome. Die subjektiven Krankheitszeichen sind nur vom Pflegebedürftigen selbst wahrgenommene Empfindungen (z. B. Schwindel, Unlust, Schmerzen). Sie können von der Pflegeperson zwar bemerkt, aber nicht überprüft (gemessen) werden. Hier sind wir auf die Aussagen des Pflegebedürftigen angewiesen.

Objektive Krankheitszeichen sind von der Pflegeperson feststellbare und überprüfbare Krankheitszeichen, wie Hautverfärbungen, Fieber oder ein erhöhter Puls.

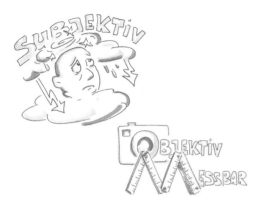

Subjektive und objektive Krankheitszeichen

> ❗ **Daran sollten Sie denken**
> Wenn Sie im Verhalten oder im körperlichen Befinden des Pflegebedürftigen eine Veränderung bemerken, die Sie nicht kennen oder die Sie beunruhigt, sollten Sie Ihre Beobachtung (sofort) dem Arzt mitteilen.

Die gezielte Beobachtung kann beispielsweise so ablaufen, wie in ❑ Tab. 9.2 gezeigt

❑ **Tab. 9.2.** Beobachtungsschritte

Wahrnehmen ↓	Der Pflegebedürftige hat einen hochroten Kopf
Feststellen ↓	Die Pflegeperson fühlt seine heiße Stirn und fragt nach Schmerzen
Überprüfen ↓	Die Pflegeperson lässt den Pflegebedürftigen Fieber messen und überprüft den Urin im Beutel
Handeln	Die Pflegeperson ruft den Hausarzt an

9.2 Allgemeine Beobachtungsfelder

9.2.1 Gesichts- und Augenausdruck

Menschen erkennen sich vor allem am Gesicht wieder und beurteilen den Anderen meist nach dem Gesichtsausdruck (z. B. freundlich, lebhafte Mimik, verschlossen, eingefallen, spitz). Angst ist am Augenausdruck eines Menschen schnell und eindeutig zu erkennen, aber auch Interesse und Lebhaftigkeit oder Trauer und Teilnahmslosigkeit sind an den Augen abzulesen.

9.2.2 Die Stimme oder »der Ton macht die Musik«

Der Ausdruck der Stimme kann ganz unterschiedlich sein. Entweder spricht der Pflegebedürftige in gewohnter Tonlage, vielleicht ruhig und leise oder situationsbezogen auch einmal aufgebracht, bebend und laut. Bei Heiserkeit wird die Stimme krächzend.

9.2.3 Bewusstseins- und Zustandsformen

Körperliche Empfindungen und Gefühle des Pflegebedürftigen spiegeln die Zustände wider, von denen sie normalerweise verursacht werden. Körperliche Empfindungen stellen sich gewöhnlich unmittelbar ein, wenn entsprechende Ursachen vorliegen, z. B.

- Verbrennung als körperliche Ursache → Schmerz als entsprechende Empfindung oder
- entspannende Massage als körperliche Ursache → Wohlbehagen als entsprechende Empfindung.

Gefühle oder Gemütszustände (**Emotionen**) beeinflussen den Pflegebedürftigen in besonderer Weise. Sie können angenehm oder unangenehm sein und ihn bewegen, bei der Pflege mitzuhelfen oder die Pflege passiv über sich ergehen zu lassen. Eine direkte Ursache für den Ausdruck der Gefühle ist nicht immer gleich erkennbar. Menschen zeigen z. B. Angst oder Wut, sind in gesteigerter Stimmung (**euphorisch**) und voller Hoffnung, tief traurig oder resigniert (**depressiv**).

Bei gehirngeschädigten Menschen kommen gedämpfte, unaufmerksame Zustände vor. Je nach

Krankheitsbild können Menschen teilnahmslos (apathisch), schläfrig (somnolent) oder sogar bewusstlos (komatös) sein oder werden.

Entsprechend der Befindlichkeit eines Pflegebedürftigen kann auch seine Lage im Bett beobachtet werden:

- locker und beweglich
- angespannt und verkrampft

➕ **Körperliche Empfindungen und Gefühle beeinflussen sich gegenseitig. Oftmals kann eine Ursache nicht eindeutig zugeordnet werden.**

9.3 Krankenbeobachtung am Körper und an Körperfunktionen

9.3.1 Die Haut

Die Haut ist die äußere, schützende Hülle unseres Körpers. Täglich ist sie durch ihren direkten Kontakt mit der Außenwelt mannigfachen Umweltbelastungen, wie Sonneneinstrahlungen, Luftverschmutzung und anderen Einflüssen, etwa Hitze, Kälte, Nässe oder Reizstoffen wie Reinigungsmitteln ausgesetzt.

Als größtes Organ des Menschen hat die Haut vielfältige Aufgaben zu erfüllen:

1. **Schutzfunktion:** Als Schutzhülle schirmt sie den Körper gegen Wärmeverlust und die schädlichen Wirkungen der UV-Strahlung ab. Außerdem verhindert sie durch ihren Säureschutzmantel das Eindringen von Krankheitserregern in den Körper.

2. **Temperaturregulation:** Über die Haut reguliert der Körper seine Temperatur, indem die Blutgefäße in der Haut bei Kälte verengt oder bei Hitze erweitert werden. Auch der Schweiß dient der Temperaturregulation (Verdunstungskälte).

3. **Regulierung des Wasserhaushaltes:** Über die Haut reguliert der Körper seinen Wasserhaushalt, indem er über sie
   - ausscheidet: Schweiß (Flüssigkeit, Salze, Stoffwechselschlacken) und Talg,
   - speichert: Nährstoffe, Wasser und Salze,
   - seine Sinnesfunktionen wahrnimmt: in der Haut liegen die feinen Nervenendungen für die Wahrnehmung von thermischen Reizen, wie Wärme und Kälte, Berührungen, Vibrationen, Druck und Schmerzen.

4. **Spiegel unserer Seele:** Über die Haut werden Gefühle deutlich, wie man es beim Erröten, Erblassen und an gesträubten Haaren sehen kann.

Die Haut stellt den sichtbaren Teil des menschlichen Körpers dar und prägt durch ihr Aussehen das einzigartige Erscheinungsbild des Menschen. Die gesunde Haut sieht rosig aus, ist elastisch, geschmeidig und gut durchblutet.

Bei bestimmten Krankheiten verändert sich die Hautoberfläche, dabei können Sie folgende Hautverfärbungen beobachten (◨ Tab. 9.3).

◨ Tab. 9.3. Das können Sie beobachten

Hautverfärbungen	Das müssen Sie wissen
Hautrötung	Im Normalzustand kann die Haut bei körperlicher Anstrengung oder bei Erregungszuständen stark gerötet sein. Im Krankheitsfall ist die Rötung ein Alarmzeichen für Fieber, Bluthochdruck, allergische Reaktionen, Hautekzeme, Wundliegen, Ausschläge oder Entzündungen.
Blässe	Durch Blutarmut (Eisenmangel), Kreislaufschwäche, Vitamin B-12-Mangel, Durchblutungsstörungen und Nierenerkrankungen, aber auch bei inneren Blutungen und einer Krebserkrankung sieht die Haut blass aus.
Gelbfärbung (Ikterus)	Dieses Symptom kann bei verschiedenen Erkrankungen, wie z. B. bei Lebererkrankungen (Leberentzündungen, leberschädigender Alkoholgenuss, Medikamenteneinnahme usw.) und bei Störungen der Gallenausscheidung auftreten. Eine plötzliche Gelbfärbung der Haut ist immer ein Warnsignal. Zuerst ist die Gelbfärbung an der Bindehaut des Auges erkennbar.
Blaufärbung (Zyanose)	Die Blaufärbung entsteht bei Sauerstoffmangel des Blutes. Die Ursache ist meist eine Lungen- oder Herzerkrankung. Sie ist besonders gut an den Lippen, Fingerspitzen und Ohrläppchen zu erkennen.

❗ Daran sollten Sie denken

Tritt die Blässe plötzlich auf, so ist dies ein Hinweis auf ein Kreislaufversagen, wenn gleichzeitig ein schneller Puls und Schweißausbrüche feststellbar sind.

Hautqualitäten

Mit zunehmendem Alter lassen die Regenerationskräfte der Haut nach. Die verschiedenen Hautschichten werden dünner, die elastischen Fasern und die Anzahl der Schweißdrüsen nehmen ab. Die Durchblutung und somit die Versorgung mit Sauerstoff und Nährstoffen geht zurück. Die Haut kann trocken, faltig und leicht verletzbar werden. Durch Erkrankungen wird die Haut zusätzlich beeinträchtigt. Im Alter können folgende Hautveränderungen und -reaktionen auftreten (❐ Tab. 9.4).

❗ Auch Alterswarzen sind oft dunkel und unregelmäßig, im Zweifelsfall den Hausarzt auf solche Warzen hinweisen.

9.3.2 Die Atmung

Atmen ist eine Grundvoraussetzung zum Leben, ungestörtes Atmen eines der wichtigsten Bedürfnisse des Menschen. Atembeschwerden haben deswegen erheblichen Einfluss auf die Lebensqualität. Pflegepersonen müssen deswegen eine veränderte Atmung erkennen und entsprechend reagieren können.

Ein- und Ausatmen

Beim Einatmen strömt Luft (Sauerstoff) durch den Mund/die Nase in den Körper. Anschließend strömt die Atemluft über den Rachenraum in die Luftröhre. Die Luftröhre selbst teilt sich in die beiden Äste der Bronchien auf. Über die **Bronchiolen** (feine Verzweigungen der **Bronchien**) verzweigt sich das Atmungssystem weiter bis zu den Lungenbläschen (**Alveolen**). Durch deren dünne Wand (Membran) wird der eingeatmete Sauerstoff in die feinen Blutgefäße (Kapillargefäße) aufgenommen und umgekehrt das Kohlendioxyd aus dem Blut an die Lunge abgegeben (Gasaustausch). Beim Ausatmen wird Kohlendioxyd abgeatmet.

Voraussetzung für den Gasaustausch zwischen Lungenbläschen und Blut ist die Belüftung der Lunge. Die treibenden Kräfte hierfür sind Bewegungen des Brustkorbes und des Zwerchfells, die zur Brustraumerweiterung und -verengung führen. Um die Lunge mit Luft zu füllen, ist ein Unterdruck in der Lunge notwendig. Dieser kommt durch die Erweiterung des Brustkorbes zustande.

❐ Tab. 9.4. Das können Sie beobachten

Hautveränderung	Das müssen Sie wissen
Erhöhte Hautspannung	Erkennt man daran, dass die Haut entweder gerötet oder geschwollen ist oder glänzt. Die Schwellung (Ödem) ist schmerzlos, bei Fingerdruck entsteht eine Delle, die langsam wieder zurückgeht. Die Ödeme (Wasseransammlung im Gewebe) treten z. B. auf bei ➡ Venenentzündung ➡ Herz- und Nierenschwäche (Herz- und Niereninsuffizienz) ➡ gestörtem Lymphabfluss ➡ Thrombose
Spannungsverlust der Haut	Ursachen sind Flüssigkeitsverlust (Schwitzen bei Fieber, Durchfall oder Erbrechen), zu geringe Flüssigkeitszufuhr und stark schwächende Krankheiten. Alarmzeichen der Austrocknung ist die Bildung einer Hautfalte, die stehen bleibt, wenn man die Haut (z. B. am Handrücken) zwischen zwei Fingern hoch zieht
Juckreiz der Haut	Symptom einer Krankheit; kann entstehen, wenn die Haut austrocknet (z. B. durch zu häufiges Waschen), aber auch bei Diabetes. Kennzeichen von Ekzemen, Pilzerkrankungen, Verbrennungen und Allergien.
Hautmale	Leberflecken oder Sommersprossen sind ungefährlich. Sie sind entweder angeboren oder treten später auf. Bei Auffälligkeiten empfiehlt es sich, sie zu beobachten und bei Veränderungen entweder eine Krebsvorsorgeuntersuchung durchführen oder sie entfernen zu lassen.

Die Brustatmung

Bei der Brustatmung **hebt** und **senkt** sich der **Brustkorb** mit Hilfe der Zwischenrippenmuskulatur. Mit der Einatmung hebt und weitet sich der Brustkorb, mit der Ausatmung zieht sich der Brustkorb wieder etwas zusammen und senkt sich (◻ Abb. 9.1).

Die Bauchatmung (Zwerchfellatmung)

Bei der Bauchatmung wird das Zwerchfell angespannt, das unterhalb der Lunge zwischen der Brust- und Bauchhöhle liegt. Während der Einatmung **senkt sich das Zwerchfell** nach unten, übt somit einen sanften Druck auf die Eingeweide aus (der Bauch wölbt sich vor). Der Brustkorb wird durch das Zusammenziehen des Zwerchfells in Längsrichtung vergrößert. Die am Brustkorb anhaftenden Lungenflügel dehnen sich ebenfalls nach unten aus und saugen die Luft in die Lunge ein. Mit der Ausatmung zieht sich das Zwerchfell wieder nach oben zurück, die Eingeweide gehen an ihren ursprünglichen Platz zurück (◻ Abb. 9.2).

➕ **Besonders bettlägerige Menschen atmen in Ruhe nur noch über die Brust. Die unteren Lungenflügel werden dadurch zu wenig belüftet. Für sie sind deshalb gezielte Atemübungen wichtig** (► Kap. 14 »Vorbeugen von Zweiterkrankungen – Pneumonieprophylaxe«).

Beobachten können Sie als pflegender Angehöriger Atemrhythmus, Atemfrequenz, Atemstörungen, die beschleunigte oder verlangsamte Atmung, Veränderungen der normalen Atmung sowie die Verlegung der Atemwege.

Atemrhythmus

Die normale Atmung ist ruhig und geräuschlos. Sie zeigt einen gleichmäßigen Rhythmus zwischen der Einatmung und der Ausatmung sowie der Atempause (Einatmung + Ausatmung = 1 Atemzug, ◻ Abb. 9.3).

Atemfrequenz

Die Atemfrequenz (Häufigkeit der Atemzüge pro Minute) beträgt bei einem Erwachsenen im Ruhezustand 12-14 Atemzüge. Der Atemrhythmus und die Atemtiefe passen sich immer der jeweiligen

Einatmung   Ausatmung

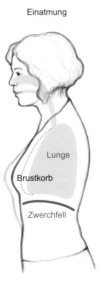
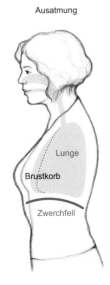

◻ **Abb. 9.1.** Brustatmung

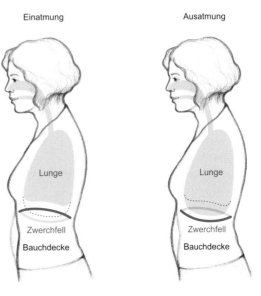

◻ **Abb. 9.2.** Bauchatmung

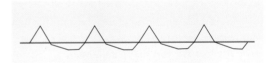

◻ **Abb. 9.3.** Normale Atmung

Situation an. Die Stimmung und das körperliche Befinden beeinflussen die Atmung:

- bei **Aufregung** wird die Atmung schneller
- bei **Kraftanstrengung** wird die Atmung tiefer
- bei **Entspannung** (z. B. im Schlaf) sinkt die Atemfrequenz ab

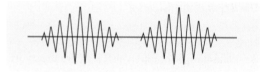

☑ **Abb. 9.4.** Cheyne-Stokes-Atmung

Atemstörungen

Die Atmung gehört neben Puls, Blutdruck und Körpertemperatur zu den Vitalzeichen. Die gesunde, normale Atmung ist regelmäßig und gleichmäßig tief. Veränderungen können auf bestimmte Krankheiten hinweisen.

Beschleunigte Atmung (Tachypnoe)

Eine beschleunigte Atmung (gesteigerte Atemfrequenz) stellt man bei erhöhtem Sauerstoffbedarf des Körpers fest. Normalerweise sind bei körperlicher Belastung vermehrte Atemzüge zu beobachten.

Als Krankheitszeichen kann man sie feststellen z. B. bei

- Fieber,
- Schmerzen,
- psychischer Erregung und Angst oder
- zu wenig Sauerstoffangebot aufgrund von Lungen- und Herzerkrankungen.

Verlangsamte Atmung (Bradypnoe)

Im Schlaf und bei tiefer Entspannung ist die Atemfrequenz herabgesetzt.

Als Kennzeichen für eine Atemstörung tritt sie z. B. auf bei

- Vergiftungen, beispielsweise durch Schlafmittel, oder
- Schädigungen des zentralen Nervensystems (Hirnblutung, Schlaganfall).

Cheyne-Stokes-Atmung

Eine Cheyne-Stokes-Atmung stellt man bei ungenügender Hirndurchblutung, beispielsweise durch Gefäßsklerose, Schlaganfälle, Vergiftungen oder in der Sterbephase eines Menschen, fest.

Die Atmung des Kranken beginnt mit **flachen Atemzügen**, die sich **zunehmend vertiefen**. Nach einer **Atempause** von manchmal mehr als 10 Sekunden setzen zunächst wieder flache, dann tiefer werdende Atemzüge ein (☑ Abb. 9.4).

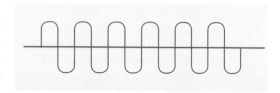

☑ **Abb. 9.5.** Kussmaul-Atmung

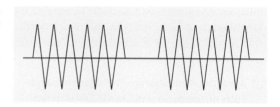

☑ **Abb. 9.6.** Biot-Atmung

Schnappatmung

Die Schnappatmung ist gekennzeichnet durch sporadisch auftretende, **einzelne schnappende Atemzüge** bei offenem Mund. Zwischen den Atemzügen liegen **lange Pausen**. Sie tritt vor allem kurz vor dem Tod auf, oft geht ihr die Cheyne-Stokes-Atmung voraus.

Kussmaul-Atmung (Azidose-Atmung)

Ursache für die Kussmaul-Atmung ist eine Übersäuerung des Blutes, die z. B. beim diabetischen oder **urämischen** Koma auftreten kann.

Kennzeichen ist eine **abnorm vertiefte**, aber **regelmäßige Atmung** (☑ Abb. 9.5). Häufig ist die Atmung beschleunigt (Tachypnoe).

Biot-Atmung

Die Biot-Atmung tritt oft bei Störungen des Atemzentrums auf, z. B. wenn der Druck im Hirn zu hoch ist. Sie zeigt **gleichmäßig**, ausreichend **tiefe Atemzüge** im Wechsel mit **Atempausen** (☑ Abb. 9.6).

Verlegung der Atemwege

Eine Verlegung der Atemwege kann zum Atemstillstand führen. Sie kann auftreten durch

- Fremdkörper in den Atemwegen, wie unterschiedliche flüssige und feste Substanzen, Erbrochenes, Blut, Nahrungsbrocken, Zahnteilprothesen,
- Zurückfallen des Zungengrundes in den Rachen, z. B. bei Bewusstlosen, durch stark sedierende (dämpfende) Medikamente oder
- akute Schwellung von Teilen der Luftwege durch allergische Reaktionen, z. B. bei Insektenstichen.

Bei einem vollkommenen **Atemstillstand** sind keine Atmungszeichen mehr sichtbar:

- Kein sichtbares Heben und Senken des Brustkorbs
- Keine Atemgeräusche an Mund und Nase feststellbar
- Blauverfärbung der Hautfarbe

❗ **Daran sollten Sie denken**
Benachrichtigen Sie umgehend den Arzt und machen Sie die Atemwege durch Entfernung von Erbrochenem oder Fremdkörpern frei. Überstrecken Sie den Kopf des Betroffenen, um ihn so vor einer weiteren Verlegung der Atemwege zu schützen.

9.3.3 Das Herz-Kreislauf-System

Über das Herz-Kreislauf-System wird der Körper mit allen wichtigen Nährstoffen und Sauerstoff versorgt. Das Herz ist in diesem System die Pumpe und sorgt dafür, dass innerhalb von einer Minute das gesamte Blut des Menschen (ca. 5-6 Liter) einmal den gesamten Organismus durchfließt. Dafür betreibt das Herz zwei getrennte Pumpsysteme, die nebeneinander im Herzen liegen und von der Herzscheidewand getrennt werden (◘ Abb. 9.7):

- Das **rechte Herzsystem** pumpt sauerstoff**armes** Blut in die Lunge (in den kleinen Kreislauf)
- Das **linke Herzsystem** pumpt sauerstoff**reiches** Blut in den Körper (in den großen Kreislauf)

Die gleiche Menge Blut wird ca. 70-mal pro Minute befördert. Herzklappen sorgen dafür, dass das Blut nur in eine Richtung strömen kann. Angetrieben

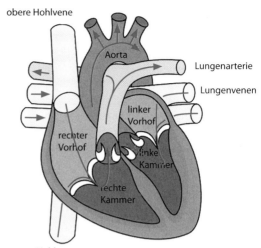

obere Hohlvene

untere Hohlvene

◘ **Abb. 9.7.** Das Herz

wird der Blutfluss durch einen ständigen Wechsel zwischen Anspannung und Entspannung des Herzmuskels.

Der kleine Lungenkreislauf

Über die rechte Herzkammer wird das Blut durch die Lungenarterie in die Lunge gepumpt. Im Gesamtkreislauf des Blutes ist die Lunge eine der wichtigsten Stationen, denn hier findet der Gasaustausch statt (► Kap. 9.3.2 Die Atmung). Das nun sauerstofffreie Blut gelangt über die Lungenvene in die linke Herzkammer. Hier endet der Lungenkreislauf und der Körperkreislauf beginnt.

Der große Körperkreislauf

Das mit Sauerstoff angereicherte Blut gelangt über den linken Vorhof in die linke Herzkammer. Durch Zusammenziehen (Kontraktion) der Herzkammer wird das Blut durch die Aorta in den Körper gepumpt. Transportiert wird das Blut in den Blutgefäßen.

- Blutgefäße, die zum Herzen **hin**führen, werden als Hohladern (**Venen**) bezeichnet.
- Blutgefäße, die vom Herz **weg**führen, heißen Schlagadern (**Arterien**).

Je weiter die Blutgefäße vom Herzen entfernt sind, umso verzweigter werden sie und umso kleiner wird auch ihr Durchmesser.

- Arterien werden zuerst zu feinen, noch mit bloßem Auge sichtbaren Blutgefäßen (**Arteriolen**)
- Die Arteriolen werden zu Haargefäßen (**Kapillaren**). In ihnen findet ein ständiger Stoffwechsel statt, Nährstoffe und Sauerstoff werden dem Gewebe zugeführt, Abfallstoffe und Kohlendioxyd wieder abtransportiert (lang anhaltender Druck auf diese Haargefäße verursachen u. a. das so genannte Druckgeschwür oder den Dekubitus).
- Die Kapillaren führen wieder zusammen und bilden die **Venolen**, die wiederum zu Venen werden (ist der Rücktransport des Blutes zum Herzen gestört, kann dies z. B. zu einem venös bedingten Unterschenkelgeschwür, dem so genannten Ulcus cruris venosum führen, ▶ Kap. 16).

Das nun sauerstoffarme Blut wird in den Venen zum Herzen zurücktransportiert. Wenn das Blut über den rechten Vorhof in die rechte Herzkammer gelangt ist, endet der große Körperkreislauf.

Der Blutdruck

Um den Blutkreislauf aufrechtzuerhalten, muss ein bestimmter Druck vorhanden sein. Er wird durch die Auswurfkraft des Herzens erzeugt. Der Druck des strömenden Blutes auf die Arterienwände heißt Blutdruck.

➕ In Ruhe beträgt der normale *systolische* Blutdruck 100-130 *mmHg*, der *diastolische* Wert 60-85 mmHg.

Bluthochdruck (Hypertonie)

Bei körperlicher Anstrengung oder Aufregung steigt der Blutdruck an, während er in Ruhe wieder absinkt. Von Bluthochdruck spricht man, wenn der Druck in den Arterien dauerhaft auf einen systolischen Wert von **über 140 mmHg** und einen diastolischen Wert **über 90 mmHg** gesteigert ist. Die Höhe des Blutdrucks hängt von der Pumpleistung des Herzens und dem Durchmesser der Gefäße ab. ◻ Tabelle 9.5 zeigt Ursachen und Risikofaktoren können einen Bluthochdruck auslösen, wobei meist mehrere Ursachen zusammen kommen.

Krankheiten, wie z. B. Herz- und Nierenerkrankungen und Diabetes, können ebenfalls zu einem erhöhten Blutdruck führen.

Niedriger Blutdruck (Hypotonie)

Von niedrigem Blutdruck spricht man bei Werten **unter 100/60 mmHg**. Viele Menschen haben einen niedrigen Blutdruck, der ihnen jedoch keine Beschwerden verursacht. Bei anderen treten Kreislaufbeschwerden auf, z. B. nach langem Stehen oder plötzlichem Lagewechsel (schnelles Aufrichten). Typische Beschwerden, die dann angeben werden, sind Schwindelgefühl oder »Schwarzwerden« vor den Augen (◻ Tab. 9.6).

◻ **Tab. 9.5.** Bluthochdruck

Das können Sie beobachten

- Kopfdruck
- »Das Gefühl, als ob der Kopf platzt«
- Schwindel und/oder Ohrensausen
- Nasenbluten
- Schweißausbrüche
- Roter Kopf

Ursachen und Risikofaktoren

- Übergewicht
- Bewegungsmangel
- Hoher Salzkonsum
- Seelische Belastungen oder Stress
- Regelmäßiger starker Alkoholkonsum
- Nikotin

◻ **Tab. 9.6.** Niedriger Blutdruck

Das können Sie beobachten

- Schwindelgefühl (»Mir wird schwarz vor den Augen«)
- Müdigkeit und Antriebslosigkeit
- Blässe
- Kalte Hände und Füße
- Schweißausbrüche
- Schlaflosigkeit

Ursachen

- Häufig unbekannt
- Bestimmte innere Erkrankungen (z. B. des Herzens, des Nerven- oder Hormonsystems)
- Infektionskrankheiten
- Lange Bettlägerigkeit
- Flüssigkeitsmangel oder -verlust (z. B. durch Schwitzen, Erbrechen und Durchfall)
- Salzmangel

Blutdruckmessung

Für Menschen mit Blutdruckproblemen ist es sinnvoll, den Blutdruck regelmäßig zu messen. Die Blutdruckmessung ist eine einfache Untersuchung. Für die Messung am Handgelenk gibt es heute vollautomatische Geräte. Sie steuern den Pump- und Ablassvorgang selbsttätig und brauchen nur durch einen Knopfdruck gestartet zu werden. Die Messwerte werden automatisch angegeben (◘ Tab. 9.7).

1. Ton (systolischer Blutdruck)

Der erste Ton ist der bei der Blutdruckmessung erste (gehörte), höhere Wert und entsteht, wenn sich das Herz zusammenzieht und das Blut in die Arterien drückt.

2. Ton (diastolischer Blutdruck)

Der zweite, niedrigere Wert stellt sich ein, wenn sich das Herz entspannt und sich die Herzkammern wieder mit Blut füllen. Dieser Wert wird nicht immer gehört.

Puls

Ein gesundes Herz schlägt Tag für Tag mehr als 100.000-mal. Anhand des Pulsschlags wird festgestellt, wie oft das Herz pro Minute schlägt.

Pulsfrequenz

Der Herzschlag, der als Puls zu spüren ist, passt sich den körperlichen Gegebenheiten an. In Ruhe schlägt das Herz eines gesunden Menschen etwa **60-80 Schläge pro Minute** (Ruhepuls). Bei körperlicher Belastung, bei Freude, Angst und Aufregung, schlägt das Herz – je nach (Sauerstoff-)Bedarf – schneller.

Abgesehen vom Alter ist die Pulsfrequenz vom jeweiligen Gesundheitszustand, von der Höhe der Körpertemperatur und vom seelischen Zustand abhängig. Dies bedeutet, dass nicht immer alle Störungen automatisch eine krankhafte Ursache haben.

Pulsrhythmus

Der Herzrhythmus ist unter normalen Umständen regelmäßig und hat gleichbleibende Abstände zwischen den Schlägen. Mitunter kann der Herzrhythmus krankhaft gestört sein, man spricht dann von Herzrhythmusstörungen. Das Herz schlägt entweder zu schnell, zu langsam oder unregelmäßig.

◘ **Tab. 9.7.** Blutdruckmessung (wenn Sie nicht am Handgelenk messen)

Das benötigen Sie dazu

- Blutdruckmessgerät, bestehend aus einer aufblasbaren Manschette und dem Druckmessgerät
- Blutdruckpass oder anderes (Blätter mit Tabellen, Schulheft) und Schreibstift

So geht's

- Im Sitzen legen Sie den Arm des Pflegebedürftigen bequem und leicht angewinkelt auf eine Unterlage (z. B. Tisch), so dass Sie die luftleere Manschette in Herzhöhe anbringen können; liegt der Patient, achten Sie darauf, dass der Arm auf Herzhöhe liegt (◘ Abb. 9.8)
- Das eingebaute Stethoskop (oder der elektronische Messfühler) wird an der Arminnenseite 2,5 cm über der Ellenbeuge platziert
- Überprüfen Sie, ob die Manschette überall am Oberarm direkt auf der Haut anliegt
- Pumpen Sie die Manschette auf, bis zunächst der Puls am Handgelenk verschwindet, danach noch um weitere 20 mmHg (Teilstriche)
- Lassen Sie jetzt den Manschettendruck langsam um 2-3 mmHg pro Sekunde ab
- Wenn Sie ein Gerät mit Stethoskop verwenden, hören Sie bei Beginn des Klopftons den systolischen Wert und bei Verschwinden des Klopftons den diastolischen Wert
- Tragen Sie nun das Messergebnis mit Datum und Uhrzeit in den Blutdruckpass ein (evtl. in Absprache mit dem Pflegedienst auf den Überwachungsbogen)

Das sollten Sie beachten

- Messen Sie stets in der gleichen Position, nachdem der Pflegebedürftige sich einige Minuten ausgeruht hat
- Messen Sie immer am gleichen Arm
- Sofern der Hausarzt keine anderen Anweisungen gegeben hat, messen Sie den Blutdruck einmal pro Tag, möglichst zur gleichen Zeit, am besten morgens
- Messen Sie nicht nach dem Essen (große Blutmengen befinden sich im Bauchraum, da sie zur Verdauung benötigt werden, die Werte können jetzt verfälscht sein)

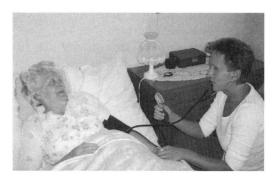

◘ **Abb. 9.8.** Blutdruck messen im Liegen

❗ Daran sollten Sie denken

Ein veränderter Puls kann ein Zeichen für eine Veränderung des Gesundheitszustandes des Pflegebedürftigen sein und muss genau beobachtet werden.

Schnelle Pulsfrequenz (Tachykardie)

Unter Tachykardie versteht man eine Pulserhöhung auf **mehr als 100 Schläge pro Minute** beim Erwachsenen. Krankhafte Ursachen sind z. B.

- Herzerkrankungen (Herzmuskelschwäche, Herzklappenfehler)
- Herzinsuffizienz (ungenügende Herzleistung aufgrund verschiedener Ursachen)
- Fieber
- Blutverlust oder Schock
- Medikamentenüberdosierung
- Angst, Schmerzen

Langsame Pulsfrequenz (Bradykardie)

Unter Bradykardie versteht man eine zu langsame Herztätigkeit mit **weniger als 60 Pulsschlägen pro Minute**. Krankhafte Bradykardien treten bei unterschiedlichen Erkrankungen (z. B. Unterfunktion der Schilddrüse) auf. Auch Medikamente (Digitalis und Betablocker) können die Herzfrequenz herabsetzen.

Unregelmäßige Pulsfrequenz

Ein unregelmäßiger Herzschlag wird durch Extraschläge (Extrasystolen) verursacht. Extrasystolen finden sich bei jedem Gesunden. Sie können auftreten z. B. bei

- psychischem und/oder körperlichem Stress,
- Schlafmangel oder
- hohem Kaffee-, Nikotin- oder Alkoholkonsum.

Oftmals verursachen Extrasystolen keine Beschwerden. Die kurze Pause, die nach einer Extrasystole auftritt, bevor der normale Herzschlag wieder einsetzt, spüren manche Personen allerdings als unangenehmes Herzklopfen oder -stolpern. Alle Erkrankungen des Herzens können Extrasystolen auslösen. Bei einem vollkommen unregelmäßiger Herzrhythmus spricht man von einer **absoluten Arrhythmie**.

❗ Daran sollten Sie denken

Wiederholtes »Herzstolpern« sollte untersucht werden.

Puls zählen oder messen

Für die Blutdruckmessung gibt es heute vollautomatische Geräte. Gleichzeitig mit dem Messwert des Blutdrucks wird automatisch der Pulswert angegeben. Ohne Gerät wird der Puls mit den eigenen Fingern gefühlt und die Schläge gezählt (◨ Tab. 9.8).

Spüren kann man den Puls an Körperstellen, an denen eine Arterie dicht unter der Haut verläuft, z. B. an der Schläfe oder an der Halsschlagader neben dem Kehlkopf. Meist wird der Puls an der Schlagader an der Handgelenkinnenseite unterhalb des Daumens gemessen (Arteria radialis; ◨ Abb. 9.9).

◨ **Tab. 9.8.** Puls messen
Das benötigen Sie dazu
▬ Eine Uhr mit Sekundenzeiger ▬ Papier mit Tabellen zur Eintragung des Pulses (im Blutdruckpass, in einem Schulheft), Schreibstift
So geht's
▬ Der Pflegebedürftige sollte ruhig liegen oder sitzen, sein Unterarm liegt entspannt auf einer Unterlage (Bett, Tisch) ▬ Legen Sie Ihren Zeige-, Mittel- und Ringfinger leicht auf die Innenseite des Handgelenks unterhalb des Daumens an die Schlagader ▬ Wenn Sie den Puls des Pflegebedürftigen ertastet haben, schauen Sie auf Ihre Uhr und zählen 15 Sekunden lang die Pulsschläge und multiplizieren Sie das Ergebnis mit vier (bei Herzkranken zählen Sie zur Sicherheit eine ganze Minute) ▬ Notieren Sie das Ergebnis mit Datum und Uhrzeit nach jeder Messung
Das sollten Sie beachten
▬ Informieren Sie den Arzt, wenn der Puls häufig zu hoch oder zu niedrig ist oder wenn Ihnen andere Unregelmäßigkeiten auffallen

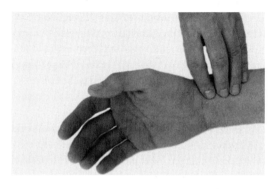

◨ **Abb. 9.9.** Puls tasten an der Handgelenkinnenseite (Arteria radialis)

! **Daran sollten Sie denken**
Geht es dem Pflegebedürftigen sehr schlecht, finden Sie unter Umständen am Handgelenk keinen Puls.

9.3.4 Körpertemperatur

Beim gesunden Menschen beträgt die Körperwärme im Körperkern (Körperinneren) ca. 37,0°C und in der Körperschale (Körperoberfläche) bis 36,0°C. Im Tagesverlauf schwankt die Körperkerntemperatur geringfügig, nachts liegt sie tiefer als tagsüber. Während des Tages schwankt sie zwischen einem morgendlichen Tief (rektal etwa 36,5°C) und einem Hoch am Nachmittag (rektal 37,5°C).

Wie entsteht die Körpertemperatur?

In unserem Körper wird durch die aufgenommene Nahrung ständig Energie zur Muskelarbeit erzeugt. Dabei entstehen große Wärmemengen. Diese müssen, um die Körpertemperatur konstant bei 37°C zu halten und unseren Körper vor Überhitzung zu schützen, nach außen abgeleitet werden. Dazu werden zunächst die Blutgefäße in der Haut erweitert. Dadurch wird Wärme abgegeben. Reicht dies nicht aus, kühlt sich unser Körper zusätzlich durch Schwitzen ab, denn der Schweiß sorgt auf der Haut für Verdunstungskälte. Sinkt die Körpertemperatur wieder ab, ziehen sich die Blutgefäße zusammen und halten damit die Wärme im Körper.

Wie wird die Körpertemperatur reguliert?

Die Körpertemperatur bleibt bei den unterschiedlichen Belastungen immer auf einem gleichen Niveau. Dafür sorgt unser zentrales Regulationsorgan (Hypothalamus) im Gehirn, das wie ein Thermostat des Körpers wirkt und die Körpertemperatur ständig überwacht und steuert. Diese Regulierung wird zusätzlich von der Haut mit den Schweißdrüsen, der Leber (verbraucht Energie) und den Muskeln (produzieren Wärme) unterstützt.

In höherem Lebensalter kann die Regulationsfähigkeit des Körpers nachlassen und die Körperkerntemperatur auf Werte unter 35,5° absinken. Durch ein vermindertes Temperaturempfinden leiden ältere Menschen – oftmals ohne es zu bemerken – an einer leichten Unterkühlung.

Ältere Menschen, Menschen mit schlechtem Allgemeinzustand und/oder nach überstandener Krankheit frieren leichter und öfter, besonders an:
- den Schultern,
- in der Nierengegend und
- den Füßen.

+ **Blutdrucksenkende Arzneimittel können in verschiedenster Weise die Regulierung der Körpertemperatur beeinflussen.**

■■■ **Das können Sie tun**
- Kontrollieren Sie die Wohntemperatur häufiger (Richtwert: normale Raumtemperatur im Wohnzimmer 20°C, bei älteren Menschen eher höher).
- Achten Sie bei Spaziergängen auf angemessene Kleidung.
- Führen Sie (nach Absprache) Wechselduschen oder kalte und warme Güsse an Armen und Beinen durch (▶ Kap. 18 »Die Hausmedizin – der Kniegss«).

+ **Der Stoffwechsel ist bei jüngeren Menschen intensiver, sie produzieren damit mehr Wärme als ältere Menschen und empfinden die Raumtemperatur ggf. als zu hoch.**

Messung der Körpertemperatur

Die Messung der Körpertemperatur ist in der Pflege Teil der Krankenbeobachtung. Mit den heutigen modernen Thermometern geht das Messen ganz einfach. Die exakte Bestimmung der Körpertemperatur ist unverzichtbar, um
- den Krankheitsverlauf zu beurteilen,
- die Wirksamkeit von Medikamenten (z. B. Antibiotika) festzustellen und
- Infektionen und andere Gesundheitsrisiken rechtzeitig zu erkennen.

Messorte

Die Genauigkeit der Körpertemperaturmessung hängt vom geeigneten Messort ab. Übliche Messpunkte sind das Ohr, der Mund (sublingual), die Achselhöhle (axillar) und der Enddarm (rektal) (◧ Tab. 9.9).

Messort	So geht's
Im Ohr	Den sensiblen Infrarotsensor hält man in die Ohrmuschel, nach wenigen Sekunden erscheint die Körpertemperatur auf dem Display; wichtig für das richtige Messergebnis ist der richtige Winkel, da das Trommelfell rechtwinklig getroffen werden muss
Im Mund	Das Thermometer wird unter die Zunge gelegt, die Lippen sind während der gesamten Messzeit geschlossen Eine Messung im Mund ist zur Temperaturmessung bei demenziell erkrankten Menschen nicht geeignet, da diese gerne auf alles beißen, was man ihnen in den Mund schiebt
Unter der Achsel	Das Thermometer wird in die trockene Achselhöhle gelegt und muss ganz von Haut umschlossen sein; der Oberarm des Pflegebedürftigen liegt seitlich fest am Oberkörper an, der Unterarm ruht auf dem Brustkorb (nicht geeignet bei unruhigen und sehr mageren Menschen) Wird unter der Achselhöhle gemessen, muss diese trocken und unbekleidet sein; das Thermometer darf nicht verrutschen
Im Enddarm	In Seitenlage wird das Thermometer vorsichtig unter leichtem Drehen etwa 2-3 cm in den Enddarm eingeführt; leichter geht es, wenn die Spitze des Thermometers zuvor mit kaltem Wasser angefeuchtet wird

◻ Tab. 9.9. Messung der Körpertemperatur an verschiedenen Messorten

Thermometerarten

Zur Temperaturmessung werden üblicherweise drei verschiedene Thermometer verwendet: das Glasfieberthermometer (Quecksilberthermometer), das Digitalthermometer oder das Infrarot-Ohrthermometer.

1. Glasfieberthermometer (◻ Abb. 9.10)
- Die Messflüssigkeit besteht entweder aus neuartigen ungiftigen Messflüssigkeiten (z. B. Alkohol) oder noch aus Quecksilber. Da Quecksilber giftig ist, sollten Quecksilberthermometer möglichst ersetzt werden.
- Vor dem Messen muss die Anzeigensäule heruntergeschlagen werden.
- Die Messdauer beträgt rektal 4 Minuten, axillar 10 Minuten und sublingual 5 Minuten.

> ❗ **Daran sollten Sie denken**
> Wegen der Bruchgefahr ist dieses Thermometer für unruhige und demenziell erkrankte Pflegebedürftige nicht geeignet.

2. Digitalthermometer (◻ Abb. 9.11)
Das Digitalthermometer ist bruchsicher und misst bei intakter Batterie zuverlässig in etwa 1-2 Minuten. Das Messende wird durch ein akustisches Signal angezeigt. Meist schaltet es sich automatisch ab.

3. Infrarot-Ohrthermometer (◻ Abb. 9.12)
Die Messung im Ohr mit dem Ohrthermometer geht am schnellsten. Dabei wird die Temperatur mittels Infrarotstrahl am Trommelfell gemessen.

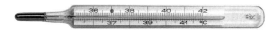

◻ **Abb. 9.10.** Quecksilberthermometer

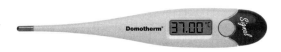

◻ **Abb. 9.11.** Digitalthermometer

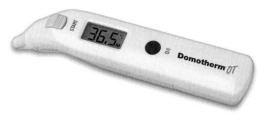

◻ **Abb. 9.12.** Infrarot-Ohrthermometer

Einteilung der Körpertemperatur

Wann man von subfebrilen Temperaturen, leichtem, mäßigem, hohem oder sehr hohem Fieber spricht, zeigt die ◘ Tab. 9.10 in der Übersicht.

◘ **Tab. 9.10.** Einteilung der Temperatur

subfebrile Temperatur	leichtes Fieber	mäßiges Fieber	hohes Fieber	sehr hohes Fieber
37,5-38°C	38,1-38,5°C	38,6-39,0°C	39,1-39,9°C	ab 40°C

Fieber

Rote Wangen, heiße Stirn, bleierne Müdigkeit, glänzende, glasige Augen – die klassischen Fieberzeichen! Fieber gilt für viele Menschen als bedrohlich, Zeichen einer akuten Entzündung und somit Gefahr für Leib und Leben. Bei älteren Menschen sollten schon die Alarmglocken läuten, wenn die Werte auf **mehr als 37,5 °C rektal** ansteigen. Bei ihnen können schon leicht erhöhte Temperaturen auf eine schwere Erkrankung hindeuten.

Fieber ist eine durch den Körper selbst verursachte Temperaturerhöhung. Diese dient als Abwehrreaktion des Körpers, hauptsächlich um krankmachende Erreger im Organismus zu bekämpfen. Andere Ursachen sind z. B.
- **zerebrales Fieber:** durch eine Störung des Wärmeregulationszentrums im Zwischenhirn (z. B. bei Tumoren).
- **Durstfieber:** Fieber infolge zu geringer Flüssigkeitszufuhr bzw. erhöhte Flüssigkeitsverluste.
- **Wärmestau:** wenn die Außentemperatur und die Luftfeuchtigkeit sehr hoch sind, kann der Körper keine Wärme abgeben, das Abkühlungssystem funktioniert dann nicht länger ordnungsgemäß, so dass sich der Körper überhitzen kann.

Subjektive Krankheitszeichen

Der Pflegebedürftige klagt z. B. über
- allgemeines Krankheitsgefühl (Kopf-, Glieder- und Muskelschmerzen),
- Empfindlichkeit gegenüber Licht und Geräuschen,
- Müdigkeit, Leistungsabfall, Schwäche oder
- Appetitlosigkeit und Durst.

Objektive Krankheitszeichen

◘ **Tab. 9.11.** Fieber

Das können Sie beobachten und messen

- Erhöhung der Temperatur
- Erhöhung der Atemfrequenz, oberflächliche Atmung
- Schneller Herzschlag
- Frösteln bis Schüttelfrost (beim Steigen des Fiebers)
- Trockene, heiße Haut, gerötetes Gesicht
- Glänzende Augen
- Ggf. Verwirrtheitszustände
- Trockene, belegte Zunge durch Flüssigkeitsverlust und rissige und spröde Lippen
- Großperliger, warmer Schweiß (beim Sinken des Fiebers)

Das können Sie tun

- Fiebersenkende Körperwaschungen durchführen (► Kap. 15 »Wenn Sie mehr tun wollen«)
- Auf leichte Decke und Bekleidung achten (Bettwäsche und Bekleidung ggf. oft wechseln)
- Zimmer leicht abdunkeln, Raumtemperatur auf 17-19°C absenken, das Zimmer gut lüften (Zugluft vermeiden)
- Nach Absprache mit dem Hausarzt Wadenwickel anlegen (► Kap. 18 »Die Hausmedizin – Wickel«)
- Mehrere kleine, salzhaltige Mahlzeiten (Haferschleim) und Früchte anbieten
- Pro Tag 2-3 l Flüssigkeit (salzreiches Mineralwasser, Lindenblütentee, Holunderbeersaft) zuführen
- Pneumonie-, Dekubitus- und Thromboseprophylaxe beachten (► Kap. 14 »So beugen Sie Zweiterkrankungen vor«)

Kontrollen/Beobachtung

- Puls- und Temperaturkontrollen
- Bewusstseinskontrolle
- Einfuhr (Menge der Getränke aufschreiben) und Ausfuhr (Menge der Ausscheidungen notieren)
- Häufige Beobachtung des Zustandes (Fieber kann bei demenziell erkrankten Menschen zu psychotischen Zuständen führen)

❗ **Daran sollten Sie denken**
Sollte das Fieber schnell auf die kritische Marke von 40° C ansteigen, ist in jedem Fall sofort ein Arzt zu konsultieren.

9.3.5 Ausscheidungen

Die Pflege eines Menschen ist oft sehr intim. So gehört der Umgang mit den Ausscheidungen des Pflegebedürftigen meist täglich zum Pflegealltag. Dies heißt jedoch nicht, dass die Pflegeperson keine eigenen Gefühle zum Thema Ausscheidungen hat. Stuhl, Urin, Erbrochenes und Auswurf rufen bei den meisten Menschen Ekel hervor. Manche Menschen kostet es – selbst bei den nächsten Angehörigen – einige Überwindung, genauer hinzusehen, so dass eine gezielte Beobachtung erschwert ist.

Für den Pflegebedürftigen ist der Umgang mit den Ausscheidungen oft mit Scham verbunden. Während er früher normalerweise auf der Toilette alleine war, ist er dies als schwerstpflegebedürftiger Mensch nicht mehr. Die Pflegeperson ist dabei. Sie hilft ihm, sich auf die Toilette zu setzen, sich danach zu reinigen, usw. Sie unterstützt ihn, wenn er spucken oder sich übergeben muss, sie ist immer präsent.

Stuhlgang

Der Begriff »Stuhlgang« kommt von »Leibstuhl«, einem im 18. Jahrhundert entwickelten Stuhl mit eingebautem Nachttopf. Mit dem Begriff »Stuhlgang« bezeichnet man die Ausscheidungen aus dem menschlichen Verdauungstrakt. Der Stuhlgang ist das Endprodukt der Verdauung und besteht zu etwa 75 % aus Wasser. Weitere Bestandteile sind:
- unverdaute, teilweise zersetzte Nahrungsmittelbestandteile,
- abgestoßene Epithelien der Darmschleimhaut,
- Schleim,
- Bakterien und
- Gallenfarbstoffe.

■ ■ ■ Das können Sie beobachten
Der normale Stuhl ist geformt und nicht besonders übelriechend. Die durchschnittliche Menge von 100-500 g ist von der Art der Nahrungsaufnahme (z. B. den aufgenommenen Ballaststoffen) abhängig. Seine normale Farbe ist hell- bis dunkelbraun. Abhängig von der aufgenommenen Nahrung, von Medikamenteneinnahme oder durch krankhafte Vorgänge ändert sich seine Farbe (■ Tab. 9.12).

Wenn der Darm streikt

Eine normale Darmentleerung findet zwischen 3-mal täglich bis zu 3-mal in der Woche statt. Je nach Beeinträchtigung der Ausscheidungsfunktion spricht man von:
- **Durchfall** (Diarrhö): häufige Darmentleerungen, meistens flüssig-schleimiger Stuhl oder
- **Verstopfung** (Obstipation): seltene Darmentleerungen, meistens sehr fester Stuhl.

■ **Tab. 9.12.** Farbveränderungen des Stuhls

Durch Nahrungsmittel	Durch Arzneimittel	Durch Krankheiten
Braunschwarz Fleisch, Blaubeeren, Rotwein	**Schwarz** Kohle, Eisenpräparate	**Schwarz** (Teerstuhl) Blutung im oberen Verdauungstrakt
Grünbraun Spinat, grünes Gemüse		**Grünlich, flüssig** Durchfallerkrankung durch Salmonellen und andere Erreger
Gelbbraun Milchprodukte, Eier		**Grau-lehmfarben** Fehlender Gallenfarbstoff bei Gallensteinen, *Hepatitis, Pankreastumoren*
Rotbraun Rote Bete		**Rotbraun marmoriert** Blutungen im unteren Dickdarm **Rotbraun bis dunkelrot** Blutungen im oberen Dickdarm
		Hellrote Blutauflagerung Blutung aus Hämorrhoiden

Verdauungsprobleme sind nicht nur lästig, sondern schränken die Lebensqualität erheblich ein.

Durchfall (Diarrhö)

Von Durchfall spricht man bei Abgang von mehr als **drei dünnen** bis **flüssigen** oder breiigen Stuhlentleerungen innerhalb **von 24 Stunden** (◘ Tab. 9.13). Bei älteren und geschwächten Menschen ist Durchfall eine ernst zu nehmende Störung. Er beeinträchtigt schnell das Allgemeinbefinden und lässt die Kräfte schwinden.

Eine einfache Durchfallerkrankung endet meist nach kurzer Zeit von allein und benötigt keine spezielle Therapie.

❗ **Daran sollten Sie denken**
Bei Durchfall werden die Medikamente z. T. ungenutzt wieder ausgeschieden, deswegen bei Medikamenteneinnahme von Digitalis oder Marcumar auf jeden Fall den Arzt benachrichtigen.

> **Tipp**
> Gerbstoffhaltige Heilpflanzen wie schwarzer und grüner Tee unterstützen die Regeneration der Darmschleimhaut.

Wenn die Durchfälle nach 2–3 Tagen nicht aufhören, besonders stark sind oder eins der unten stehenden Warnsignale auftritt, sollte der Hausarzt informiert werden:

- Sichtbare Stuhlbeimengungen (Blut, viel Schleim oder Eiter)
- Starker Durchfall mit Erbrechen
- Zunehmende Müdigkeit und Benommenheit
- Zeichen von Austrocknung (trockener Mund, stehende Falten auf der Haut, wenig dunkler Urin)
- Ausreichendes Trinken ist nicht möglich
- Durchfall mit starken Schmerzen
- Durchfall während oder nach der Einnahme von Antibiotika
- Zusätzliches Fieber

◘ **Tab. 9.13.** Durchfall

Ursachen

- Magen-Darm-Infektionen
- Darmentzündungen (M. Crohn, Colitis ulcerosa)
- Tumore (hier tritt der Durchfall z. T. im Wechsel mit Verstopfung auf)
- Missbrauch von Abführmitteln
- Nervöse Angstdurchfälle
- Verdorbene Lebensmittel
- Bestimmte Medikamente, z. B. Antibiotika (diese können Durchfall auslösen)
- Herzinsuffizienz (bei Durchstauung bis in die Blutadern in den Eingeweiden kommt es oft zu Durchfall, weil die Darmschleimhaut nichts mehr aufnehmen kann)

Das können Sie beobachten

- Bauchkrämpfe
- Schmerzhafter Drang mit wenig Stuhlentleerung
- Durst durch hohen Flüssigkeitsverlust
- Appetitlosigkeit
- Manchmal zusätzlich Übelkeit

Das können Sie tun

- Viel zu Trinken anbieten: (Wundermittel bei Magen-Darm-Infekten ist Cola), mit dem Stuhlgang geht dem Körper relativ viel Wasser verloren; wichtig ist es, gerade bei älteren Menschen, die Flüssigkeits- und Salzverluste rasch auszugleichen
- Zunächst keine Nahrung anbieten: Entlastung des Magendarmtrakts durch Nahrungskarenz in den ersten 24 Stunden
- Im Normalfall wissen die Betroffenen ganz genau, wann und auf was sie Appetit haben und das wird auch meist gut vertragen; sie können vorübergehend leichte Kost anbieten, wie Zwieback, Salzstangen, geriebener Apfel, Hafer- und Reisschleim oder eine kräftige Bouillon
- Empfehlen Sie Kleidung, die man rasch öffnen kann; wenn der Weg auf die Toilette nicht schnell genug erfolgen kann, können Einlagen die Kleider schützen
- Reinigen und trocknen Sie die Region um den After nach jedem Stuhlgang sorgfältig
- Schützen Sie die Haut im Intimbereich mit einer gut verträglichen Fett- oder Zinkcreme vor dem Wundwerden

❗ Daran sollten Sie denken

Unter Umständen besteht Infektionsgefahr! Tragen Sie bei der Intimpflege unbedingt Handschuhe, gegebenenfalls auch einen Mundschutz. Führen Sie anschließend immer eine hygienische Händedesinfektion durch (▶ Kap. 16 »Besondere Situationen – Die spezielle Pflege«).

Verstopfung (Obstipation)

Die Häufigkeit der Stuhlausscheidung ist individuell verschieden. Als normal gilt eine Stuhlgangshäufigkeit zwischen 3-mal pro Tag bis zu 3-mal pro Woche. Erst bei einer Stuhlausscheidung von **weniger als 3-mal pro Woche** spricht man von Verstopfung (Obstipation). Ob jemand unter Verstopfung leidet, ist nur aufgrund des individuellen Rhythmus feststellbar. Meist klagt der Pflegebedürftige darüber, dass er das Gefühl hat, den Darm nicht richtig entleeren zu können und/oder er ein Völlegefühl oder Schmerz- und Druckgefühle im Oberbauch verspürt (◘ Tab. 9.14).

Stuhlinkontinenz

Unter Stuhlinkontinenz versteht man den unfreiwilligen Abgang von Stuhl. Was Sie tun können, wenn der Pflegebedürftige unter Stuhlinkontinenz leidet, lesen Sie ▶ Kap. 16 »Besondere Situationen – Umgang mit Inkontinenz«.

Urin

Der Urin wird in den Nieren gebildet und wird über die Harnorgane (Harnleiter → Harnblase → Harnröhre) ausgeschieden. Mit dem Urin entledigt sich der Körper überschüssiger Stoffe wie Stoffwechselschlacken, Medikamente und Gifte.

Die Beobachtung der Urinausscheidung kann Hinweise auf Fehlfunktionen des Körpers liefern. Dies gilt insbesondere für Organe, die an der Urinproduktion und -ausscheidung beteiligt sind (Nieren, Harnleiter, -blase, -röhre) und für das Herz-Kreislauf-System.

◘ Tab. 9.14. Verstopfung
Ursachen
▬ Bewegungsmangel ▬ Falsche Ernährung ▬ Störungen im Flüssigkeitshaushalt
Das können Sie beobachten
▬ Der Pflegebedürftige hat deutlich weniger Stuhlgang als gewohnt ▬ Er muss stark pressen, es kommen nur kleine, harte Knollen (manchmal auch von Schmerzen begleitet) ▬ Er leidet einmal unter Verstopfung, dann unter Durchfall
Das können Sie tun
▬ Planen Sie geeignete Bewegungsmaßnahmen; wie Sie aktive und passive Bewegungsübungen durchführen können, lesen Sie ▶ Kap. 15 »Wenn Sie mehr tun wollen – Aktivierende Pflege« ▬ Geeignete Ernährungsmaßnahmen lesen Sie ▶ Kap. 13 »Hat es Dir geschmeckt« ▬ Bei Bettlägerigen kann man z. B. zur Stärkung der Bauchmuskulatur eine isometrische Bauchpresse anwenden, die eine günstige Wirkung auf die Darmtätigkeit hat: den Bauch 10 Sekunden lang kräftig einziehen und langsam entspannen, das Ganze fünfmal wiederholen ▬ Darmmassagen regen den Darm an: im rechten Unterbauch beginnen und mit festen, kreisenden, massierenden Bewegungen im Uhrzeigersinn 5 Minuten über den gesamten Bauch streichen ▬ Darmmassage als Ölmassage anwenden: etwas Öl (z. B. Kümmelöl 5% oder Melissenöl 5%) in den Händen anwärmen und mit sanften, ruhigen, kreisenden Bewegungen im Uhrzeigersinn auf dem Bauch verteilen, nachher eine Wärmflasche oder ein Kirschkernsäckchen auf den Bauch legen ▬ Immer den gleichen Tagesrhythmus beibehalten(z. B. nach dem Frühstück); durch den gleichen Zeitpunkt des Toilettengangs stellt sich auch der Stuhldrang zur gewohnten Zeit ein (Darmtraining); der Pflegebedürftige sollte sich dabei Zeit lassen und abwarten, ob der Stuhl kommt oder nicht (mindestens 10 Minuten)

Urinmenge

Ein erwachsener Mensch scheidet ca. 1.000–2.000 ml Urin in 24 Stunden aus. Die Beschaffenheit des Urins und die Häufigkeit der Blasenentleerung hängen von der aufgenommenen und über Haut, Atmung und Darm verlorenen Flüssigkeitsmenge ab. Die Hauptmenge des Urins wird am Tag (4–5-mal pro Tag) ausgeschieden. Bei jedem Wasserlassen wird eine Menge von 200–400 ml ausgeschieden (▣ Tab. 9.15).

Urinfarbe

Seine normale Farbe erhält der Harn durch Gallenfarbstoffe, die beim Abbau der roten Blutkörperchen entstehen. Durch Nahrungsmittel, Arzneimittel oder Krankheiten kann es zu Farbveränderungen des Urins kommen (▣ Tab. 9.16).

Uringeruch

Der typische Geruch entsteht durch Harnsäure und Ammoniak. Wenn Urin länger steht, kann man einen stechenden Geruch feststellen, für den das Ammoniak verantwortlich ist. Durch Nahrungsmittel oder Krankheiten kann es zu Geruchsveränderungen kommen (▣ Tab. 9.17).

▣ **Tab. 9.17.** Geruchsveränderungen

Durch Getränke und Nahrungsmittel	Durch Krankheiten
Normal nicht streng, fast geruchlos	**Säuerlich, obstartig (Azeton)** Zuckerkrankheit (Diabetes mellitus)
Typischer (penetranter) Geruch Spargel	**Übelriechend** Bakterielle Infekte/ Entzündungen
	Fauligriechend bösartige Blasentumore

▣ **Tab. 9.15.** Urinmenge

Vermehrte Urinausscheidung (Polyurie)	Verminderte Urinausscheidung (Oligurie)	Keine Urinausscheidung (Anurie)
Ausscheidung von mehr als 2 l pro Tag	Verminderung auf 100-500 ml pro Tag	Verminderung auf weniger als 100 ml pro Tag
Ursachen: ▬ Normal: vermehrte Flüssigkeitsaufnahme ▬ Krankhaft: Behandlung mit ausschwemmenden Mitteln (Diuretika), Zuckererkrankung	Ursachen: ▬ Normal: verminderte Flüssigkeitsaufnahme; starkes Schwitzen ▬ Krankhaft: Fieber, Herz-Kreislauf-Erkrankungen, Erkrankungen der Niere, starkes Erbrechen, Durchfälle	Dies ist immer eine Notfallsituation und der Notarzt sollte umgehend verständigt werden

▣ **Tab. 9.16.** Farbveränderungen des Urins

Durch Getränke und Nahrungsmittel	Durch Arzneimittel	Durch Krankheiten
Normal hell bis dunkelgelb und klar	Gelb-orange Vitamin B	Weiß-flockig-trüb Eiterbeimengung (z. B. bei Entzündungen)
Rotbraun Brombeeren, rote Beete	Rot Abführ-, Schmerzmittel	Rötlich, fleischwasserfarbig Blutbeimengungen (z. B. bei Krebs, Blasenentzündung)
Zitronengelb Rhabarber	Braun Antibiotika	Bierbraun mit gelbem Schaum Leberschäden

Harninkontinenz

Unter Harninkontinenz versteht man den unfreiwilligen Urinabgang. Was Sie tun können, wenn der Pflegebedürftige unter Harninkontinenz leidet, lesen Sie ▶ Kap. 16 »Besondere Situationen – Umgang mit Inkontinenz«.

Erbrechen

Erbrechen ist eine schwallartige Entleerung des Mageninhaltes. Durch Erbrechen hat der Körper die Möglichkeit, sich schnell von giftigen oder unverträglichen Stoffen zu reinigen. Die Ursachen für Übelkeit und Erbrechen können sehr vielfältig sein, z. B.

- Lebensmittelvergiftung, Nahrungsmittelunverträglichkeit
- Infektionskrankheiten
- Psychische Erregung
- Gleichgewichtsstörungen (Erbrechen als Begleiterscheinung)
- Husten (Erbrechen als Begleiterscheinung)
- Magenreizende Medikamente oder Medikamente, die als Nebenwirkung das Brechzentrum aktivieren (z. B. manche Schmerzmittel)
- Erkrankungen des Verdauungstraktes (z. B. Magen-Darmgeschwür)
- Krebserkrankungen

Kommt es zum Erbrechen, ist der Pflegebedürftigen auf die Hilfe der Pflegeperson angewiesen. Doch gerade beim Erbrechen sind Pflegepersonen mit ihren eigenen Empfindungen (Ekel) konfrontiert. Hilfreich kann es sein, dieses Gefühl zu akzeptieren, denn neben der direkt erforderlichen Unterstützung, kommt es auch hier auf eine gute Beobachtung an.

Beimengungen

Je nach Aussehen des Erbrochenen kann auf unterschiedliche Beimengungen geschlossen werden (◘ Tab. 9.18).

Art, Menge und Umstände des Erbrechens

Aus der Art des Erbrechens und des Erbrochenen lässt sich oftmals die Ursache feststellen (◘ Tab. 9.19).

◘ **Tab. 9.18.** Farbveränderungen bei Erbrochenem

Farbe	Beimengung
Klar-weißlich	Magensaft
Kaffeesatzartig (schwarz)	Blutung aus dem Magen
Gelb-grünlich	Gallensaft
Rot-blutig	Blut aus dem oberen Verdauungstrakt
Braun	Koterbrechen (Miserere)

> **Tipp**
>
> Beruhigend auf den Magen wirken schwarzer Tee, Kamillentee und Salbeitee.

Durch anhaltendes Erbrechen verliert der Körper unter Umständen große Mengen an Kochsalz und Säure, was zu Störungen im Wasserhaushalt führt. Gerade bei älteren Menschen kann dies schnell zu bedrohlichen Zuständen führen. Die verlorene Flüssigkeit muss durch Trinken wieder ersetzt werden. Um die Salzverluste wieder aufzufüllen, gibt es spezielle Brausetabletten. Sind diese nicht sofort zur Hand, helfen auch verdünnte Fruchtsäfte oder Cola-Getränke, eine warme Rinderbouillon und wenig (!) Salz.

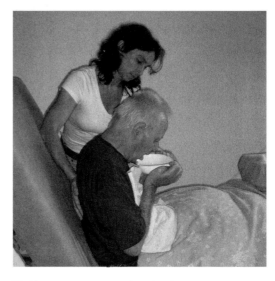

◘ **Abb. 9.13.** Unterstützung bei Erbrechen

□ Tab. 9.19. Erbrechen

Das können Sie beobachten

Art des Erbrechen
— Explosionsartig, im Schwall, in Stößen, unter ständigem Würgen

Menge und Häufigkeit des Erbrechens
— Wie viel (eine Nierenschale voll), wie oft (einmal oder mehrmals)

Zeitpunkt des Erbrechens
— Wann tritt Übelkeit und/oder Erbrechen auf?
— Hat der Pflegebedürftige zuvor gegessen, Medikamente eingenommen?
— Was führt zu Übelkeit und/oder Erbrechen (Umstände, Zusammenhänge)?

Begleiterscheinungen
— Traten vor dem Erbrechen Übelkeit, Würgreiz, Bauchschmerzen oder -krämpfe auf?
— War der Pflegebedürftige aufgeregt?
— Roch das Erbrochene säuerlich (Magensaft), faulig (verdorbene Nahrungsmittel) oder kotig?
— Tritt nach Erbrechen Linderung der Übelkeit ein?

Das können Sie tun

— Setzen Sie, wenn möglich, den Pflegebedürftigen aufrecht hin, möglichst vornüber gebeugt (□ Abb. 9.13)
— Entfernen Sie ggf. beengende Kleidung und Zahnprothese
— Fordern Sie ihn auf, tief und ruhig durchzuatmen
— Halten Sie eine Nierenschale oder ein anderes Gefäß und Zellstoff (Taschentücher u. Ä.) bereit
— Unterstützen Sie seinen Kopf
— Schützen Sie die Bettwäsche durch Krankenunterlage, Zellstoff, Küchenrolle oder Handtuch

Nach dem Erbrechen
— Sorgen Sie für Frischluftzufuhr
— Wechseln Sie ggf. Kleidung- und Bettwäsche
— Lassen Sie den Pflegebedürftigen den Mund ausspülen und/oder führen ggf. eine Mundpflege durch
— Waschen Sie Gesicht und Hals kalt oder warm ab
— Lassen Sie den Pflegebedürftigen zur Ruhe kommen
— Bieten Sie eine Wärmflasche an
— Bieten Sie eine Duftlampe an (z. B. Lavendelöl, Zitronenöl)
— Bieten Sie nach dem Erbrechen **nicht** sofort Essen an, evt. schluckweise Tee

❶ Daran sollten Sie denken
Bei unklarem Erbrechen, insbesondere mit Blut und anderen Beimengungen, benachrichtigen Sie unverzüglich den Arzt.

Auswurf (Sputum)

Sekrete, insbesondere das Bronchialsekret (Sputum: ausgehustete Absonderung der Atemwegsschleimhäute) bei Bronchitis, liefern dem Arzt wichtige Informationen über Verlauf der Erkrankung und einer möglichen Besiedelung mit Bakterien.

Flüssigkeiten (Sekrete), die von Körperzellen abgegeben werden, sind meist klar und dünn bis zähflüssig und geruchlos. Im Rahmen von Erkrankungen können sich Farbe, Geruch, Menge, Beimengungen und Beschaffenheit verändern (□ Tab. 9.20).

■■■ Das können Sie tun
— Hilfestellung beim Abhusten durch Oberkörperhochlagerung (▶ Kap. 14 »So beugen Sie Zweiterkrankungen vor«).
— Zur Verbesserung des Schleimtransportes in den Bronchien sind tiefe Atemzüge nützlich (Atemtechniken hierzu sind in ▶ Kap. 14 zu lesen).

□ Tab. 9.20. Farb- und Konsistenzveränderungen von Auswurf

Farbe	Krankheit
Durchscheinend, fadenziehend	Leichte Erkältung der oberen Atemwege
Eitrig	Eitrige Bronchitis
Gelb-grün	Lungenentzündung
Rostbraun	Manchmal bei Rauchern, beginnendes Lungenödem
Blutig (dunkelrot, hellrot, braun)	Verletzungen in der Lunge, Lungentumor (Gefäßverletzung), u.U. bei starkem Husten durch Reizungen in der Luftröhre
Zäh	Bronchitis, Asthma bronchiale

Platz für Ihre Notizen

Teil V So pflegen Sie richtig – Pflegetechniken

10

Prinzipien der Pflege

? Mein Bruder (69) ist seit einem Unfall querschnittgelähmt. Nach der Rehabilitation hat er vieles noch selbst gemacht. Seine Frau und ich kümmern uns sehr um ihn. Allerdings beteiligt er sich immer weniger und die Pflege wird für uns zunehmend anstrengender. Warum hilft er nicht mehr mit?

Dem Anderen »helfen zu wollen« ist für viele pflegende Angehörige ein wichtiger Grund, die Pflege eines pflegebedürftigen Angehörigen zu übernehmen. Dabei gehören im allgemeinen Verständnis »Pflege« und »Selbstbestimmung« nicht zusammen. Wer Pflege benötigt, wird als hilflos angesehen, der Pflegende ist die aktive Seite. Das heißt, dass dem Pflegebedürftigen u. U. zu vieles abgenommen wird, »weil er es selbst nicht mehr kann«. So lassen die Fähigkeiten des Betroffenen immer mehr nach. Das hat weitreichende körperliche, psychische und soziale Folgen:

- Als körperliche Folge können nachlassende Fähigkeiten zu einer Steigerung des Pflegebedarfs und des Pflegeaufwands führen.
- Nachlassende Fähigkeiten können zu psychischen Beeinträchtigungen durch vermindertes Selbstwertgefühl und nachlassende Selbstachtung führen.
- Nachlassende Fähigkeiten können zu Vereinsamung und Isolation führen.

Daher ist die **aktivierende Pflege** ein Grundprinzip in der Pflege.

10.1 So pflegen Sie aktivierend

Der Grundgedanke der aktivierenden Pflege ist, den pflegebedürftigen Menschen ein selbstständiges und

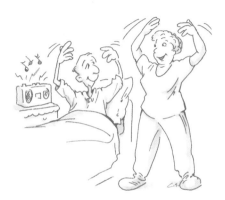

Aktivieren

selbstbestimmtes Leben zu ermöglichen und sie so mit Hilfen zu versorgen, dass sie den größtmöglichen Einfluss auf die Gestaltung ihres Lebens ausüben können. Ziel ist es, eine weitgehende Unabhängigkeit von der Pflegeperson zu erreichen.

■■■ **Das können Sie erreichen**
- Durch aktivierende Pflege tragen Sie zum seelischen Wohlbefinden des Pflegebedürftigen bei, indem sein Selbstwertgefühl gestärkt und Sicherheit vermittelt wird.
- Sein Selbstvertrauen in seine Fähigkeiten und Möglichkeiten wird erhöht.
- Seine Fein- und Grobmotorik wird durch das regelmäßige Ausüben der Handgriffe und zusätzlich durch gezielte Übungen gefördert.
- Die sinnliche Wahrnehmung von Nase, Ohren, Mund, Haut und Augen, die im Alter nachlässt, wird auf diese Weise stimuliert.
- Die geistigen Fähigkeiten bleiben eher erhalten, werden aktiviert.
- Nicht zuletzt können Sie die persönliche Wertschätzung des Menschen erhalten und fördern.

10.1.1 Was ist bei der aktivierenden Pflege zu tun?

Zur aktivierenden Pflege gehört es, den Pflegebedürftigen zur Selbstständigkeit (**selbst + ständig**) anzuregen und zur Ausführung zu ermutigen. Dazu muss man seine vorhandenen Fähigkeiten und Möglichkeiten (man spricht hier von **Ressourcen**) feststellen.

Umgang mit den vorhandenen Fähigkeiten (Ressourcen)
■■■ **So geht's**
- Stellen Sie zunächst fest, was der Pflegebedürftige noch selbstständig durchführen kann (z. B. sich das Gesicht und den vorderen Oberkörper zu waschen).
- Haben Sie Geduld, wenn die selbstständig ausgeführten Tätigkeiten ihre Zeit brauchen.
- Sprechen Sie den Pflegebedürftigen immer wieder auf seine Fähigkeiten an und zeigen Sie sie ihm auf. Das erhöht sein Selbstwertgefühl.

- Überlegen Sie stets, ob der Pflegebedürftige eine Tätigkeit nicht alleine durchführen kann, bevor Sie spontan zugreifen und Sie ihm das abnehmen (»Pflege mit einer Hand in der Hosentasche«).
- Berücksichtigen Sie bei der Aktivierung der Ressourcen das tägliche Befinden des Pflegebedürftigen und passen Sie Ihre Hilfe dann entsprechend an (nicht jeder Tag ist gleich).
- Sprechen Sie sich im Familienkreis (ggf. auch mit den professionellen Pflegekräften) ab, damit alle an einem Strang ziehen und gemeinsam die Fähigkeiten des Pflegebedürftigen fördern.

🛈 **Daran sollten Sie denken**
Wenn die verbliebenen Ressourcen nicht ständig trainiert werden, gehen sie verloren!

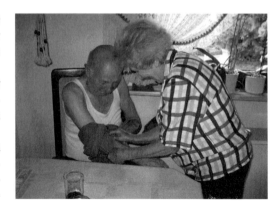

◨ **Abb. 10.1.** Unterstützung beim Ausziehen

Gemeinsames Handeln

Der pflegebedürftige Mensch sollte nach seiner derzeitigen Situation und dem täglichen Befinden immer nur dort unterstützt werden, wo er unbedingt Hilfe benötigt (◨ Abb. 10.1).

▪▪▪ **So geht's**
- Konzentrieren Sie sich bei der Bewältigung der Verrichtungen im Alltag möglichst auf die Anleitung, Beratung und Unterstützung des Pflegebedürftigen. Er soll lernen, mit der Unterstützung der Pflegeperson die Defizite seiner Behinderung zu überwinden oder auszugleichen.
- Beachten Sie dabei, dass der Pflegebedürftige nicht überfordert wird, aber trotzdem ausreichend tut, um so viel Freiraum und Unabhängigkeit von der Pflegeperson wie nur irgendwie möglich zu entwickeln.
- Übernehmen Sie Tätigkeiten nur dort, wo sie der Pflegebedürftige nicht ausführen kann (z. B. Schuhe binden, Rücken waschen, Brot zerkleinern).
- Beziehen Sie ihn in alle Pflegemaßnahmen und in die geplanten Abläufe (wenn möglich) ein, indem Sie sich mit ihm absprechen.
- Berücksichtigen Sie dabei seine persönlichen Eigenarten (z. B. bestimmte Essensarten) und Gewohnheiten (z. B. wie bestimmte Abläufe, wie erst rasieren, dann duschen).

- Unterstützen Sie sein individuelles Wohlbefinden, indem Sie auf Wünsche möglichst eingehen (z. B. heute länger schlafen).
- Lassen Sie ihm (wenn möglich) grundsätzlich die Entscheidungen (z. B. selbstständige Kleiderauswahl treffen, auch wenn die Kombination manchmal nicht passt).

🛈 **Daran sollten Sie denken**
Vermittelt Sie dem Pflegebedürftigen das Gefühl der Begleitung und nicht das Gefühl der Abhängigkeit!

10.2 So pflegen Sie prophylaktisch

Aktivierende Pflege beinhaltet die Stärkung der Motivation zur Mobilisation. Mobilisation können Sie durch **prophylaktisches** Arbeiten unterstützen und erreichen. Indem Sie den Pflegebedürftigen vor Zweiterkrankungen schützen, tragen Sie gleichzeitig zu seiner Beweglichkeit (körperlich sowie geistig) bei. Prophylaxen sind:

1. **Dekubitusprophylaxe**: Vorbeugung von Hautdefekten
2. **Kontrakturprophylaxe**: Vermeidung von Gelenkversteifungen
3. **Pneumonieprophylaxe**: Vorbeugung gegen Lungenentzündungen
4. **Thromboseprophylaxe**: Vorbeugung gegen Venenentzündungen
5. **Sturzprophylaxe**: Vorbeugung gegen Sturz

6. **Dehydrationsprophylaxe**: Verhinderung und Vorbeugung gegen Austrocknung
7. **Obstipationsprophylaxe**: Vorbeugung gegen Verstopfungen
8. **Intertrigoprophylaxe**: Vermeidung von Hautentzündungen

Wie Sie die Prophylaxen durchführen können, erfahren Sie ausführlich in:

> ▷ Kap. 14 »So beugen Sie Zweiterkrankungen vor« (Prophylaxe 1–4)
> ▷ Kap. 11 »Praktische Pflege« (Prophylaxe 5)
> ▷ Kap. 13 »Hat es Dir geschmeckt« (Prophylaxe 6 + 7)

10.3 So pflegen Sie rückenschonend

Pflegerische Tätigkeiten sind oft mit starken körperlichen Anstrengungen verbunden. Dabei sind falsche Bewegungsabläufe beim Stehen, Heben und Tragen für Beschwerden und Schäden im Rückenbereich verantwortlich. Aber auch mangelnde Bewegung oder falsches Sitzen am Arbeitsplatz und in der Freizeit sorgen oftmals für Probleme mit der Wirbelsäule. Es entstehen Rückenschmerzen und Bandscheibenschäden durch

- einseitige Belastungen und
- Über- und Fehlbelastungen (Arbeiten in gebeugter Haltung, falsches Heben und Tragen schwerer Gegenstände, dauerhaftes Sitzen in ungünstigen Positionen).

Um Haltungsschäden und Rückenbeschwerden zu vermeiden, muss bei der Pflege auf eine rückenschonende Arbeitsweise geachtet werden.

▪▪▪ Das können Sie erreichen
- Sie schonen Ihre eigenen Kräfte.
- Sie reduzieren körperliche Belastungen.
- Sie pflegen mit weniger Anstrengung.

10.3.1 Auf was muss ich achten?

Die Rahmenbedingungen (z. B. Umgebung, Beherrschen von Techniken) sind genauso wichtig wie eine rückengerechte Ausführung der Tätigkei-

ten, bzw. lassen diese erst zu. Zu diesen Rahmenbedingungen gehören geeignetes Schuhwerk, richtige Kleidung, richtiges Atmen sowie die Gestaltung der Pflegeumgebung.

Geeignetes Schuhwerk. Tragen Sie flache, bequeme, gut sitzende Schuhe mit rutschfester Sohle. Schuhe, die nach allen Seiten Halt bieten, sind eine Voraussetzung für sicheres Arbeiten.

Richtige Kleidung. Die Kleidung darf nicht behindern, Bewegungen müssen ohne Einschränkungen möglich sein.

Richtiges Atmen. Richtiges Atmen ist zur Unterstützung der Muskelbewegungen entscheidend.

▪▪▪ So geht's
- Beim Anheben von Lasten ausatmen (Lippenbremse, ▷ Kap. 14 »So beugen Sie Zweiterkrankungen vor – Pneumonieprophylaxe«).
- Beim Tragen der Last regelmäßig atmen (trotz Bauchanspannung).
- Einatmen, bevor die Last bewegt wird.
- Beim Ablegen der Last ausatmen (Lippenbremse).

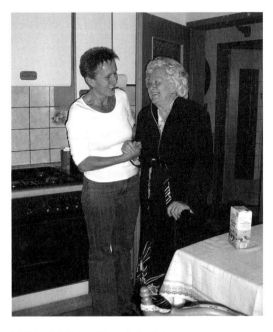

◻ **Abb. 10.2.** Unterstützung beim Gehen

Gestalten der Pflegeumgebung

Nutzen Sie die Höhenverstellbarkeit von Pflegebetten und passen Sie die Arbeitshöhe Ihrer Körpergröße an (kurz unterhalb der Leiste).

■■■ So geht's
— Viele Arbeitsflächen, wie z. B. Betttische, lassen sich auf Arbeitshöhe einstellen.
— Enge Wohnungen und zugestellte Verkehrswege (Flure und Zimmer) behindern ein pflegegerechtes Arbeiten (z. B. die Unterstützung beim Gehen, ◘ Abb. 10.2) in körpergerechter Haltung. Besprechen Sie mit dem Pflegebedürftigen evtl. eine Wohnraumveränderung, so dass keine Barrieren die Bewegung behindern.
— Eine geschlossene Tür kann zum Absetzen der Last und erneutem Aufheben zwingen. Die Regel gilt, dass vor dem Bewegen von Lasten zunächst der Weg freizumachen ist. Öffnen Sie Türen und Schranktüren schon vorher, wenn Sie schwere Dinge transportieren oder verstauen müssen.

10.3.2   Wie arbeite ich rückenschonend?

Richtiges Stehen

Nehmen Sie eine gerade, aufrechte Körperhaltung ein. Sie ist die Basis für die Körperbalance und sorgt für eine gleichmäßige Belastung. So kann es zu keiner ungünstigen Beeinflussung von Wirbelsäule, Verdauungsorganen und der Atmung kommen.

Richtige Ausgangsstellung

Stellen Sie Ihre Füße knapp hüftbreit auseinander (Grätschstellung, ◘ Abb. 10.3) oder nehmen Sie eine Schrittstellung (◘ Abb. 10.4) ein.

■■■ So geht's
— Drücken Sie die Knie nicht durch.
— Stehen Sie fest auf beiden Füßen mit den Fußspitzen nach vorne und außen.

Richtiges Bücken

Arbeiten in gebeugter Haltung ermüdet die Rückenmuskulatur. Für die Wirbelsäule ist das enorm anstrengend, denn die Bandscheiben werden keilförmig verformt und ungünstig belastet.

■■■ So geht's
— Gehen Sie, statt sich zu bücken, mit geradem Rücken in die Hocke (◘ Abb. 10.5a,b) oder nehmen Sie mit geradem Rücken eine Grätschstellung ein (◘ Abb. 10.5c).

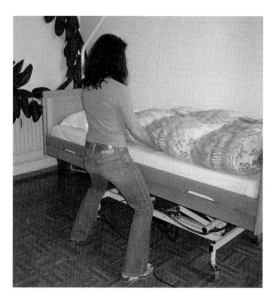

◘ **Abb. 10.3.** Grätschstellung am Pflegebett

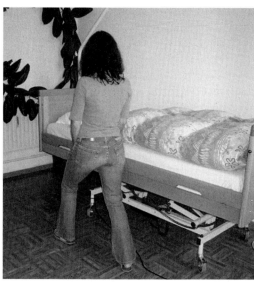

◘ **Abb. 10.4.** Schrittstellung am Pflegebett

▬ Auch bei leichten Verrichtungen, z. B. Schuhe binden, nicht bücken, sondern in die Knie gehen und die Grätschstellung einnehmen.

Richtiges Heben

Heben Sie leichte Lasten mit geradem Rücken auf. Neigen Sie dabei den Oberkörper im Hüftgelenk, so kommt es nicht zur Fehlbelastung der Bandscheiben. Zum Anheben schwerer Lasten gehen Sie folgendermaßen vor:

▪▪▪ So geht's
▬ Stellen Sie sich nah und frontal zum Gegenstand auf.
▬ Die Füße stehen schulterbreit und parallel zueinander.
▬ Gehen Sie mit geradem Rücken in die Hocke.
▬ Spannen Sie beim Heben Bauch-, Po- und Oberschenkelmuskulatur an.
▬ Heben Sie nach dem Zufassen die Last körpernah an, indem Sie sich von den Beinen her durch Strecken der Fuß-, Knie- und Hüftgelenke langsam aufrichten.
▬ Wenden Sie dabei die richtige Atemtechnik an (siehe oben).

❗ **Daran sollten Sie denken**
Gewichte immer gleichmäßig, nie ruckartig anheben!

Richtiges Tragen

Benutzen Sie möglichst Hilfsmittel auch zum Tragen kleiner Lasten. Halten Sie den Rücken immer gerade.

▪▪▪ So geht's
▬ Verteilen Sie Lasten symmetrisch.
▬ Während des Transports tragen Sie den Gegenstand möglichst nah am Körper.

Richtige Schwerpunktverlagerung beim Heben und Tragen

Durch kleine Schritte mit geradem Oberkörper kann die gewünschte Drehung erfolgen.

▪▪▪ So geht's
▬ Beine dabei wechselnd belasten und in den Gelenken locker bleiben.
▬ Arbeiten Sie rhythmisch und koordiniert, vermeiden Sie abgehackte Bewegungen.

❗ **Daran sollten Sie denken**
Unter Belastung sollten Dehnungen der Wirbelsäule vermieden werden.

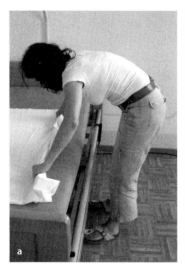 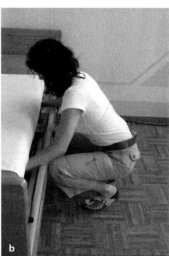 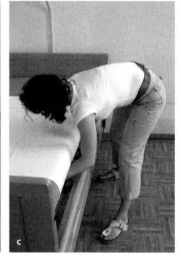

◨ **Abb. 10.5. a)** Falsches Bücken; **b** u. **c)** Arbeiten mit geradem Rücken

Lasten auf mehrere Personen verteilen

Nutzen Sie die Fähigkeit des Pflegebedürftigen zur Mithilfe.

■■■ **So geht's**
— Arbeiten Sie nach Möglichkeit mit einer Hilfsperson (z. B. weiteren Angehörigen, Nachbarn).
— Sprechen Sie Ihre Verrichtungen mit dem Pflegebedürftigen bzw. mit weiteren Hilfskräften ab.

Einsatz von Hilfsmitteln

Es gibt zahlreiche Hilfsmittel, die die Pflege von Bettlägerigen bzw. einen Transfer sehr effektiv erleichtern können. Diese Hilfsmittel sollten nach Möglichkeit verstärkt eingesetzt werden.
Reduzieren von Reibung
— Rollbrett
— Alternativ Plastikfolie

Erleichtern von Umsetzen und Lagern
— Gleitmatte oder Rutschbrett, alternativ Stecklaken
— Drehscheibe
— Haltegürtel

Vermeidung von Aus- und Wegrutschen
— Anti-Rutsch-Matte

Aufrichten
— Bettleiter (▶ Kap. 14, ▢ Abb. 14.10)

> **Tipp**
> Lassen Sie sich im Sanitätshaus die Hilfsmittel zeigen und erklären.

10.3.3   Was kann ich sonst noch tun?

Stärken Sie Ihre Rückenmuskulatur. Volkshochschulen und Fitness-Studios bieten spezielle Rückenkurse an (▶ Kap. 21 »Wie geht es Ihnen«).

> **Tipp**
> Eine kräftige, trainierte Wirbelsäulenmuskulatur kann Beschwerden vermeiden helfen.

Erlernen Sie weitere Arbeitstechniken bzw. Methoden. Fragen Sie dazu bei Ihrer Pflegekasse nach und lesen Sie dazu auch ▶ Kap. 15 »Wenn Sie mehr tun wollen«:
— Bobath-Konzept
— Kinästhetik
— Prinzipien des rückengerechten Patiententransfers

❗ **Daran sollten Sie denken**
Beim Bewegen von Pflegebedürftigen sollten immer Arbeitstechniken angewendet werden, die sich am Wohlbefinden der Pflegebedürftigen orientieren und gleichzeitig die Pflegenden entlasten.

10.4   So pflegen Sie planvoll

Die Pflege eines Angehörigen ist eine umfangreiche Aufgabe. Sie erfordert persönlichen Einsatz und Organisationsvermögen sowie Fachwissen für die Durchführung der einzelnen Pflegemaßnahmen. Vor jeder Pflegehandlung sind Entscheidungen gemeinsam mit dem Pflegebedürftigen zu treffen:
— **W**as ist zu tun (z. B. Körperpflege im Bett, im Liegen oder am Bettrand)?
— **W**ie ist es zu tun (wer macht was, nach welcher Methode, z. B. nach Bobath)?
— **W**ann ist es zu tun (vor oder nach dem Frühstück)?
— **W**elche Materialien und Arbeitsmittel werden eingesetzt (Pflegeprodukte, Hilfsmittel)?

Die konkrete Pflegehandlung gliedert sich auf in **Vorbereitung**, **Durchführung** und **Nachbereitung**.

10.4.1   Was muss ich bei der Vorbereitung bedenken?

Die Vorbereitung einzelner Pflegemaßnahmen umfasst die Vorbereitung der beteiligten Personen, der Umgebung und der Hilfsmittel.

Vorbereitung des Pflegebedürftigen

Informieren Sie sich zunächst über den Zustand und das Befinden des Pflegebedürftigen:

Wie geht es ihm heute?

Kann die Pflegehandlung wie gewohnt durchgeführt werden?

Kann der Pflegebedürftige evtl. heute mehr selbstständig übernehmen?

Sprechen Sie sich mit ihm ab!

Vorbereitung der eigenen Person

Stellen Sie sich zunächst gedanklich auf die Pflegemaßnahme ein. Zur Ihrer Vorbereitung gehört:

Hände waschen

Ggf. umkleiden

Ggf. Schmuck ablegen

Ggf. Handschuhe und Schürze anziehen

Das Gleiche gilt für eine zusätzliche Hilfskraft.

Vorbereitung der Umgebung

Je nach Maßnahme ist die Umgebung anzupassen, z. B.:

Räume (Bad) vorheizen

Platz schaffen (Barrieren beseitigen)

Türen schließen (Intimsphäre wahren)

Störquellen ausschalten (Radio, Telefon)

Vorbereitung der Hilfsmittel

Zur Erleichterung der Pflegesituation sollten alle Hilfsmittel (z. B. Rollstuhl neben das Bett stellen) und Pflegehilfsmittel (Bett auf Arbeitshöhe stellen) eingesetzt und alle Pflegemittel (z. B. Waschutensilien, Salben und Cremes) und Sonstiges (Wäsche zum Wechseln, Kleidung) griffbereit, z. B. auf einen Stuhl, bereitgestellt werden.

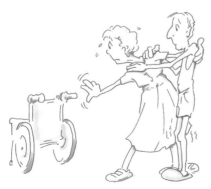

Planen

10.4.2 Was muss ich bei der Durchführung bedenken?

Täglich ist die Situation neu einzuschätzen und die Maßnahme muss ggf. angepasst werden. Bei der Durchführung gilt:

Nehmen Sie die einzelnen Pflegemaßnahmen sachrichtig in der richtigen Reihenfolge vor.

Motivieren Sie den Pflegebedürftigen mitzuhelfen bzw. einzelne Handlungen selbstständig durchzuführen (aktivierende Pflege).

Denken Sie an die jeweilige Prophylaxe.

Erfüllen Sie die Anforderungen der Hygiene.

Denken Sie an eine rückenschonende Arbeitsweise.

10.4.3 Was muss ich bei der Nachbereitung bedenken?

Die Pflegemaßnahmen werden abgeschlossen, wenn das gemeinsame Ziel der Maßnahme erreicht ist (z. B. die Körperpflege ist abgeschlossen, der Pflegebedürftige angezogen und befindet sich in einer für ihn angenehmen Position). Abschlussarbeiten können nun erfolgen, z. B.:

Alle Hilfsmittel reinigen und versorgen

Zimmer/Bad aufräumen

Lüften

Benutztes Material entsorgen

Hände waschen

Ggf. umkleiden

Überdenken Sie noch einmal die Pflegesituation:

Müssen Sie Ihr Pflegehandeln korrigieren?

Muss der Arzt benachrichtigt werden?

Muss etwas bestellt/aufgefüllt werden?

Müssen mit dem Pflegebedürftigen/anderen Beteiligen (z. B. Familie, professionelle Pflegekräfte, Krankengymnastik) neue Absprachen getroffen werden?

10.5 So arbeiten Sie hygienisch

Hygiene ist eine Vorsorgemaßnahme, um Krankheiten zu verhüten und das Wohlbefinden zu fördern. In der Krankenpflege versteht man unter Hygiene das Einhalten von Reinigungs- und Desin-fektionsmaßnahmen, welche die Vermehrung und Verbreitung von Keimen (z. B. Bakterien, Viren) einschränken. Keime vermehren sich besonders gut in einem feucht-warmen Umfeld. Sie gelangen direkt oder über Zwischenträger (Hände, Ausscheidungen, Staub, Bettwäsche, Hilfsgeräte usw.) durch natürliche Körperöffnungen oder auch über Wunden in den Körper, wo einige Keimarten eine Infektion bewirken können.

10.5.1   Wer ist infektionsgefährdet?

Bis zu einer bestimmten Zahl sind Keime für gesunde Menschen ungefährlich. Besonders infektionsgefährdet sind jedoch Pflegebedürftige, die einen schlechten Allgemeinzustand haben oder aggressiven Therapiemaßnahmen (z. B. Chemotherapie) ausgesetzt sind. Die Keimverbreitung über die Hände stellt hierbei eine der größten Gefahren dar.

10.5.2   Verwendung von Desinfektionsmitteln

Während Feindesinfektionsmittel der Haut- und Schleimhautdesinfektion dienen, werden Grobdesinfektionsmittel für Flächen und Gegenstände verwendet, indem diese feucht abgewischt, abgesprüht bzw. eingelegt werden. Einige Keime haben die Fähigkeit, widerstandsfähig (resistent) gegenüber Desinfektionsmitteln zu werden, insbesondere dann, wenn diese nicht vorschriftgemäß verwendet werden (Konzentration, Einwirkzeit). Lesen Sie hierzu auch ▶ Kap. 16 »Besondere Pflegesituationen – MRSA«.

10.5.3   Auf was muss ich achten?

Achten Sie auf gepflegte Hände und auf geschnittene, saubere Fingernägel. Tragen Sie bei Pflegemaßnahmen, bei denen mit einer Verschmutzung zu rechnen ist, Einweghandschuhe, und achten Sie beim Ausziehen darauf, dass deren Innenseiten nach außen gedreht werden.

Händewaschen

Waschen Sie Ihre Hände
- vor jeder Pflegemaßnahme mit besonderen Hygieneanforderungen (z. B. Einträufeln von Augentropfen),
- bevor Sie dem Pflegebedürftigen das Essen eingeben und vor jeder eigenen Mahlzeit,
- nach der eigenen Benutzung der Toilette und
- nach jeder schmutzigen oder keimbelasteten Verrichtung (z. B. Entsorgung von Ausscheidungen).

■ ■ ■ So geht's
- Unterarme und Hände (inkl. Fingerzwischenräume) mindestens 15 Sekunden mit Seife einschäumen.
- Unterarme und Hände gut abspülen und schonend trocknen.
- Zur Vermeidung von Hautschäden Hände evtl. eincremen.

Hygienisches Arbeiten

Tragen Sie selbst bei umfangreichen Pflegemaßnahmen bevorzugt kochfeste Kleidung. Weitere Maßnahmen sind:
- Waschen Sie bei infektiösen Erkrankungen die Wäsche bei 95°C, denn Krankheitserreger werden durch die normale Wäsche in der Maschine vernichtet.
- Tragen Sie ggf. eine Schutzschürze.
- Trennen Sie saubere und verschmutzte Flächen und Gegenstände konsequent.
- Entsorgen Sie Abfälle direkt, gebrauchte Wäsche direkt in den Wäschekorb entsorgen (nicht zwischenlagern).
- Vermeiden Sie unbedingt das Verschütten von Ausscheidungen; verunreinigte Flächen ggf. mit einem Flächendesinfektionsmittel desinfizieren.

 Kosten für zum Verbrauch bestimmten Pflegehilfsmittel, wie Fingerlinge, Einmalhandschuhe, Mundschutz, Schutzschürzen, Hände- und Flächendesinfektionsmittel, erstattet die Pflegekasse bis zu einer Höhe von 31 € pro Monat.

So pflegen Sie richtig

? Meine Frau hat eine Halbseitenlähmung. Ich muss ihr bei allem behilflich sein. Vor kurzem musste sie wegen einer starken Erkältung das Bett hüten. Plötzlich wurde alles schwieriger. Viele Handgriffe haben gefehlt.

Um einen pflegebedürftigen Menschen gut betreuen zu können, benötigt man Kenntnisse in der Grundpflege. Je nachdem, wie umfassend der Pflegebedarf ist, ob es sich um eine vorübergehende Erkrankung oder eine wahrscheinlich lang andauernde Pflegebedürftigkeit handelt, kann es sinnvoll sein, sich grundpflegerisches Wissen und weitere Konzepte (z. B. Bobath) anzueignen. Bei vielen Pflegetätigkeiten – wie zum Beispiel das Bett richten, An- und Auskleiden, Aufsetzen und Transfers – ist es empfehlenswert, sie unter Anleitung erfahrener Fachkräfte zu erlernen und praktisch zu üben. Das geschieht am besten in einem Pflegekurs oder in einer häuslichen Anleitung.

11.1   Bett richten

Das Bett eines bettlägerigen Kranken beziehungsweise Pflegebedürftigen wird am besten morgens und abends neu gerichtet, bei sehr heißem Wetter ggf. mehrmals täglich.

11.1.1   Was ist beim Herrichten des Bettes zu beachten?

Beim Herrichten des Bettes sollte sich die Pflegeperson das Bett zunächst auf Arbeitshöhe stellen und alle Utensilien (frische Bettwäsche o. Ä.) griffbereit anordnen. Für Kissen, Bettdecke und Lagerungshilfsmittel sollte eine Ablagemöglichkeit bereitgestellt werden (z. B. ein Stuhl). Die Rollen am Bett sollten festgestellt (gebremst) sein. Das Herrichten des Bettes umfasst:
- den Wäschewechsel bei verschmutzter Wäsche,
- das Glattziehen von Bett- und Stecklaken,
- das Entfernen von Krümeln und anderen Kleinteilen und
- das Aufschütteln der Kissen und Decken.

❗ **Daran sollten Sie denken**
Um Druckstellen zu vermeiden, sollte auf faltenfreie Bettlaken geachtet und die Knopfleiste der Kopfkissen seitlich gelegt werden.

11.1.2   Wie beziehe ich das Bett, wenn der Pflegebedürftige nicht mehr aufstehen kann?

Besonderheiten ergeben sich beim Betten einer bettlägerigen Person. Hier gibt es keine Methode im Ablauf des Bettens, die für alle Bettlägerigen gleich gilt. Ausschlaggebend ist immer der Zustand oder die Situation des Pflegebedürftigen (❑ Tab. 11.1).

11.2   Unterstützung beim Ausscheiden im Pflegebett

Menschen, die das Bett nicht mehr verlassen können, müssen ihre Ausscheidungen im Bett verrichten. Sind sie noch **kontinent** und können sich melden, dann ist die Urinflasche und das Steckbecken (Bettpfanne, Bettschüssel) eine gute Lösung. Ist der Pflegebedürftige **inkontinent**, sind besondere Vorgehensweisen zu berücksichtigen (▶ Kap. 16.1).

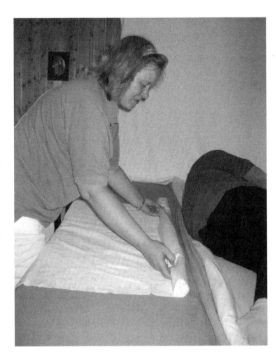

❑ **Abb. 11.1.** Bettlakenwechsel Seit zu Seit

◘ **Tab. 11.1.** Musterablauf zum Bettlakenwechsel (Seit zu Seit bei normaler Matratze)
So geht's
— Zuerst den Pflegebedürftigen über den anstehenden Wäschewechsel informieren
— Bett auf Arbeitshöhe stellen
— Alle Kissen, Lagerungsmaterial und Decken – bis auf ein kleines Kopfkissen – entfernen und auf den bereitgestellten Stuhl ablegen
— Den Pflegebedürftigen auf die Seite drehen (gegen die Wand, das Bettgitter oder zu einer Hilfsperson)
— Bettlaken und Stecklaken an Fuß- und Kopfende und in der Mitte lösen und an den Pflegebedürftigen heranrollen
— Frische Bettwäsche einspannen (Bett- und Stecklagen, ggf. zusätzlich Einmalunterlage) und zusammen hinter die benutzte Wäsche rollen
— Den Pflegebedürftigen über die Wäscherollen auf die andere Seite drehen
— Alte Bettwäsche entfernen und ablegen
— Zunächst das Laken, dann das Bettlaken glattziehen und am Bett einspannen
— Pflegebedürftigen umdrehen, bequem positionieren und zudecken (◘ Abb. 11.1)

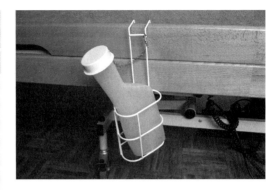

◘ **Abb. 11.2.** Urinflasche mit Halterung

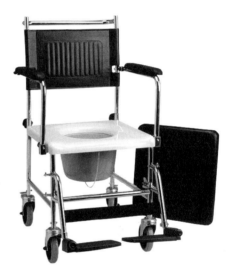

◘ **Abb. 11.3.** Toilettenstuhl

11.2.1 Die Urinflasche

Urinflaschen gibt es für Männer und Frauen. Für ihre Benutzung gilt:

- Flasche zwischen die Oberschenkel anlegen, so dass die flache Seite auf der Matratze zum liegen kommt.
- Männer sollten sich den Penis möglichst selbst in den Flaschenhals legen.
- Danach ein Erfrischungstuch anbieten oder die Hände waschen lassen.

> **Tipp**
>
> Kann der Mann die Urinflasche selbstständig benutzen, kann sie durch eine Halterung am Bett deponiert werden (◘ Abb. 11.2).

11.2.3 Toilettenstuhl

Bei Pflegebedürftigen, die zwar aufstehen, aber nicht gehen können, kann ein Toilettenstuhl sinnvoll sein (◘ Abb. 11.3). Er ist fahrbar, seine Armlehnen sind wegzuklappen, so dass man von der Bettkante auf den Toilettenstuhl rutschen kann, bzw. sie beim Transfer nicht im Weg sind. Der Topf unter dem Stuhl kann entfernt werden, so dass der Stuhl auch über die Toilette geschoben werden kann.

▪▪▪ Das bereiten Sie vor

- Vor dem Transfer auf den Toilettenstuhl Bremsen feststellen.
- Sitzplatte entfernen und Steckbecken oder Toiletteneimer einschieben.
- Papiertuch und etwas Wasser in den Eimer geben.
- Pflegebedürftigen auf den Toilettenstuhl helfen.

> **Tipp**
>
> Wenn möglich, sollte der Toilettenstuhl ins WC gefahren werden: Das hat den Vorteil, dass dem Schamgefühl des Pflegebedürftigen Rechnung getragen wird und die Entsorgung einfacher ist.

11.2.3 Reichen des Steckbeckens

Die meisten Steckbecken sind aus Edelstahl. Bevor Sie diese verwenden, spülen Sie sie mit heißem Wasser aus, da sie andernfalls als eiskalt erlebt werden. Legen Sie dann ein Papiertuch hinein, so erleichtern Sie sich die Entsorgung des Stuhls.

Umgang mit dem Steckbecken

Beim Anlegen des Steckbeckens gehen Sie folgendermaßen vor (◘ Tab. 11.2).

Beim Entfernen des Steckbeckens können Sie der folgenden Vorgehensweise folgen (◘ Tab. 11.3).

◘ Tab. 11.3. Entfernen des Steckbeckens

Das benötigen Sie dazu

- Einmalhandschuhe
- Toilettenpapier (geeignet sind auch Haushaltsrollen)
- Ggf. Feuchte Reinigungstücher
- Ggf. Waschschüssel mit Wasser, evtl. Seife, Waschlappen und Handtuch
- Individuelles Intimpflegematerial

So geht's

- Einmalhandschuhe anziehen
- Bettdecke zurückfalten, Pflegebedürftigen auffordern, die Beine anzuwinkeln
- Kopfteil flach stellen
- Bettschüssel mit der einen Hand waagerecht gegen die Matratze drücken, Pflegebedürftigen mit der anderen Hand auf die Seite drehen (bzw. auffordern, sich zur Seite zu drehen
- Bettschüssel entfernen, am Fußende des Pflegebettes abstellen bzw. auf einem bereitgestellten Stuhl und zudecken
- Intimpflege vornehmen
- Evtl. dem Pflegebedürftigen das Waschen der Hände ermöglichen
- Kopfteil höher stellen
- Pflegebedürftigen bequem lagern
- Zimmer kurz lüften
- Einen Blick auf Stuhl und Urin werfen (alles normal?)
- Material reinigen, versorgen, entsorgen

◘ Tab. 11.2. Anlegen des Steckbeckens

So geht's	Das sollten Sie berücksichtigen
Stellen Sie das Kopfteil des Pflegebettes flach	
Bettdecke zurückfalten	
Pflegebedürftigen zur Mithilfe auffordern: er soll die Beine aufstellen und das Becken anheben	
Schieben Sie nun das Steckbecken unter das Becken des Liegenden (Deckel am Fußende des Bettes ablegen)	Bei männlichen Pflegebedürftigen gleichzeitig die Urinflasche anlegen
Kann der Pflegebedürftige nicht mithelfen, drehen Sie ihn zur Seite, legen das Steckbecken schräg am Gesäß an und drehen ihn wieder auf den Rücken zurück (◘ Abb. 11.4)	
Kopfteil jetzt wieder höher stellen	Wenn es der Zustand des Pflegebedürftigen erlaubt, setzt er sich auf, da die Ausscheidung im Sitzen leichter möglich ist
Kontrollieren Sie, ob der Pflegebedürftige gut auf dem Steckbecken liegt oder sitzt (Kreuzbein auf dem Schüsselrand)	
Pflegebedürftigen zudecken	

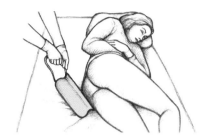

◨ **Abb. 11.4.** Steckbecken einlegen

11.3 An- und Auskleiden

Sich ankleiden ist Ausdruck einer ganz individuellen Körperkultur. Um sich den klimatischen sowie den situativen Erfordernissen entsprechend kleiden zu können, sind geistige und körperliche Fähigkeiten erforderlich.

11.3.1 Wann kann Hilfe beim Ankleiden erforderlich werden?

Folgende Faktoren können das Ankleiden erschweren:
- Sehr starke Beugestellung der meisten Gelenke
- Hohe Muskelspannung
- Psychische Abwehr der Maßnahmen
- Kombination der genannten Faktoren
- Um die Pflegesituation zu erleichtern, sollte unangepasste Kleidung vermieden und ein passendes Handlungsschema beim Ankleiden gewählt werden.

Allerdings sollte die Hilfe immer nur als Hilfe zur Selbsthilfe verstanden werden. Das bedeutet, dass sich der Pflegebedürftige selbstständig an- und ausziehen sollte und nur bei Selbstversorgungsdefiziten Hilfe gegeben wird.

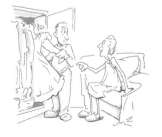

Kleidungswahl

Wahl der Kleidung

Bei der Wahl der Kleidung müssen folgende Punkte berücksichtigt werden:
- Sitzen die Verschlüsse an der richtigen Stelle?
- Sind Hals- und Ärmelöffnung weit genug?
- Verursacht die Stoffqualität stärkeres Schwitzen?

Anpassung der Kleidung

Oft kann die bestehende vertraute Kleidung praktisch angepasst werden:
- Futter entfernen und die Rückseite des Hemdes, der Hose oder des Rockes an der Naht öffnen und umsäumen.
- Anbringen von Klettverschlüssen statt Reißverschlüssen oder Knöpfen.
- Für vorhandene Lieblingsschuhe elastische Schnürsenkel kaufen, so dass diese als Slipper dienen können.
- Röcke und Hosen seitlich auftrennen und durchknöpfen (oder Reißverschluss einnähen).
- Bei Bettlägerigkeit: vorhandene Nachthemden hinten bis 5 cm unter den Kragen aufschneiden.

Beim Kauf können Sie auf Folgendes achten:
- Elastische Bündchen an Hals, Hüfte und Armen vereinfachen oft das An- bzw. Ausziehen.
- Kleidung evtl. etwas zu groß kaufen.
- Auf dehnbares Material bei Nachthemden, T-Shirts und Pyjamas achten.
- Es gibt verschiedene Unternehmen, die spezielle Kleidung für Menschen anbieten, für die das Ankleiden ein Problem ist.

➕ **Optimal behinderungsadaptierte Kleidung gilt als pflegeerleichternder Faktor bei der Minutenberechnung zur Einstufung durch den MDK (▶ Kap. 4 Die Pflegeversicherung).**

11.3.2 Was muss ich beim An- und Auskleiden beachten?

Um die Pflegesituation zu vereinfachen, sollte ein passendes Handlungsschema beim An- und Auskleiden gewählt werden:

— Menschen mit **Gleichgewichtsstörungen** und motorischen Störungen sollten sich zum Ankleiden möglichst immer hinsetzen.

— Menschen mit **Hirnleistungsstörungen** sollten sich so lange wie möglich selbstständig anziehen. Als Hilfestellung werden die Kleidungsstücke in der richtigen Reihenfolge hingelegt. Verschmutzte Kleidungsstücke, die der Betroffene immer wieder anziehen will, werden unauffällig weggelegt.

— Menschen mit **Herz-, Kreislauf- und Atemwegsproblemen** in Unterhose und Hose schlüpfen lassen, bevor der Betroffene zum Hochziehen der Kleidung aufsteht.

— Menschen mit **»pflegebedürftigen«** Extremitäten, wie z. B. »Gipsarm« oder »schmer-

zendes Bein«, sollte die betroffene Extremität immer zuerst bewegungsarm angezogen und entsprechend zuletzt bewegungsarm ausgezogen werden.

— Menschen mit liegender **Infusion** das Infusionssystem zunächst schließen. Die Infusionsflasche vorsichtig durch den Ärmel in die eigene Hand geben, dann erst den Arm mit der liegenden Infusionsnadel vorsichtig folgen lassen.

Anziehen bei Bettlägerigkeit

Bei bettlägerigen Patienten mit einer Einseitenlähmung (**Hemiplegie**) ist die in ◘ Tab. 11.4 beschriebene Reihenfolge beim An- und Auskleiden zweckmäßig.

Oberteil

◘ Tab. 11.4. An- und Ausziehen bei Hemiplegie	
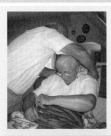	— Stellen Sie das Kopfteil des Bettes hoch und bitten Sie den Betroffenen, mit dem Kopf etwas vorzukommen
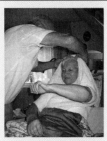	— Streifen Sie nun das Kleidungsstück (Pullover/Schlafanzugoberteil) über den Kopf — Bitten Sie, beide Arme anzuheben (ggf. betroffenen Arm dabei unterstützen)
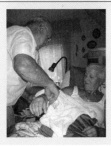	— Ziehen Sie den nicht betroffen Arm zuerst aus — Führen Sie danach den betroffenen Arm aus dem Ärmel des Kleidungsstückes (ggf. dabei durch Umfassen des Unterarmes Ellbogen und Handgelenk schützen)

■ **Tab. 11.4.** *Fortsetzung*

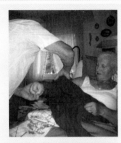

- Ärmel für den betroffenen Arm zusammenraffen
- Von vorne durch den Ärmel fassen und mit der eigenen Hand/Unterarm den betroffenen Unterarm so halten, dass Ellbogen und Handgelenk nicht durchhängen
- Mit der anderen Hand den Hemdsärmel über den Arm des Betroffenen streifen

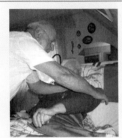

- Anschließend den nicht betroffenen Arm anziehen

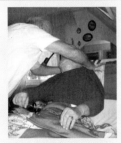

- Das Kleidungsstück etwas zusammenraffen

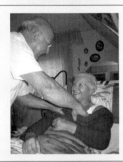

- Das Kleidungsstück über den Kopf ziehen (evtl. ist es erforderlich, dass beide Arme hoch gelegt bzw. hoch gehalten und der Kopf des Betroffenen angehoben wird)

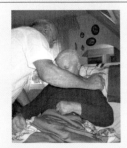

- Betroffenen etwas aufrichten und das Kleidungsstück glatt nach unten ziehen

Unterteil

Bei Pflegebedürftigen, die aufgrund einer Hemiplegie bettlägerig sind, bekommen vom Fuß her anzuziehende Kleidungsstücke (Hosen, einteiliges Kleid) folgendermaßen angezogen (◘ Tab. 11.5; hier am Beispiel Hose).

11.4 Bewegen in und aus dem Bett

Im pflegerischen Alltag sind Bewegungs- und Mobilisationshandlungen ein ständiges, kontinuierliches Handeln. Die Pflegeperson leistet ständig, je nachdem in welchem Zustand sich der Pflegebedürftige befindet, Anleitung, Beratung, Unterstützung, eine teilweise kompensatorische Übernahme bis hin zur komplett kompensatorischen Übernahme. Viele pflegerische Handlungen bedingen eine Veränderung der Position des Pflegebedürftigen, wie z. B.:

- beim Bettlakenwechsel,
- bei Lagewechsel (hoch- und runterrutschen, aufsetzen),
- durch die Vornahme der **Prophylaxen** (z. B. Lagerungen),
- bei der Körperpflege,
- bei der Nahrungsaufnahme,
- beim Kleidungswechsel,
- bei der Ausscheidung,
- beim Verbandswechsel oder
- beim Aufstehen aus dem Bett.

Die folgenden Tabellen zeigen die richtige Hilfestellung für überwiegend bettlägerige Menschen, die sich nur noch eingeschränkt selbst bewegen können. Mittels kinästhetischer Prinzipien (**Kinästhetik**: Lehre von den Bewegungsempfindungen) wird der Pflegebedürftige durch fortlaufende Gewichtsverlagerung innerhalb und zwischen Körperteilen in der vertikalen und horizontalen Ebene (4 Richtungen) bewegt. Der Vorteil besonders bei bewegungsschwachen Menschen liegt darin, dass eine Mehrbelastung für die Muskulatur, Gelenke und die inneren Funktionen somit minimiert wird.

Die Fotos zeigen, wie und wo Sie den Pflegebedürftigen berühren und bewegen sollten, ohne zu heben und zu tragen. Allerdings können sie

◘ Tab. 11.5. An- und Ausziehen einer Hose bei Hemiplegie

Anziehen einer Hose

- Hosenbein zusammenraffen und über das (betroffene) Bein vom Fuß bis zum Unterschenkel ziehen
- Dann über das andere (nicht betroffene) Bein ziehen
- Hose bis zu den Oberschenkeln hochziehen
- Gesäß anheben lassen bzw. den Pflegebedürftigen drehen
- Das Kleidungsstück ganz hochziehen

Ausziehen einer Hose

- Hose öffnen
- Gesäß anheben lassen bzw. den Pflegebedürftigen drehen
- Hose nach unten ziehen
- Hosenbein vom gesunden Bein streifen
- Stützend für den (betroffenen) Fuß den Unterschenkel umfassen und Hosenbein vom Bein ziehen, ohne das Kniegelenk zu überstrecken

keine fachliche Anleitung ersetzen. Fragen Sie in Pflegediensten nach häuslicher Anleitung zu kinästhetischen Transfers.

11.4.1 Zum Kopfende hin verlagern

Der ständig bettlägerige Mensch rutscht besonders bei höher gelagertem Oberkörper immer wieder in Richtung Fußende. Meist hat er dann eine im Brustbereich abgenickte unbequeme Haltung, die das Atmen erschweren kann. Deswegen muss er regelmäßig gewebeschonend (d. h. ohne Reibung, Rutschen oder Ziehen) an das Kopfende bewegt werden (◘ Tab. 11.6).

11.4.2 Im Bett zur Seite drehen

Bei vielen Pflegehandlungen (z. B. 30°-Lagerung) muss man den Pflegebedürftigen auf die Seite positionieren oder kurzfristig drehen (z. B. bei Ausscheidungen; ◘ Tab. 11.7).

◧ Tab. 11.6. Im Bett nach oben bewegen

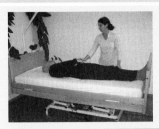

Die Situation hat man oft: Der Pflegebedürftige ist bis an das Fußende im Bett heruntergerutscht und soll nun wieder zum Kopfende hin verlagert werden. Ohne ihn zu heben, wird der Pflegebedürftige im Bett nach oben bewegt.
- Stellen Sie zunächst das Bett flach
- Entfernen Sie das gesamte Zubehör aus dem Bett (Kissen, Bettdecke Lagerungsmaterial)
- Legen Sie die Arme des Pflegebedürftigen über die Brust (ein runder Rücken ist beweglicher)

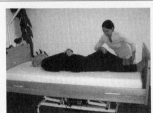

- Greifen Sie mit einer Hand von unten an die Ferse
- Mit der anderen Hand an die Innenseite des Knies
- Legen Sie den Fuß nach außen zur Seite (*Außenrotation*)
- Während Sie nun die Ferse nach oben Richtung Hüfte schieben, ziehen Sie gleichzeitig das Knie zu sich nach außen (Froschschenkel-Bewegung)

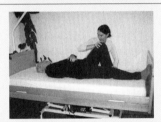

- Dann stellen Sie das Knie auf und geben das Körpergewicht vom Becken auf den Fuß, indem Sie das Knie zum Fußende des Bettes verschieben und auf den Fuß nach unten drücken
- Sie stellen fest, dass sich dabei die Hüfte anhebt
- Die Seite, die bewegt werden soll, ist nun frei (liegt nicht mehr auf der Matratze)

Bewegt wird immer nur die von Gewicht entlastete Seite

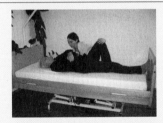

Nehmen Sie jetzt selbst eine Schrittstellung Richtung Kopfteil ein
Ohne das Knie los zu lassen (Spannung halten), greifen Sie um:
- Die Hand, die zuvor den Fuß gehalten hat, geht zum Knie
- Die Hand, die zuvor das Knie gehalten hat, geht an den hinteren Brustkorb

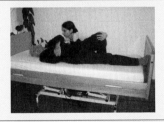

- Das Gewicht am Brustkorb wird nach unten und zur anderen Schulter verlagert
- Darauf folgt der Druck am Knie (nach oben schieben)
- Der Pflegebedürftige liegt jetzt etwas diagonal im Bett (eine Seite ist schon nach oben bewegt)

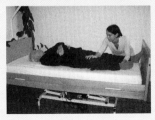

Nun folgt die andere Körperhälfte auf die gleiche Weise:
- Legen Sie den Fuß nach außen zur Seite (Außenrotation)
- Während Sie nun die Ferse nach oben Richtung Hüfte schieben, schieben Sie gleichzeitig das Knie von sich weg nach außen (Froschschenkel-Bewegung)

◨ **Tab. 11.6.** *Fortsetzung*

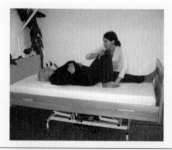

- Dann stellen Sie in einer runden Bewegung das Knie auf und geben das Körpergewicht vom Becken auf den Fuß (siehe oben)
- Sie stellen erneut fest, dass sich dabei die Hüfte anhebt
- Die Seite, die bewegt werden soll, ist nun frei (liegt nicht mehr auf der Matratze)

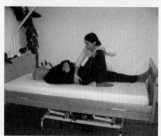

- Wieder gehen Sie mit Ihrem Körper den Bewegungen nach, indem Sie wieder Schrittstellung einnehmen
- Greifen Sie – wie oben beschrieben – mit beiden Händen um
- Eine Hand hält die Spannung am Knie
- Die andere Hand greift zunächst zur Hüfte und dreht den Pflegebedürftigen leicht zur Seite. Dabei verlagert sich das Gewicht zur anderen Beckenseite

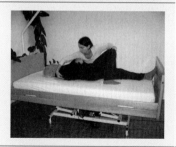

- Nun können Sie gut mit Ihrer Hand an den Brustkorb gelangen. Das Gewicht wird von der Schulter nach unten und zur anderen Seite verlagert

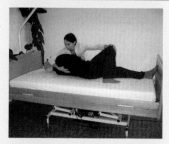

- Drehen Sie den Pflegebedürftigen etwas weiter zu sich herum
- Über Zug verlagert sich das Gewicht des Oberkörpers zur anderen Schulter
- Drücken Sie das Knie nach oben (alternativ kann auch am Sitzbein des Beckens geschoben werden)

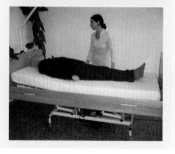

- Diese Bewegungen müssen Sie (je nach Beweglichkeit des Pflegebedürftigen) mehrmals wiederholen, solange bis die Endposition erreicht ist

Beachten Sie:
- Auch wenn Sie für diese Art der Hochbewegung etwas Zeit benötigen, bewegen Sie gleichzeitig die Gelenke des Pflegebedürftigen; gleichzeitig sind die Bewegungen für ihn i.d.R. sehr angenehm
- Sie selbst haben Ihren Rücken nicht belastet!

■ Tab. 11.7. Zur Seite drehen (Rechts und links vom Pflegebedürftigen aus)

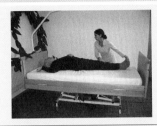

- Der Pflegebedürftige legt seine rechte Hand nach oben neben den Kopf
- Greifen Sie mit einer Hand von unten an die Ferse
- Mit der anderen Hand an die Innenseite des Knies
- Legen Sie den Fuß nach außen zur Seite (Außenrotation)
- Während Sie nun die Ferse nach oben Richtung Hüfte schieben, ziehen Sie gleichzeitig das Knie zu sich nach außen (Froschschenkel-Bewegung)

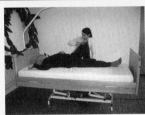

- Dann stellen Sie das Knie auf und geben das Körpergewicht vom Becken auf den Fuß, indem Sie das Knie zum Fußende des Bettes verschieben und auf den Fuß nach unten drücken
- Sie stellen fest, dass sich dabei die Hüfte anhebt
- Die Seite, die bewegt werden soll, ist nun frei (liegt nicht mehr auf der Matratze)

Bewegt wird immer nur die von Gewicht entlastete Seite

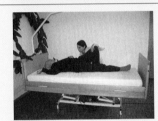

- Nehmen Sie jetzt selbst eine Schrittstellung Richtung Kopfteil ein
- Ohne das Knie los zu lassen (Spannung halten) greifen Sie um
- Die Hand, die zuvor den Fuß gehalten hat, geht zum Knie
- Die Hand, die zuvor das Knie gehalten hat, geht an den hinteren Brustkorb

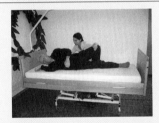

- Legen Sie das Knie über das unten liegende Bein zur Seite
- Gleichzeitig verlagern Sie das Gewicht am Brustkorb, es wird nach unten und zur anderen Schulter verlagert

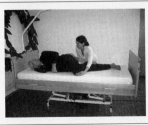

- Schieben Sie ggf. an der oben liegenden Hüfte noch einmal etwas Gewicht auf das Knie

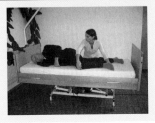

- Kontrollieren Sie, ob der Pflegebedürftige stabil seitlich liegt

11.4.3   An den Bettrand aufsetzen

Voraussetzung für einen stabilen Sitz am Bettrand ist, dass der Pflegebedürftige soweit im Bett liegt, dass nach dem Aufsetzen die gesamten Oberschenkel auf dem Bett zum Aufliegen kommen. Gegebenenfalls muss man den Pflegebedürftigen zuvor an die andere Bettseite bringen (◻ Tab. 11.8).

11.4.4   Auf den Stuhl umsetzen

Das Umsetzen auf den Stuhl kann auf verschiedene Weise geschehen. Damit der Pflegebedürftige regelmäßig zum Stehen kommt, ist der hohe Transfer empfehlenswert (◻ Tab. 11.9 und ◻ Tab. 11.10).

🛈 **Daran sollten Sie denken**
Üben Sie diese Transfers zunächst mit einem gesunden Familienmitglied!

> **Tipp**
> Fragen Sie nach weiteren Transfermöglichkeiten bei einem Pflegedienst nach und lassen Sie sich anleiten.

11.4.5   Unterstützung beim Aufstehen

Nicht immer benötigt der Pflegebedürftige so umfangreiche Hilfe, wie oben beschrieben. Besonders beim Aufstehen braucht es oft nur ein wenig Nachhilfe, damit sich der Pflegebedürftige selbstständig weiter bewegen kann (◻ Tab. 11.11).

◻ **Tab. 11.8.** An den Bettrand aufsetzen

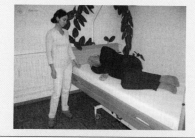

Der Pflegebedürftige liegt auf der Seite
- Eine Hand (unten liegend) unterstützt seinen Kopf
- Die andere Hand (oben liegend) liegt auf der Matratze (mit dieser kann er sich später evtl. abstützen)
Das Bett ist auf Ihre Arbeitshöhe eingestellt, so können Sie mit geradem Rücken arbeiten

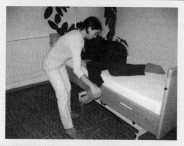

Zunächst wird das unten liegende Bein aus dem Bett geführt
- Dazu greifen Sie an die Ferse und das Knie

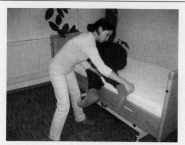

- Dann folgt das zweite (oben liegende) Bein nach

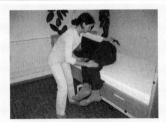

Das Gewicht wird jetzt vom Becken zu den Füßen hin verlagert
- Greifen Sie dazu an den Beckenkamm und schieben Sie das Gewicht auf das Knie und vom Knie auf die Füße
- Sie stellen fest, dass sich der Oberkörper schon »aufmacht«, sich aufzusetzen

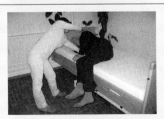

- Greifen Sie nun an den seitlichen Brustkorb des Pflegebedürftigen
- Um besser dahin greifen zu können, schieben Sie die oben liegende Schulter etwas nach hinten

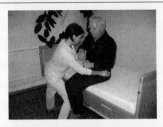

Wenn Sie das Gefühl haben, dass der seitliche Brustkorb des Pflegebedürftigen gut in Ihrer Hand liegt, geben Sie das Gewicht der oben liegenden Schulter auf das Becken
- Ziehen Sie die oben liegende Schulter nach vorne unten

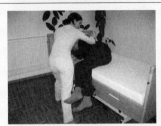

Greifen Sie nun um:
- Ihre freie Hand liegt mit dem Handballen auf den Beckenkamm und drückt ihn nach hinten
- Gleichzeitig kommt der Oberkörper mit Ihrer Unterstützung durch die andere Hand (ggf. zusätzlich durch Abdrücken des Pflegebedürftigen mit seiner Hand auf der Matratze) nach oben

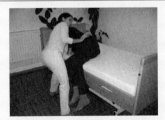

Sie selbst stehen dabei in Grätschstellung und machen die Bewegung gleichzeitig mit

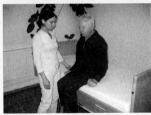

◼ **Tab. 11.9.** Umsetzen vom Bett auf den Stuhl (rechts und links vom Pflegebedürftigen aus!)

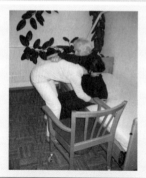

Stellen Sie die Betthöhe so ein, dass die Füße des Pflegebedürftigen Boden-kontakt haben
- Gehen Sie so weit mit Ihrem Oberkörper nach unten, dass der Pflegebedürf-tige beide Arme über eine Schulter auf Ihren Rücken legen kann
- Schieben Sie mit der Hand unter dem Becken (Sitzbeinhöcker links) das Gewicht nach oben zur linken Schulter

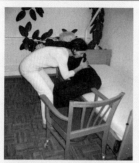

- Neigen Sie sich gemeinsam zunächst **zur rechten Seite** auf das Sitzbein
- Dann anschließend **nach vorne** (das Gewicht kommt auf das rechte Knie, von dort auf den rechten Fuß)

Die linke Seite ist nun frei (ohne Gewicht)

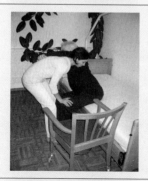

- Geben Sie mit Ihrer Hand nun Druck auf das **linke Knie** als Bewegungs-information zum Aufstehen

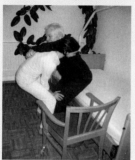

Über Ihre eigene Aufrichtbewegung gehen Sie eine »hängende Beziehung« ein; damit ist ein Gegengewicht für Sie da
Während der Aufstehbewegung geht der Oberkörper wieder **zur linken Seite**

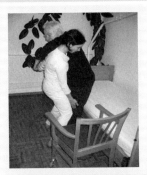

— Und gemeinsam aufstehen **nach oben**

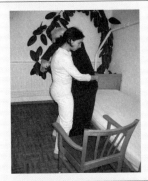

— Jetzt wird das Gewicht mittig verteilt, so dass beide stabil stehen, bevor z. B. das Umsetzen begonnen wird
— Ihre beiden Knie unterstützen die Knie des Pflegebedürftigen, solange bis Knochen auf Knochen steht: dann ist ein stabiler Stand erreicht

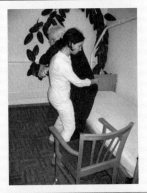

Das Umsetzen beginnt aus einer stabilen Position heraus
Bewegt wird immer nur die von Gewicht entlastete Seite
Mit eigener Aufrichtbewegung wird zunächst das
— Gewicht vom Becken **nach oben,**
— **zur rechten Seite** und
— **nach vorne** auf den rechten Fuß verlagert

Das linke Bein ist jetzt entlastet

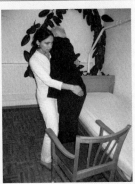

Drehen Sie sich nun selbst im Halbkreis **zur linken Seite**
— Geben Sie über die Beckenschaufel dem Pflegebedürftigen eine Bewegungsanleitung, indem Sie mit der Hand das Becken ebenfalls in einen Halbkreis dirigieren

⬛ **Tab. 11.9.** *Fortsetzung*

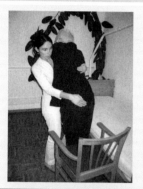

Führen Sie Gleiches auf der anderen Seite durch:
Verlagern Sie das
- Gewicht vom rechten Becken **nach oben,**
- zur linken Seite und
- **nach vorne** auf den linken Fuß

Jetzt ist das rechte Bein entlastet

Mit eigener Drehbewegung und mit eigenem Knie das rechte Knie des Pflegebedürftigen in Drehbewegung
- **zur rechten Seite** nach hinten schieben

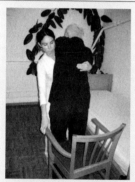

Nehmen Sie nun eine stabile Position ein
Vergewissern Sie sich, dass der Stuhl richtig steht

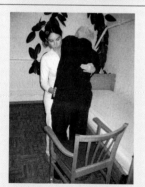

Nehmen Sie nun das
- Gewicht vom Becken **nach oben,**
- **zur rechten Seite** und
- **nach vorne** auf den rechten Fuß

Leiten Sie jetzt über eine Bewegungsanleitung (nach hinten drücken) am Darm-
beinhöcker das Hinsetzen ein
- Schrittbewegung nach hinten **zur linken Seite**

Mit eigenem Oberkörper die Bewegung zum Hinsetzen begleiten
Während des Hinsetzens Gewicht auf **die linke** Seite verlagern, um die rechte
Körperseite durch Schrittbewegung **nach hinten** beim Hinsetzen zu begleiten

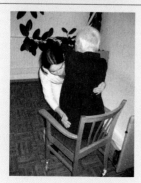

Durch Vor- und Zurückrutschen die Position stabilisieren
Wenn nötig, mit beiden Händen unter rechtem und linkem Gesäß/Oberschenkel
über Kreisbewegungen nach rechts und nach links Gewicht mittig verteilen

◪ **Tab. 11.10.** Umsetzen im Kniestand (rechts und links vom Pflegebedürftigen aus!)

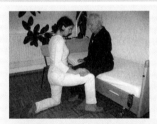

Stellen Sie die Betthöhe so ein, dass die Füße des Pflegebedürftigen Bodenkontakt haben
━ Knien Sie so vor dem Pflegebedürftigen, dass er einen Arm über Ihre linke Schulter auf Ihren Rücken legen kann
━ Seine linke Hand liegt auf Ihrem Knie, um sich ggf. darauf abzustützen

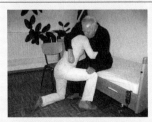

━ Ihre linke Hand liegt am Brustkorb, Ihre rechte Hand liegt auf dem rechten Knie des Pflegebedürftigen

Neigen Sie sich nun gemeinsam zu linken Seite
━ Das Gewicht geht zunächst **zur linken Seite** auf das Sitzbein
━ Dann anschließend **nach vorne** und das Gewicht kommt auf das linke Knie, von dort auf den linken Fuß)
Die rechte Seite ist nun frei (ohne Gewicht)

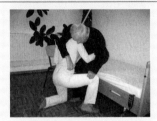

━ Mit eigener Aufricht- und Drehbewegung schiebt Ihre linke Hand am Brustkorb, während die rechte Hand am Knie den Aufstehimpuls gibt (nach unten drücken)

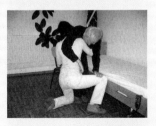

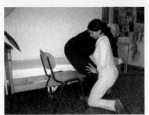

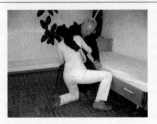

━ Indem Sie sich selbst nach vorne neigen, kommt der Pflegebedürftige zum Sitzen
━ Durch Ihre Hand am Brustkorb haben Sie den Pflegebedürftigen gut im Griff, so dass er mittig auf dem Stuhl zum Sitzen kommt

◘ **Tab. 11.11.** Unterstützung von der Seite (rechts und links vom Pflegebedürftigen aus)

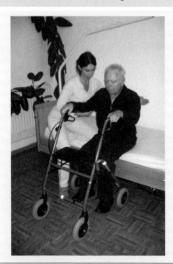

In dieser Situation wird davon ausgegangen, dass der Pflegebedürftige nur etwas Unterstützung beim Aufstehen benötigt
— Bremsen Sie zunächst den Gehwagen
— Stellen Sie die Betthöhe so ein, dass die Füße des Pflegebedürftigen Bodenkontakt haben
— Gehen Sie seitlich neben den Pflegebedürftigen
— Unterstützen Sie seinen (hier im Beispiel rechten) Unterarm mit Ihrer rechten Hand
— Ihre linke Hand liegt hinter dem Rücken auf dem linken Schulterblatt

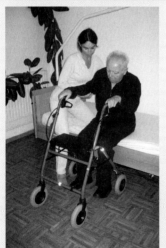

Verlagern Sie durch Impuls Ihrer rechten Hand zunächst das
— Gewicht vom rechten Becken **nach oben**

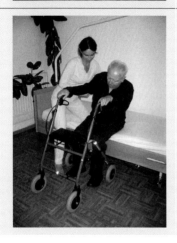

Neigen Sie sich nun nach vorne und verlagern Sie das Gewicht
— zur linken Seite

◼ **Tab. 11.11.** *Fortsetzung*

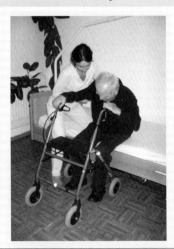

— **nach vorne** auf das linke Knie bis auf den linken Fuß

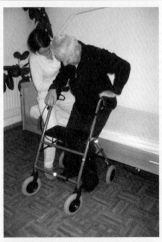

In der gleichzeitigen Aufstehbewegung verlagern Sie nun das Gewicht durch den Impuls am Brustkorb
— vom **linken** Fuß auf den **rechten** Fuß
— von dort auf das **rechte** Knie bis zur **rechten** Hüfte

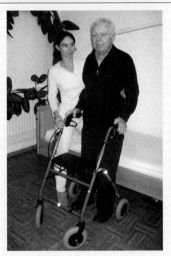

— Sie haben das Gewicht kreisförmig spiralig bis in den Stand hinein verlagert
— Wenn der Pflegebedürftige stabil steht, kann er die Bremsen am Gehwagen lösen und gehen

11.5   Vorsicht Sturz!

Die meisten Stürze bei älteren Menschen ereignen sich im häuslichen Umfeld. Ihre Ursache liegt meist im stürzenden Menschen selbst, in seiner verringerten Fähigkeit zur sicheren Fortbewegung. Darüber hinaus vermindern körperliche oder geistige Erkrankungen oder Behinderungen die Reaktionsfähigkeit des Betroffenen, was u. a. zu einem erhöhten Sturzrisiko führt. Dadurch kann mitunter jede Eigenaktivität, wie das Aufstehen aus dem Bett oder der Gang zur Toilette, zur Gefahr werden, besonders dann, wenn weitere Risikofaktoren vorliegen, wie z. B.:

- Bewegungsarmut
- Balancestörungen
- Kraftminderungen in den Beinen
- Sehstörungen
- Einnahme von **Psychopharmaka**
- Knochen- und Gelenkerkrankungen
- Schmerzen
- Sturzangst

Wenn Sie bei Ihrem Angehörigen eine Bewegungsunsicherheit beobachten oder die oben genannten Risikofaktoren vorliegen, sollten neben der Beseitigung der technischen Hindernisse und Gefahren weitere Prophylaxemaßnahmen durchgeführt werden.

▪▪▪ So geht's

- Dem Pflegebedürftigen Hilfestellung und Begleitung anbieten.
- Auf Erschöpfungszeichen und Alkoholisierungszustände achten.
- Reichlich zu trinken anbieten (verschüttete Flüssigkeiten immer gleich aufwischen).
- Auf eine ausgewogene Ernährung achten (ggf. eiweißreiche Ernährung, ▶ Kap. 13 »Hat es Dir geschmeckt«).
- Die Betthöhe immer so einstellen, dass ein bequemes Ein- und Aussteigen möglich ist.
- Rollstühle/Toilettenstühle immer feststellen und die Festigkeit der Armlehnen überprüfen
- Auf defekte Beleuchtung (insbesondere der Nachtbeleuchtung) achten.

- Zu lange Kleidung, die auf dem Boden schleift, und schlecht sitzende Schuhe, die den Gang verändern, vermeiden.
- Tragen von rutschsicheren Noppensocken (auch bei kalten Füßen im Bett).
- Funktionsfähigkeit von Brille, Hörgerät, Gehhilfe, Stock, Rollstuhl, Beinprothesen, usw. regelmäßig überprüfen.
- Das Zimmer/die Wohnung regelmäßig lüften
- Oft benötigte Gegenstände in Hüft- oder Brusthöhe unterbringen.
- Medizinische Gefahren beachten: das bedeutet, dass eine erhöhte Aufmerksamkeit und gezielte Hilfestellung erforderlich wird, wenn der Pflegebedürftige Medikamente einnimmt, die die Wahrnehmung, Koordination oder **Motorik** beeinträchtigen.

> **Tipp**
>
> Ein Bewegungsmelder aus dem Baumarkt auf 50 cm Höhe über Boden angebracht, kann das nächtliche Aufstehen zur Toilette sicherer machen.

❶ Daran sollten Sie denken
Folgen von Stürzen können gemildert werden durch:

- Tragen eines Notrufsenders (siehe ▶ Pflegehilfsmittel)
- Regelmäßiger (täglicher) Kontakt zu Familie, Freunden, Nachbarn
- Bereitliegen wichtiger Telefonnummern (Arzt, Notarzt, Angehörige) und Brille am Telefon

11.5.1   Aufstehen nach einem Sturz

Nicht jeder Sturz muss gleich mit ernsthaften Verletzungen einher gehen. Doch manchmal fehlt einfach die Kraft, um alleine wieder auf die Beine zu kommen. Mit den richtigen Bewegungsabläufen kann das Aufstehen meist jedoch erleichtert werden (◘ Tab. 11.12).

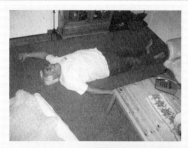

Ausgangslage:
Nach einem Sturz liegt die Person oftmals auf dem Rücken, aus dieser Position heraus, versuchen viele Menschen wieder aufzustehen, indem sie sich aufsetzen – doch dann geht's meist nicht weiter
- Deswegen sollte man sich zunächst auf den Bauch umdrehen

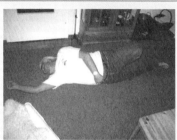

Für Personen, die wenig oder keine Kraft haben:
- Legen Sie den Kopf auf die Seite, über die Sie sich auf den Bauch rollen möchten und überstrecken Sie ihn danach fest nach hinten in Richtung Wirbelsäule; meist entsteht ein Hohlkreuz und der Körper dreht sich schon automatisch in Richtung Seitenlage
- Strecken Sie den unten liegenden Arm (wenn möglich) über den Kopf hinaus: so kommt die Drehung leichter zustande, da man nicht über ihn hinweg rollen muss
- Winkeln Sie das oben liegende Bein an und schwingen Sie den oben liegenden Arm nach vorne

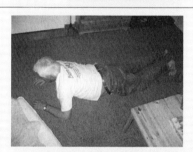

In der Bauchlage stützen Sie sich auf beide Ellenbogen auf; bewegen Sie sich nun in den Vierfüßlerstand:
- Stützen Sie sich auf Ihre Unterarme auf; heben Sie jetzt das Gesäß leicht an und bewegen sich (laufen) auf den Unterarmen in Richtung Füße: Sie kommen automatisch in den Vierfüßlerstand
- Alternativ: heben Sie das Gesäß leicht an und ziehen ein Bein nach dem anderen bis in den Vierfüßlerstand an

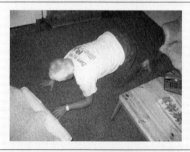

- Bewegen Sie sich aus dem Vierfüßlerstand in den Vierfüßlergang

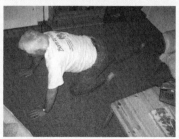

- Strecken Sie nun die Arme durch und bewegen sich (krabbeln) auf allen Vieren zu einem standfesten Stuhl, einem Tisch, einer Couch, in unserem Beispiel einem Sessel

□ Tab. 11.12. Aufstehen nach Sturz

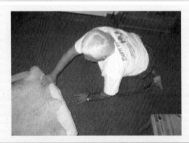

- Stützen Sie sich nun mit beiden Händen an der Sitzfläche ab und richten Sie Ihren Oberkörper auf

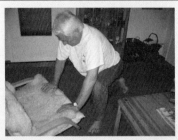

- Strecken Sie die Arme durch und stellen das erste Bein im rechten Winkel auf; verlagern Sie jetzt Ihr ganzes Gewicht auf das aufgestellte Bein
- Als Angehörige können Sie an dieser Stelle den Gestürzten unterstützen, indem Sie am Gesäß unter den Sitzbeinhöcker fassen und das Aufstehen durch Druck nach oben unterstützen

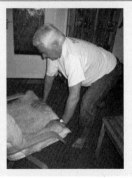

Jetzt lässt sich das zweite Bein leicht aufstellen und Sie können sich
- entweder ganz in den Stand aufrichten
- oder Sie drehen sich langsam um und setzen sich in den Sessel

11.5.2 Sturzprophylaxe durch Training

Neben altersbedingten Veränderungen und akuten oder chronischen Erkrankungen ist mangelnde körperliche Aktivität (passiver Lebensstil) die Hauptursache für die nachlassende körperliche Leistungsfähigkeit im Alter. Schon ab dem 35. Lebensjahr beginnt ein Abbau der körperlichen Leistungsfähigkeit von ca. 1-1,5% pro Jahr, ab dem 75. Lebensjahr ist dies noch beschleunigt.

❶ Daran sollten Sie denken
Immobilität bei akuter Erkrankung führt zum Verlust an Muskelmasse von 1-1,5 % pro Tag.

Häufig sind es motorische Defizite (Kraftdefizit, Balancedefizit, Gangdefizit), die als Ursachen für Funktionsverluste, Pflegebedürftigkeit und den Verlust der Selbstständigkeit in Frage kommen. Doch selbst im hohen Alter sind motorische Leistungen auch bei schweren körperlichen Vorschädigungen durch körperliches Training zu verbessern. Im Englischen heißt das »Use it or loose it«, übersetzt »Trainiere es oder verliere es«.

▪▪▪ So geht's

– Immer mehr Krankenkassen haben Angebote zum Thema »Gesund ins Alter« (◘ Abb. 11.5). Fragen Sie bei Ihrer Krankenkasse nach einem Trainingsprogramm für Senioren, in dem **Kraft, Leistung, Ausdauer, Balance/Koordination und Gang** trainiert wird.

– Auch geriatrische Zentren, z. B. an Krankenhäusern, Krankengymnastikpraxen usw., bieten diese Trainings an.

– Fragen Sie bei den Sportvereinen nach.

– Im Internet sind unter **www.bewegte-senioren.de** oder **www.aktiv55plus.de** weitere Informationen zu erhalten.

– Speziell zum Thema »Bewegung und Sturzverhütung« gibt es die kostenlose Broschüre »Aktiv im Alter« des AOK-Bundesverbands.

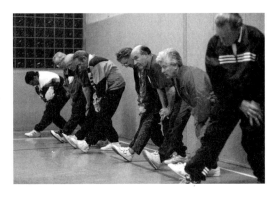

◘ **Abb. 11.5.** Seniorensport

> **Tipp**
>
> Sport, aktive Teilnahme am Leben, Freundschaften und geselliges Beisammensein sind, neben gesunder Ernährung, die besten Jungbrunnen.

Platz für Ihre Notizen

Individuelle Körperpflege – Gewohnheiten sind unterschiedlich

? Meine Schwester ist mit 80 Jahren noch gut beweglich, jedoch recht schwach und benötigt meine Hilfe beim Waschen. Sie hat sich ihr Leben lang am Waschbecken gewaschen und einmal in der Woche ein Bad genommen. Wie kann ich sie jetzt dabei unterstützen?

Duschen, baden, sich waschen – für diese alltäglichen Dinge hat der Mensch Gewohnheiten und Vorlieben, die er sich schon in der Kindheit angeeignet hat. Diese Gewohnheiten können aufgrund der familiären Erziehung, der kulturellen Zugehörigkeit, des sozialen Status usw. sehr unterschiedlich sein. Krankheit oder Behinderung lassen die Körperpflege und andere alltägliche Verrichtungen für den Betroffenen zum Problem werden, so dass er sich nicht mehr selbst versorgen kann und Unterstützung braucht. Gleichzeitig bedeutet dies für den Betroffenen häufig einen Eingriff in den persönlichen Intimbereich.

Die Körperpflege fördert das Wohlbefinden des Menschen, wenn er sich sauber und gepflegt fühlt. Sie umfasst das Duschen und Baden, das Waschen am Waschbecken oder am Bettrand mit einer Waschschüssel, die Gesichtspflege mit Augen-, Ohren-, Nasen- und Mundpflege, das Reinigen der Haare und Nägel sowie der Zähne und die Intimtoilette. Neben der Reinigung mit Wasser, gehört das Eincremen/Einölen ebenso zur Pflege wie die Benutzung eines Deodorants. Die Körperpflege kann als Ganzkörperpflege oder als Teilkörperpflege (wie z. B. Hand- und Fußbad) durchgeführt werden.

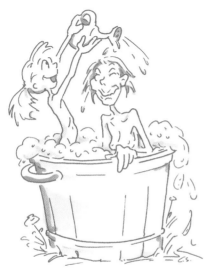

Baden

Eine gepflegte Haut erhält die natürliche Hautflora, die Durchblutung wird gefördert und die Widerstandskraft erhöht.

12.1 Waschen am Waschbecken

Die Hilfe und Unterstützung muss bei jedem Pflegebedürftigen individuell angepasst werden (◻ Tab. 12.1). Alles, was ein Pflegebedürftiger beim Waschen noch selbst verrichten kann, sollte ihm keinesfalls abgenommen werden:
- Motivieren Sie den Angehörigen, Teilbereiche der Körperpflege selbst durchzuführen.
- Fördern Sie seine Selbstständigkeit, indem Sie nur bei denjenigen Verrichtungen helfen, die er nicht alleine gründlich ausführen kann.
- Behalten Sie die individuellen Gewohnheiten und die Reihenfolge möglichst bei. Der gewohnte Ablauf der Tätigkeiten vermittelt dem Pflegebedürftigen Sicherheit und er kann die Situation, dass ihm geholfen werden muss, leichter annehmen.

12.2 Körperpflege am Bettrand

Wenn der Pflegebedürftige den Weg ins Badezimmer nicht mehr bewältigen kann, kann ggf. eine Körperpflege im Sitzen am Bettrand erfolgen (◻ Tab. 12.2 und ◻ Abb.12.2).

12.3 Die Ganzkörperpflege im Bett

Auch bei der Ganzkörperpflege im Bett sollten die individuellen Gewohnheiten und die Reihenfolge der gewohnten Abläufe möglichst eingehalten werden (◻ Tab. 12.3). Planen Sie trotzdem eine sinnvolle Kombination von Körperpflege mit den benötigten Prophylaxen (▶ Kap. 14 »So beugen Sie Zweiterkrankungen vor«). Bei der Körperpflege im Bett gibt es einige Prinzipien, die immer der Situation entsprechend beobachtet werden sollten (◻ Tab. 12.3).

➕ **Zur Intimpflege sollten Sie Einmalhandschuhe anziehen** (▶ Kap. 7 »Ich pflege Dich zu Hause – Pflegehilfsmittel«).

◨ Tab. 12.1. Waschen am Waschbecken

Das bereiten Sie vor

Denken Sie an eine angemessene Raumtemperatur im Badezimmer

Beim Waschen am Waschbecken sind i. d. R. alle Pflegeutensilien vorhanden; überprüfen Sie, ob etwas fehlt, und stellen Sie alles griffbereit hin:
- Persönliche Körperpflegemittel (Seife, Waschlotion, sparsam dosiert)
- Mindestens 2 Handtücher und 2 Waschlappen
- Creme oder Hautlotion, Deo
- Fön, Kamm, Bürste
- Utensilien zur Mund- und Zahnpflege
- Ggf. Utensilien zur Rasur
- Frische (Nacht-) Wäsche

So geht's	Darauf müssen Sie achten
Stellen Sie einen Stuhl mit Lehne oder Hocker zum Sitzen bereit	Ist der Pflegebedürftige in der Lage zu stehen, sollten kleinere Handlungen im Stehen durchgeführt werden (z. B. Intimpflege, Mundpflege)
Führen Sie zunächst die Mundpflege durch (▶ Mundpflege)	
Nehmen Sie ggf. die Rasur (nass oder trocken) vor (▶ Rasur)	
Lassen Sie das Wasser ins Becken einlaufen (wenn nicht unter fließendem Wasser gewaschen wird); stellen Sie die Wassertemperatur nach den Wünschen des Pflegebedürftigen ein	
Führen Sie die Gesichtspflege durch	
Waschen Sie den Oberkörper und versorgen Sie (je nach Hauttyp) die Haut mit Hautlotion (◨ Abb. 12.1)	
Danach bekleiden Sie den Oberkörper	
Nun werden Füße, Unterschenkel und Oberschenkel gewaschen und gut abgetrocknet (besonders die Zehenzwischenräume)	
Ziehen Sie nun Socken oder Strümpfe und rutschfeste Hausschuhe an	
Nun sollte, wenn möglich, der Pflegebedürftige aufstehen und der Intimbereich gewaschen werden	Ist der Intimbereich schwer einsehbar bzw. zu waschen, dann nehmen Sie das Waschen vor dem Aufstehen noch im Bett liegend vor
Bekleiden Sie nun den Unterkörper	

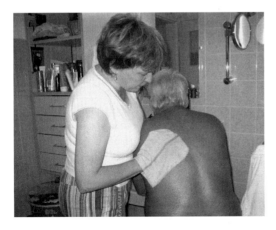

◨ Abb. 12.1. Rücken waschen am Waschbecken

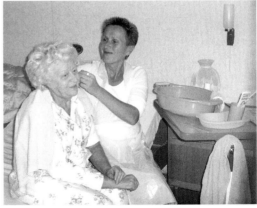

◨ Abb. 12.2. Waschen am Bettrand

◨ **Tab. 12.2.** Körperpflege am Bettrand

Das bereiten Sie vor

- Denken Sie an eine angemessene Raumtemperatur im Zimmer (ggf. Heizung zum Waschen höher stellen)
- Richten Sie alle Pflegeutensilien (siehe oben) und legen Sie frische Wäsche griffbereit hin
- Stellen Sie eine Waschschüssel mit Wasser (Wassertemperatur nach den Wünschen des Pflegebedürftigen) bereit, z. B. auf einem Beistelltisch zum Pflegebett (▶ Kap. 7 »Ich pflege Dich zu Hause – Hilfsmittel«)

So geht's

- Führen Sie ggf. zuerst die Intimpflege liegend im Bett durch (danach bei Bedarf Inkontinenzmaterial und Unterhose anziehen); danach nehmen Sie einen Waschwasserwechsel vor
- Unterstützen Sie den Pflegebedürftigen, sich an den Bettrand aufzusetzen; achten Sie dabei auf einen guten Sitz und unterstützen Sie ggf. durch Kissen oder Polster
- Oberkörperwaschung durchführen und Oberbekleidung anziehen
- Intimbereich stehend (an Stuhllehne oder Bett festhalten lassen) waschen, falls das noch nicht durchgeführt wurde
- Beide Beine und Füße waschen, ggf. ein Fußbad vornehmen
- Bringen Sie den Pflegebedürftigen in eine bequeme Lage im Bett und decken ihn gut zu
- Während Sie die Utensilien reinigen und wegräumen und das Zimmer aufräumen, kann ggf. jetzt gelüftet werden

◨ **Tab. 12.3.** Ganzkörperpflege im Bett

Das müssen Sie beachten

- Geben Sie die Möglichkeit zur Blasenentleerung vor der Körperpflege
- Bieten Sie die Mundpflege vor dem Waschvorgang an
- Halten Sie die Waschrichtung von oben nach unten (vom Kopf zu den Füßen) ein
- Decken Sie immer nur die zu waschende Körperregion auf
- Achten sie auf genügend Spielraum der zu- und abführenden Schläuche/Kabel (wie z. B. Blasenkatheter)
- Waschen Sie stark verschmutzte Bereiche zuerst
- Fördern Sie die Eigenaktivität des Pflegebedürftigen, indem Sie ihn ermuntern, Teilbereiche der Körperpflege selbst durchzuführen

So geht's

- Entkleiden Sie den Oberkörper und bedecken Sie ihn wieder mit dem Nachthemd oder einem Handtuch
- Führen Sie die Mundpflege durch (▶ Mundpflege)
- Führen Sie die Gesichtspflege durch (▶ Augen-, Nasen- und Ohrenpflege), indem Sie Gesicht, Hals, Ohren und den Bereich dahinter waschen und trocknen; verwenden Sie dabei möglichst nur klares Wasser
- Arme vom Handgelenk an herzwärts waschen, anschließend ebenfalls gründlich abtrocknen
- Finger und Handflächen gut waschen und abtrocknen (Fingerzwischenräume beachten), eventuell ein Handbad ermöglichen
- Brust und Achselhöhlen waschen, danach sogleich gründlich abtrocknen
- Nun folgt die Reinigung der Bauchregion, abtrocknen
- Jetzt den Pflegebedürftigen entweder aufrichten oder im Liegen zur Seite drehen
- Rücken waschen und abtrocknen
- Ggf. Hautpflege durchführen
- Oberkörper bekleiden, Unterkörper entkleiden
- Intimregion abdecken (z. B. mit einem Handtuch)
- Waschen Sie die Beine vom Sprunggelenk an herzwärts, anschließend ebenfalls gründlich abtrocknen
- Fußpflege; an pilzgefährdeten Stellen (z. B. Zehenzwischenraum) gut trocknen
- Nun folgt ein Wasserwechsel. Bedecken Sie in der Zeit den Pflegebedürftigen mit seiner Bettdecke
- Mit einem eigenen Waschlappen die Intimpflege vorne durchführen; die Waschrichtung ist von vorne nach hinten
- Drehen Sie nun den Pflegebedürftigen zur Seite und waschen den Analbereich, danach trocknen und eincremen
- Ggf. Hautpflege des Rückens durchführen
- Unterkörper bekleiden
- Frisieren, ggf. rasieren
- Bringen Sie den Pflegebedürftigen in eine bequeme Lage oder lagern Sie ihn nach Lagerungsplan (▶ Kap. 14 »Zweiterkrankungen – Dekubitusprophylaxe«)

12.4 Die Augenpflege

60 % aller Sinneswahrnehmungen erfolgen über die Augen. Das zeigt, wie stark der Mensch auf visuelle Umweltorientierung ausgerichtet ist. Entsprechend wichtig sind gesunde und gepflegte Augen.

Normalerweise werden die Augen beim Waschen des Gesichts ausreichend gereinigt. Sind die Augen verklebt, muss man sie gründlicher säubern (◘ Tab. 12.4).

Eine spezielle Augenpflege wird z. B. bei entzündlichen Augenerkrankungen notwendig. Sie muss mit dem Arzt besprochen werden. In der Regel kommen verordnete Augensalben oder Augentropfen zur Anwendung.

> **Tipp**
> Denken Sie auch an die Brillenpflege.

◘ Tab. 12.4. Augenpflege

Allgemeine Augenpflege

- Reinigen Sie die Augen mit klarem Wasser und einem Waschlappen
- Die Waschrichtung ist dabei immer von außen in Richtung des inneren Nasenwinkels; das entspricht der Abflussrichtung der Tränen
- Getrocknet wird nur durch Tupfen. Nicht reiben oder drücken

Spezielle Augenpflege

- Waschen Sie sich gründlich die Hände
- Reinigen Sie die Augen (siehe oben), verwenden Sie dazu ggf. sterile Kompressen und Kochsalzlösung nach Anordnung des Arztes
- Öffnen Sie die Flasche mit den Augentropfen (vermerken Sie das Anbruchdatum auf der Packung, ► Kap. 17 »Die Hausapotheke«)
- Ziehen Sie das Unterlid vorsichtig nach unten
- Träufeln Sie die Tropfen aus der senkrecht gehaltenen Flasche in den unteren Bindehautsack, dabei mit der Flasche Auge und Wimpern **nicht** berühren

12.5 Die Ohrenpflege

Die wichtigste Eigenschaft unserer Ohren ist das Hören. Zudem ist das Ohr für den Gleichgewichtssinn verantwortlich. Deswegen können bei Erkrankungen Schwerhörigkeit bis zum Hörverlust, aber auch Schwindel und Gleichgewichtsstörungen auftreten. Die Ohrmuschel und der Bereich hinter dem Ohr werden während der Ganzkörperpflege mit dem Waschlappen gereinigt (◘ Tab. 12.5).

❗ **Daran sollten Sie denken**
Die Säuberung des Gehörgangs mit einem Ohr- oder Wattestäbchen kann zu Verletzungen führen!

◘ Tab. 12.5. Ohrenpflege

- Reinigen Sie die Ohren mit klarem Wasser und einem Waschlappen
- Achten Sie darauf, dass kein Wasser (und ggf. Waschlotion) ins Ohr eindringt
- Mit einem feuchten Wattestäbchen kann man zusätzlich den von außen sichtbaren Ohrenschmalz entfernen

◘ Tab. 12.6. Nasenpflege

- Nasenreinigung während der Ganzkörperpflege und bei Bedarf (speziell bei demenziell Erkrankten) mit einem feuchten Waschlappen
- Ggf. Borken mit Vaseline aufweichen, danach mit Hilfe eines Wattestäbchens entfernen
- Evtl. Nasensalbe/-spray einbringen

❗ **Daran sollten Sie denken**
Trockene Heizungsluft verstopft die Nase. Das Aufstellen von Wassergefäßen sorgt dafür, dass die Raumluft befeuchtet wird. Auch Grünpflanzen erhöhen die Luftfeuchte.

12.6 Die Nasenpflege

Die Nasenpflege ist Teil der Ganzkörperpflege (◘ Tab. 12.6). Zu den Aufgaben der Nase zählen die Regulierung des Atemstromes, die Reinigung und Befeuchtung der Atemluft sowie die Geruchswahrnehmung. Wie wichtig diese Funktionen für unser Wohlbefinden sind, stellt man erst dann fest, wenn man von einer verstopften Nase durch Schnupfen geplagt wird.

Eine spezielle Nasenpflege wird nötig bei liegender Nasensonde.

12.7 Die Mundpflege

Allgemeine Mundpflege

Die Mundhöhle bildet den Anfang des Verdauungstraktes. Ihre Pflege verhindert eine für die Zähne und das Zahnfleisch schädliche Säurebildung. Die allgemeine Mundpflege sollte mindestens nach jeder Mahlzeit zur Beseitigung von Speiseresten und zur Kariesprophylaxe ermöglicht werden (◘ Tab. 12.7). Sie umfasst die Reinigung der Zähne (der Zahnprothese), der Mundhöhle und der Zunge.

Prothese reinigen

Unter die Prothese können sich schnell Essensreste setzen, die dann Druckstellen oder Entzündungen auslösen können. Daher ist eine sorgfältige Prothesenpflege mehrmals am Tag wichtig.

Schon kleinste Veränderungen der Mundhöhle wie z. B. Druckstellen, Rötungen, Beläge und Borken, können zu einer schmerzhaften Erkrankung führen. Deswegen inspizieren Sie bei jeder Mundpflege die Mundhöhle (◘ Tab. 12.8).

❗ Daran sollten Sie denken
Inspizieren Sie die Mundhöhle täglich einmal mit Taschenlampe und einem Spatel.

Spezielle Mundpflege

Bei bettlägerigen Menschen, deren Mund ständig geöffnet bleibt, die weder essen noch trinken können und über Sondennahrung ernährt werden, wird eine spezielle Mundpflege notwendig (◘ Tab. 12.9).

◘ Tab. 12.7. Allgemeine Mundpflege – Zähne putzen

Das können Sie erreichen

- Eine intakte und feuchte Mundschleimhaut
- Eine belagfreie und feuchte Zunge
- Vermeidung von Mundgeruch

Das benötigen Sie dazu

- Zahnbürste und Zahnpasta
- Mundspülung und Becher
- Evtl. Nierenschale
- Handtuch

So geht's

- Bei Bettlägerigkeit werden alle Utensilien auf den Beistelltisch vor den Pflegebedürftigen gestellt
- Legen Sie ein Handtuch auf die Brust des Pflegebedürftigen
- Mund spülen (lassen) und trocknen
- Übernahme des Zähneputzens
  - von rot (Zahnfleisch) nach weiß (Zähne)
  - von hinten nach vorne
- Mund spülen lassen (Gewohnheiten erfragen) und das Mundwasser in die Nierenschale ausspucken lassen

◘ Tab. 12.8. Prothese reinigen

Das können Sie beobachten

- Beschaffenheit und Veränderungen der Mundschleimhaut
- Beschaffenheit und Veränderungen der Zunge
- Zustand des Gebisses bzw. der Zahnprothese und des Zahnfleisches
- Mundgeruch (bakterielle Besiedelung des Magens)

So geht's

- Bei der Mundpflege im Badezimmer das Waschbecken vorher mit Wasser füllen, damit die Prothese nicht beschädigt wird, falls sie herunterfallen sollte
- Prothese herausnehmen (lassen)
- Prothese unter fließendem Wasser mit Zahnbürste und Zahnpasta reinigen
- Ggf. verbliebene Zähne reinigen (siehe allgemeine Mundpflege)
- Mund spülen lassen (Wasser oder Tee)

◘ Tab. 12.9. Spezielle Mundpflege

Das können Sie erreichen

- Eine feuchte Mundschleimhaut
- Eine Anregung des Speichelflusses
- Eine belagfreie und borkenfreie Zunge und Mundhöhle
- Geschmeidige Lippen

Das benötigen Sie dazu

- Handtuch
- Taschenlampe und Holzspatel
- Utensilien zum Zähneputzen (siehe oben)
- Mundpflegeset (mit Mulltupfer, Klemme, Becher) nach Verordnung
- Tee bzw. Lösung, ggf. Butter

So geht's

- Bringen Sie den Pflegebedürftigen weitgehend in eine Oberkörperhochlagerung
- Ordnen Sie alle Utensilien griffbereit an
- Legen Sie dem Pflegebedürftigen ein Handtuch auf die Brust
- Mulltupfer oder (Watteträger) mit Kamillen- oder Salbeitee (bei Infektionen mit verordneter Lösung) tränken
- Gesamte Mundhöhle (Gaumen und Wangentaschen) und die Zunge mit Klemme und Tupfer von hinten nach vorne auswischen; bei jedem Wischvorgang einen neuen Tupfer verwenden
- Bei Belägen durch zu wenig Kautätigkeit (Beläge sind gräulich weiß) diese mit der Zahnbürste entfernen, Borken mit Butter aufweichen; nach Möglichkeit Anregen der Kautätigkeit z. B. mit Kaugummi
- Lippen fetten (Salbe oder Butter)

Bei ihnen ist durch die reduzierte Kautätigkeit die Speichelproduktion vermindert oder fehlt ganz. Dies kann zu Erkrankungen der Mundhöhle wie z. B. einer **Soorinfektion** führen.

> **Tipp**
>
> Zitronensaft (2 Tropfen) regt die Speichel-produktion an.

12.8   Die Haarpflege

Die tägliche Haarpflege bildet meist den Abschluss der Körperpflege, indem das Haar gebürstet oder gekämmt wird. Nach individueller Gewohnheit wird das Haar regelmäßig gewaschen. Je nach Mobilität oder Gewohnheit des Pflegebedürftigen empfiehlt es sich, die Haare beim Baden, Duschen oder sitzend am Waschbecken während der Körperpflege zu waschen.

Haare kämmen

Zur täglichen Haarpflege benötigen Sie Kamm oder Bürste, ggf. Haarbänder, Haarnadeln, Haarnetz usw. Bei (immobilen) langhaarigen Patienten sollten die Haare zur Seite gekämmt und zu einem Zopf gebunden oder geflochten werden um Druckstellen zu vermeiden (Wünsche des Patienten beachten).

❗ Daran sollten Sie denken
Bei Pflegebedürftigen, die überwiegend bettlägerig sind, keine Haarspangen oder Nadeln benutzen, da sie Druckstellen verursachen können.

Haare waschen im Bett

Bei ständig bettlägerigen Menschen kann die Haarwäsche im Bett durchgeführt werden. Die Durchführung finden Sie in ◻ Tab. 12.10.

> **Tipp**
>
> Rosmarinöl ins Haarshampoo gegeben, hilft zur Vorbeugung und Bekämpfung von Schuppen.

◻ **Tab. 12.10.** Haare waschen im Bett (◻ Abb. 12.3)

Das können Sie erreichen

- Erhaltung und Förderung des Wohlbefindens des Pflegebedürftigen
- Durchblutungsförderung der Kopfhaut
- Reinigung der Haare
- Vermeiden von Verfilzung und Knotenbildung in den Haaren

Das benötigen Sie dazu

- Haarwaschwanne aus Kunststoff (aufblasbar) oder eine Waschschüssel
- Waschschüssel mit temperiertem Wasser
- 1 Schöpfgefäß
- 1 Eimer (leer)
- 1-2 Handtücher
- 2 Krankenunterlagen, große Müllbeutel oder Gummitücher als Bettschutz
- 1 Waschlappen als Augenschutz
- Shampoo, Kamm, Bürste, Spiegel, Haarfön
- Lagerungskissen zur Unterstützung von Nacken und Kniekehlen

Das sollten Sie vorbereiten

- Achten Sie auf eine angemessene Zimmertemperatur, damit der Pflegebedürftige nicht friert (Zugluft vermeiden)
- Bringen Sie den Pflegebedürftigen in eine geeignete Position (großes Kissen entfernen, Nacken mit kleinem Kissen abstützen), Bett flach stellen
- Bettschutz einlegen
- Kopfwaschwanne im Nacken einschieben (der Schlauch führt in den Eimer)
- Waschschüssel und Eimer bereitstellen
- Handtuch um den Nacken des Pflegebedürftigen legen

Je nachdem, ob der Pflegebedürftige eine beruhigende oder eine belebende Haarwäsche erhalten soll, unterscheidet sich das Vorgehen.

▪▪▪ So geht's
Beruhigende Haarwäsche
Die Wassertemperatur beträgt 39–42°C. Das Waschen erfolgt immer **mit** der Haarwuchsrichtung.
- Haare anfeuchten, shamponieren
- Haare gründlich mit klarem Wasser spülen
- Ggf. Vorgang wiederholen

Der Kopf wird nicht heftig abgetrocknet, sondern das Wasser durch Drücken in das Handtuch auf-

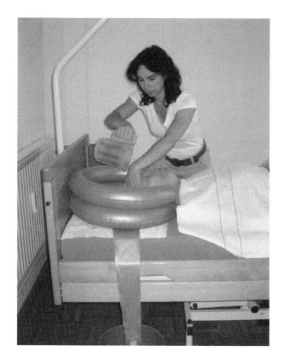

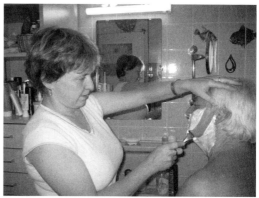

🔲 **Abb. 12.4.** Nassrasur

🔲 **Abb. 12.3.** Haarwäsche im Bett

🔲 **Tab. 12.11.** Trockenrasur
So geht's

— Achten Sie auf gute Lichtverhältnisse
— Stellen Sie bei Bettlägerigen das Bett entsprechend hoch
— Führen Sie den Elektrorasierer gegen den Bartstrich, also von unten nach oben
— Spannen Sie mit der freien Hand die Gesichtshaut des Mannes an
— Rasieren Sie möglichst in langen, glatten Bahnen, überstrecken Sie dabei für die Halspartie den Kopf, um die Hautfalten am Hals zu glätten
— Anschließend die rasierte Haut mit Rasierwasser benetzen und leicht mit gestreckten, geschlossenen Fingern in die Haut einklopfen

Das können beachten

— Bei sehr starken Bartstoppeln: vor der Rasur das Gesicht mit Lotion eincremen und diese 2-3 Minuten wirken lassen
— Kann der Pflegebedürftige den Rasierapparat noch selbst halten und greifen, empfiehlt sich die Hand-auf-Hand-Methode: dazu legt man eine Hand auf die des Pflegebedürftigen, die den Apparat hält und führt diese

genommen. Danach dem Pflegebedürftigen einen Handtuchturban anlegen und ausruhen lassen.

Belebende Haarwäsche
Die Wassertemperatur beträgt ca. 27°C. Es wird **gegen** die Haarwuchsrichtung gewaschen und anschließend kräftig gerubbelt.
— Nach der Haarwäsche die Spezialwanne wieder entfernen und den Pflegebedürftigen, wenn möglich, aufsetzen,
— zweites Handtuch unter die Schultern legen,
— feuchte Haare durchkämmen,
— Haare fönen und frisieren,
— Pflegebedürftigen positionieren,
— Entsorgung der benutzten Handtücher, Kamm/ Bürste von Haaren reinigen, Pflegehilfsmittel reinigen, versorgen.

12.9 Die Rasur

Eine Gesichtsrasur sollte zur regelmäßigen Pflege gehören. Je nach Vorliebe des Pflegebedürftigen

kann trocken oder nass (🔲 Abb. 12.4) rasiert werden, entweder zu Beginn oder am Ende der Körperpflege. Bei Menschen mit Akne, Ekzemen, Narben und bei faltiger Haut kann die Rasur erschwert sein. Das Vorgehen für die Trocken- und Nassrasur zeigen 🔲 Tab. 12.11 und 12.12.

◘ **Tab. 12.12.** Nassrasur

Das benötigen Sie dazu

— Waschschüssel mit lauwarmem Wasser
— Rasierschaum
— 1 Waschlappen, 1 Handtuch
— Rasierer und Klinge
— Aftershave

So geht's

— Rasierschaum gründlich auftragen
— Rasierer anfeuchten
— Mit zwei Fingern die Haut spannen, um nicht in die Hautfalten zu schneiden
— Nach jedem Rasierzug den Rasierer in Wasser tauchen, um die Barthaare aus der Klinge zu entfernen
— Die Wangen in möglichst langen, von oben nach unten geführten Bahnen rasieren (◘ Abb. 12.4)
— Nach der Rasur das Gesicht noch einmal waschen, um mögliche Schaumreste zu entfernen
— Nach dem Abtrocknen des Gesichtes Aftershave auftragen

◘ **Tab. 12.13.** Nagelpflege

So geht's

— Vor dem Schneiden der Fingernägel empfiehlt es sich, ein Handbad durchzuführen. Wenn möglich, sollte dies am Waschbecken geschehen. Bei Bettlägerigkeit kann auch eine entsprechend große Waschschüssel verwendet werden
— Nägel kurz bis zur Kuppe schneiden
— Fingernägel glatt und rund nur in eine Richtung feilen, da sonst die Nägel brüchig werden
— Hände gut trocknen, vor allem auf die Fingerzwischenräume achten
— Abschließend mit Handsalbe (-creme) oder Lotion gut eincremen

---

❗ **Daran sollten Sie denken**
Bei gelähmter Hand, besonders wenn diese noch geschwollen ist, einen Baumwolllappen oder ein Stück Küchenrolle zwischen den Fingern durchziehen, damit die Zwischenräume nicht ständig feucht sind und Hautpilz entsteht.

12.11 Die Fußpflege

Zur regelmäßigen Fuß- und Nagelpflege (◘ Tab. 12.14) gehört 1–2 mal pro Woche ein Fußbad, besonders bei Menschen, die Kompressionsstrümpfe tragen und/oder zu übermäßiger Schweißbildung neigen (◘ Abb. 12.5).

❗ **Daran sollten Sie denken**
Bei Diabetikern, bei Menschen mit Polyneuropathien und schweren Durchblutungsstörungen oder bei Pflegebedürftigen, die blutverdünnende Medikamente (Heparin, Marcumar) einnehmen, sollte die Fußpflege von einer Fußpflegerin durchgeführt werden. Schon kleinste Verletzungen können hier zu schwer heilenden Wunden mit Infektionsrisiko führen.

Bartpflege

Ein Bartträger braucht ebenfalls eine regelmäßige Pflege seines Bartes und an den bartlosen Stellen eine Rasur. Zum Kürzen des Bartes können Sie einen Bartkürzer verwenden, der sich auf die gewünschte Bartlänge einstellen lässt.

12.10 Die Nagelpflege

Gepflegte Fingernägel tragen zu einem gepflegten Aussehen bei und dienen zur Vermeidung von Selbstverletzung durch Kratzen bei Unruhe. Das richtige Vorgehen zeigt ◘ Tab. 12.13.

┌─ **Tipp** ─────────────────
│ Durch Zugabe von Duschcreme, Shampoo oder auch Spülmittel in das Handbad werden die Nägel nach nur 3–4 Minuten weich und lassen sich dann gut säubern und kürzen.
└────────────────────────

┌─ **Tipp** ─────────────────
│ Viele Menschen sind gerade an den Fußsohlen besonders empfindlich. Durch einen festen Griff »kitzelt« es weniger.
└────────────────────────

▣ **Tab. 12.14.** Fußpflege

Das können Sie erreichen

- Ein Fußbad weicht Hornhaut auf, die dann leichter entfernt werden kann und hat durchblutungsfördernde Wirkung
- Vermeidung von Infektionen und Fußpilz

Das benötigen Sie dazu

- Ein Handtuch
- Große Waschschüssel mit handwarmem Wasser
- Nagelset (Schere und Feile), Nagelbürste, Bimsstein
- Pflegemittel wie Handcreme oder Lotion
- Zusätze wie Extrakte aus Latschenkiefer, Kamille, Fichtennadeln sind wohltuend

So geht's

- Nach dem Fußbad Handtuch unter die Füße legen
- Zehennägel immer gerade schneiden, nie rund, damit sie nicht einwachsen
- Bei Bedarf aufgeweichte Hornhaut vorsichtig mit feuchtem Bimsstein abreiben, Hornhaut niemals abschneiden oder abreißen
- Die Füße gut abtrocknen, besonderes auf die Zehenzwischenräume achten
- Die Füße mit Lotion eincremen, die Zehenzwischenräume nicht eincremen (Feuchtklima mit Pilzgefahr)

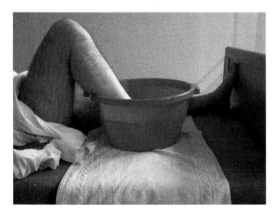

▣ **Abb. 12.5.** Fußbad im Bett

12.12 Die Intimpflege

Die Intimpflege ist für viele Menschen mit Scham verbunden. Berührungen des Intimbereichs sind in der Pflege jedoch oft unumgänglich. Für die Betrof-

▣ **Tab. 12.15.** Intimpflege

Das benötigen Sie dazu

- Waschlappen
- Klares, warmes Wasser (bei Anfälligkeit auf Pilzinfekte dem Wasser evtl. wenig Essig oder Zitronensaft beifügen)
- Seife/Waschlotion (hautverträgliche, am besten pH-neutrale bis saure, rückfettende Produkte)
- Bettschutz, z. B. Handtuch
- Ggf. speziell verordnete Salben für die angegriffene Haut

Vorgehen bei der Frau im Liegen

- Die Bauchdecke im Uhrzeigersinn massierend waschen, danach die Leisten und Oberschenkel. Sorgfältig abtrocknen (kein Trockenrubbeln!)
- Äußere Schamlippen waschen
- Schamlippen spreizen, inneren Bereich vorsichtig abtupfen und abtrocknen
- Zum Waschen von Gesäß- und Analregion die Pflegebedürftige auf die Seite drehen
- Von der Scheide über den Damm zur Analregion waschen und abtrocknen

Vorgehen beim Mann im Liegen

- Die Bauchdecke im Uhrzeigersinn massierend waschen, danach die Leisten und Oberschenkel. Sorgfältig abtrocknen
- Zum Waschen des Penis Vorhaut über die Eichel zurückschieben, angesammelten Belag vorsichtig entfernen und die Vorhaut wieder nach vorn schieben
- Hoden anheben, waschen und abtrocknen
- Zum Waschen von Gesäß- und Analregion den Pflegebedürftigen auf die Seite drehen
- Vom Damm zur Analregion sorgfältig waschen und abtrocknen

fenen ist das eine schwierige Situation, die sich bei Verwirrtheit oder ausgeprägten psychischen Störungen verstärkt. Ein behutsamer Umgang kann das Problem entschärfen. Die zu pflegende Intimregion umfasst den Bauch vom Nabel abwärts, die Leisten, das obere Drittel der Oberschenkel und die äußeren Genitalien. Das Vorgehen zeigt ▣ Tab. 12.15.

❗ Daran sollten Sie denken
Häufiges und intensives Waschen trocknet die Haut aus und macht sie rau, selbst wenn nur Wasser benutzt wird.

12.13   Duschen

Sich in und mit seinem Körper wohl zu fühlen ist ein urmenschliches Bedürfnis. Eine ideale Quelle des Wohlbefindens ist die Dusche (◘ Tab. 12.16). Neben der Hautreinigung wird auch der Kreislauf angekurbelt. Die Vorteile des Duschens sind:

━ Die Hautdurchblutung und die Körperfunktionen werden durch das fließende Wasser angeregt.
━ Es bietet eine einfache Möglichkeit zur Reinigung des Genitalbereiches bei Inkontinenz.

━ Die Haarwäsche kann einfacher durchgeführt werden als im Bett.
━ Duschen stellt eine geringere Kreislaufbelastung dar als das Vollbad.
━ Wechselduschen helfen bei Wetterfühligkeit und Durchblutungsstörungen (► Kap. 18 »Die Hausmedizin – Der Knieguss«).
━ Die Dusche fördert und unterstützt die Selbstpflege.

➕ **Je heißer das Wasser, umso mehr Feuchtigkeit verliert die Haut.**

◘ **Tab. 12.16.** Duschen
Das benötigen Sie dazu
━ Badetuch oder Handtücher und Waschlappen ━ Seife oder Waschlotion, Haarshampoo ━ Creme oder Hautlotion ━ Fön, Kamm, Bürste ━ Für bewegungseingeschränkte Patienten sollte das Bad entsprechend eingerichtet sein; bestimmte Hilfsmittel tragen zur aktiven Pflege bei (► Kap. 7 »Ich pflege Dich zu Hause – Pflegehilfsmittel«) ━ Haltegriffe an der Wand und/oder in der Dusche geben Sicherheit ━ Rutschfeste Matten vor und in der Dusche verhindern Stürze ━ Ein Duschhocker oder Duschklappsitz (◘ Abb. 12.6) zur Wandmontage ermöglichen dem älteren, geschwächten Pflegebedürftigen die Benutzung der Dusche (ggf. kann auch ein Gartenstuhl ausreichen)
Das bereiten Sie vor
━ Legen Sie alle notwendigen Pflegeutensilien sowie frische Wäsche bereit ━ Badetuch/Handtücher evtl. vorwärmen ━ Türen und Fenster schließen und das Badezimmer angenehm temperieren (ca. 24°C)
So geht's
━ Ggf. Hilfestellung beim Entkleiden ━ Wassertemperatur auf Wunsch einstellen; generell gilt, dass die Temperatur des Duschwassers nicht zu hoch sein sollte ━ Körper- und Haarpflege durchführen bzw. den Pflegebedürftigen dabei unterstützen. Ablauf siehe oben ━ Unterstützung oder Übernahme von Abtrocknen, Fönen, Eincremen und Anziehen; dabei den Hautzustand beachten

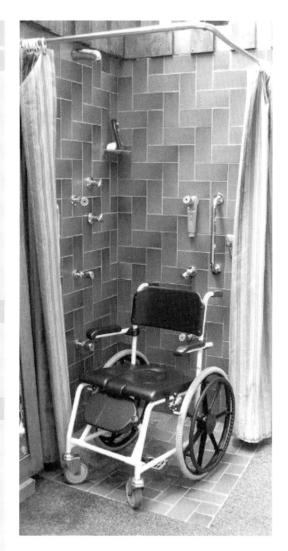

◘ **Abb. 12.6.** Dusch-/Toilettenstuhl

12.14   Baden

Wasser auf der Haut hat für jeden Menschen eine andere Bedeutung. Wasser fasziniert und seine vielfältige Wirkung auf Körper und Seele wurde schon seit Menschengedenken genutzt. Gerade bei bewegungseingeschränkten Pflegebedürftigen kann sich ein Wannenbad positiv auswirken. Es ist nicht nur eine wichtige pflegende und therapeutische Maßnahme, sondern hebt auch das psychische und körperliche Wohlbefinden (Tab. 12.17). Das warme Wasser wirkt beruhigend und entspannend und kann dem Pflegebedürftigen Bewegungen ohne Schmerzen ermöglichen. Es belebt seinen Kreislauf und den Stoffwechsel.

! **Daran sollten Sie denken**
Klagt ein Pflegebedürftiger während des Badens über Unwohlsein, so ist das Bad sofort zu beenden.

Das Teilbad

Neben dem Vollbad gibt es auch Teilbäder:
- Sitzbad (dieses wird oft als therapeutisches Bad bei Erkrankungen im Genitalbereich angewendet).
- Hand- oder Fußbad. Das Hand- oder Fußbad kann auch im Rahmen der Ganzkörperpflege mit einer Waschschüssel im Bett durchgeführt werden.

 Tab. 12.17. Baden

Das benötigen Sie dazu

- Utensilien wie zum Duschen
- Badezusatz (Badezusätze werden nach Anordnung des Arztes oder nach Wunsch des Pflegebedürftigen angewandt)
- Bei bewegungseingeschränkten Menschen ermöglichen Badewannensitze die Benutzung der Badewanne
- Der Einsatz eines Badewannenlifters ermöglicht älteren, geschwächten Personen, sicher zu baden; durch einen Badewannenlifter kann der Pflegebedürftige langsam zum Badewannenboden absenkt werden und nach Beendigung des Bades sicher und ohne Kraftaufwand auf Höhe des Badewannenrandes wieder hinauffahren (Abb. 12.7)

Das sollten Sie beachten

- Der Pflegebedürftige sollte vor dem Baden Blase und Darm entleeren
- Natürliche Badezusätze wie z. B. Lavendelöl (2-4 Tropfen ins Vollbad) wirken dank ihres Gehaltes an ätherischen Ölen wohltuend für Leib und Seele; Meersalz im Badewasser regt die Durchblutung der Haut an; Milch und Honig reinigen die Haut schonend und spenden Feuchtigkeit; Bergamotte erfrischt

Das bereiten Sie vor

- Vorbereitung wie beim Duschen
- Das Badewasser einlaufen lassen und Badezusätze schon früh beigeben, damit sie sich gut lösen können; das Badewasser sollte nicht zu heiß sein (ca. 35 Grad)
- Ggf. Badewannenlifter überprüfen (Akku voll?)

So geht's

- Ggf. Hilfestellung beim Entkleiden
- Hilfestellung beim Einsteigen in die Badewanne ohne Badewannenlifter:
  - Der Pflegebedürftige sitzt auf einem Hocker neben der Wanne (wenn möglich in Höhe der Badewanne)
  - Beine über den Wannenrand heben
  - Mit dem Gesäß auf den Wannenrand rutschen
  - Nun vorsichtig ins Wasser gleiten lassen
- Körper- und Haarpflege durchführen bzw. den Pflegebedürftigen dabei unterstützen; Ablauf ▶ Ganzkörperpflege
- Zum Hinaussteigen aus der Badewanne wieder auf den Wannenrand setzen lassen, dann beim Platznehmen auf dem Hocker behilflich sein
- Unterstützung oder Übernahme von Abtrocknen, Fönen, Eincremen und Anziehen; beachten Sie dabei den Hautzustand

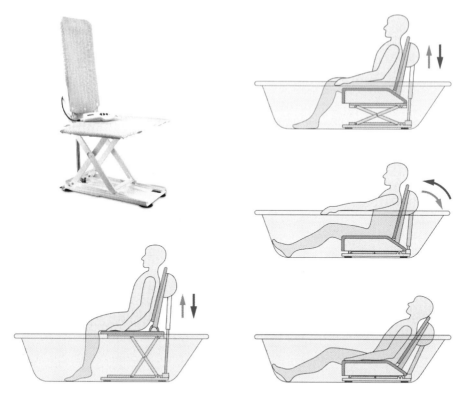

◼ **Abb. 12.7.** Badewannenlifter

Badewannenlifter ermöglichen ein sicheres Bad bei Wahrung der Intimsphäre. Er wird einfach in die Wanne gestellt und fährt auf Knopfdruck auf den Wannenboden und nach dem Bad sicher nach oben. Je nach Modell kann die Rückenlehne zusätzlich abgesenkt werden.

Platz für Ihre Notizen

Hat es Dir geschmeckt?

? Seitdem mein Mann pflegebedürftig ist, hat er immer weniger Appetit. Auf was muss ich achten, damit er trotzdem alle Nährstoffe bekommt, die er in seiner Situation braucht?

Für Menschen in Industrieländern war es noch nie so einfach wie heute, sich gesund zu ernähren, denn das Angebot an Nahrungsmitteln ist abwechslungsreich und reichhaltig. Trotzdem treten vermehrt Zivilisationskrankheiten wie Herz-Kreislauf-Erkrankungen, Diabetes und Übergewicht auf. Allergien, Krebs und Alzheimer sind auf dem Vormarsch und viele ältere Menschen sind nach neuesten Studien in Deutschland sogar mangelernährt. Obwohl mittlerweile die Zusammenhänge von Wohlbefinden, Gesundheit und Ernährung allgemein bekannt sind, findet eine der jeweiligen Lebenssituation des Menschen angemessene Ernährung kaum statt. Die Folgen gerade für pflegebedürftige und ältere Menschen sind beträchtlich. Nur eine gesunde und ausgewogene Ernährung kann sie vor weiteren Schäden bewahren.

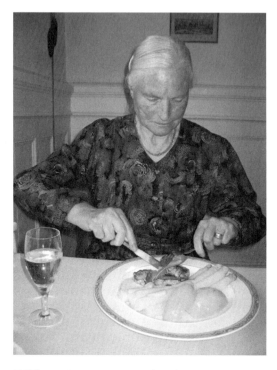

◻ Abb. 13.1. Zusammensetzung der Nahrung

13.1   Was essen wir eigentlich genau?

Unsere natürliche Ernährung setzt sich hauptsächlich zusammen aus
- Energieträgern (Eiweiß, auch Proteine genannt, Fette und Kohlenhydrate),
- Ballaststoffen,
- Vitaminen,
- Mineralstoffen,
- Spurenelementen und
- sekundären Pflanzenstoffen (◻ Abb. 13.1).

13.1.1   Makronährstoffe (Kohlenhydrate, Fett und Eiweiß)

Mit der Ernährung versorgen wir unseren Körper mit der zum Leben notwendigen Energie. Diese benötigen wir kontinuierlich, um alle unsere Lebensfunktionen, wie Atmung, Kreislauf, Stoffwechsel und die Regulierung der Körpertemperatur, aufrechtzuerhalten. Des weiteren führen wir dem Körper Stoffe zu, die für die Neubildung und Aufrechterhaltung der Körperzellen erforderlich ist.

Kohlenhydrate

Nach wie vor sind Kohlenhydrate (auch als **Saccharide** oder Zucker bezeichnet) die Grundlage einer gesunden Ernährung. Sie dienen wie die Fette als Energielieferanten für unseren Körper. Im Laufe des Lebens sinkt – durch verringerte körperliche Aktivität und geringere Stoffwechselaktivität – der Energiebedarf des Menschen ab. Der Protein-, Vitamin- und Mineralstoffbedarf bleibt allerdings unverändert. Bei Erkrankungen und Infektionen steigt der Energiebedarf wieder an.

➕ Je höher der Anteil an Lebensmitteln pflanzlicher Herkunft auf dem täglichen Speiseplan ist, umso besser ist die Kohlenhydratversorgung.

Fette

Fette bestehen chemisch betrachtet u. a. aus **Triglyzeriden**, **Cholesterin** und **Fettsäuren**. Fettsäuren werden in **essenzielle** und **nicht essenzielle**

Fettsäuren unterschieden. Essenzielle Fettsäuren müssen mit der Nahrung aufgenommen werden, da der Mensch sie nicht selbst bilden kann, sie jedoch für ihn lebensnotwendig (essenziell) sind. Bei Mangel an essenziellen Fettsäuren kommt der aktive Stoffwechsel zum Erliegen. Mangelerscheinungen sind u. a.:

- Hautveränderungen (z. B. übermäßige Verhornung) und Haarausfall sowie
- Infektionsanfälligkeit.

Proteine

Proteine (Eiweiße) sind die Grundbausteine allen Lebens. Die in ihnen enthaltenen (essenziellen) Aminosäuren werden zur Bildung von Gewebe benötigt. Außerdem sind Proteine an verschiedenen Stoffwechselvorgängen beteiligt. Unsere Muskulatur, das Bindegewebe, Sehnen, Knorpel und Bänder, Haut, Haar und Fingernägel sowie die inneren Organe benötigen eine lückenlose Proteinzufuhr, ein Leben lang. Sinkt die Proteinzufuhr, wirkt sich das auf viele Funktionen des Körpers aus, z. B.:

- Schwächung des Immunsystems und damit Anfälligkeit für Krankheiten,
- schlechte Wundheilung und damit verzögerte Genesung.

> ❗ **Daran sollten Sie denken**
> Eine eiweißarme Ernährung über eine lange Zeit hat den Abbau von Muskelmasse und damit eine allgemeine körperliche Schwäche zur Folge. Mit dem Verlust der Muskelkraft können Bewegungsabläufe gestört sein und die Gefahr für Stürze und Knochenbrüche steigt.

Ballaststoffe

Der Begriff »Ballaststoffe« stammt noch aus einer Zeit, in der man diese Nahrungsbestandteile als »überflüssigen Ballast« angesehen hat, da man annahm, dass sie für den menschlichen Körper nicht verwertbar seien. Heute weiß man, Ballaststoffe füllen den Magen, verzögern die Entleerung und lassen den Blutzucker langsam steigen. Hierdurch sättigen sie anhaltend. Unlösliche Ballaststoffe wirken vor allem im Darm, dort regen sie die Darm-

tätigkeit an. Außerdem haben sie einen großen Einfluss auf die Bioverfügbarkeit verschiedener Nährstoffe (unter **Bioverfügbarkeit** versteht man die Menge eines Nährstoffs, die tatsächlich aus dem Lebensmittel in den Körper aufgenommen und für diesen verfügbar gemacht wird).

13.1.2 Mikronährstoffe (Vitamine, Mineralstoffe, Spurenelemente, sekundäre Pflanzenstoffe)

Mikronährstoffe sind unverzichtbare Helfer für die Gesundheit und das Wohlbefinden.

Vitamine

Vitamine regeln den Stoffwechsel, denn sie sind an allen wesentlichen Auf-, Ab- und Umbauprozessen beteiligt. Sie sind lebensnotwendig, können aber vom Körper nicht in ausreichender Menge selbst gebildet werden. Umso wichtiger ist es, dass sie in Form von Nahrung zugeführt werden. Frisches Obst und Gemüse leisten hier einen wichtigen Beitrag zur Vorbeugung von vielen Krankheiten. ◻ Tabelle 13.1 zeigt die vielfältigen Aufgaben der unterschiedlichen Vitamine.

> ❗ **Daran sollten Sie denken**
> Mehr naturbelassene Nahrungsmittel (u. a. Rohkost) auf dem Tisch bedeutet mehr Vitamine für den Körper.

Mineralstoffe (Natrium, Kalium, Kalzium, Magnesium und Phosphor)

Mineralstoffe sind lebensnotwendige, nicht-energieliefernde Nährstoffe, die meist vom Körper nicht selbst hergestellt werden können und deshalb von außen zugeführt werden müssen. Sie werden in geringen Mengen für Aufbauprozesse und den Stoffwechsel benötigt (◻ Tab. 13.2). Mineralstoffmangel führt zu verschiedenen Störungen.

> ➕ Verluste an Mineralstoffen bei Nahrungsmitteln treten vor allem dann auf, wenn die mineralstoffreichen Randschichten (z. B. bei Getreide, Reis) entfernt werden.

Tab. 13.1. Übersicht der Vitamine

Vitamine	Bedeutung	Mangelerscheinung	Lebensmittel
Vitamin A (Retinol)	Knochenaufbau, Widerstand gegen Infektionskrankheiten, Hautaufbau	Ermüdungserscheinungen, geringer Appetit, Infektionshäufigkeit	Leber, Karotten, grüne und gelbe Gemüse, Butter, Milch
Vitamin B$_1$ (Thiamin)	Kohlenhydratstoffwechsel, wichtig für die Schilddrüsenfunktion	Verdauungsstörungen, Kribbeln in Armen und Beinen	Weizenkeime, Getreide, Hülsenfrüchte, Naturreis
Vitamin B$_2$ (Riboflavin)	Verwertung von Fetten, Eiweiß und Kohlenhydraten	spröde Fingernägel, Blutarmut, Hornhauttrübung	Fleisch, Seefisch, Eier, grünes Blattgemüse, Milchprodukte
Vitamin B$_3$ (Niacin)	Auf- und Abbau von Fett, Eiweiß und Kohlenhydraten, fördert den Schlaf	Schlafstörungen, Kribbeln und Taubheitsgefühl in den Gliedmaßen	Bierhefe, Erdnüsse, Erbsen, Geflügel, Fisch, Fleisch
Vitamin B$_5$ (Pantothensäure)	Energiestoffwechsel, Synthese von Cholesterin	schlechte Wundheilung, geschwächtes Immunsystem	Blattgemüse, Weizenkeime, Innereien, Spargel, Fleisch
Vitamin B$_6$	Blutbildung, Eiweißverdauung	schlechte Haut, Müdigkeit	Vollkornprodukte, Gemüse
Vitamin B$_7$ (Biotin)	unterstützt die Stoffwechselvorgänge, Aufbau der Blutgerinnungsfaktoren	Erschöpfungszustände, Hautentzündungen, Muskelschmerzen	Leber, Sojabohnen, Spinat, Blumenkohl, Nüsse, Eier
Vitamin B$_9$ (Folsäure)	Zellteilung, Heilung und Wachstum der Muskeln und Zellen, Gewebeaufbau	Blutarmut, Störungen des Haar-, Knochen- und Knorpelwachstums	Weizenkeime, Avocado, Kürbis, Champignons, Spinat
Vitamin B$_{12}$	Bildung von roten Blutkörperchen	Blutarmut, nervöse Störungen	Milch, Eigelb, Fisch, Fleisch
Vitamin C (Ascorbinsäure)	fördert Abwehrkräfte, Aufbau von Bindegewebe, schnellere Wundheilung, stabilisiert die Psyche	Zahnfleischbluten, Müdigkeit, schlechte Wundheilung, Appetitmangel, Leistungsschwäche	Hagebutten, Sanddorn, Zitrusfrüchte, Johannisbeeren, Kartoffeln, Paprika, Kohl
Vitamin D (Calciferol)	Knochenaufbau, regelt Kalzium- und Phosphathaushalt	Knochenverkrümmung und -erweichung, Infektanfälligkeit	Leber, Milch, Eigelb, Butter, Hering, Makrele, Avocado
Vitamin E (Tocopherole)	Stärkung des Immunsystems, Schutz vor Radikalen, entzündungshemmend	Müdigkeit, Muskelschwund, Unlust, Fortpflanzungsprobleme	Keimöl, Avocado, Peperoni, Schwarzwurzel, Kohl, Nüsse
Vitamin K	Erforderlich für Bildung der Blutgerinnungsfaktoren	starke Blutungsneigung, Bildung von blauen Flecken, Nasenbluten	Eier, Grünkohl, Haferflocken, Zwiebeln, grünes Gemüse

Spurenelemente (Eisen, Zink, Kupfer, Mangan, Jod, Chrom, Selen, Bor und Chlorid)

Spurenelemente sind nicht-energieliefernde Nährstoffe, die in Kleinstmengen (Spuren) benötigt werden und für den normalen Ablauf von Lebensvorgängen unentbehrlich sind. Ein Fehlen von essenziellen Spurenelementen ruft schwere Schäden und Mangelerscheinungen hervor. Bekannte Mangelerscheinungen sind Blutarmut bei Eisenmangel oder Stoffwechselstörungen (z. B. der Schilddrüse) bei Jodmangel. Durch eine ausgewogene Ernährung, in der frisches Gemüse, Vollkornprodukte und Seefisch enthalten sind, kann der Bedarf an Spurenelementen gedeckt werden.

Daran sollten Sie denken
Altersspezifische Veränderungen erhöhen den Bedarf an Folsäure, Vitamin D, B$_6$, B$_{12}$ und Zink!

◻ Tab. 13.2. Übersicht über wichtige Mineralstoffe

Mineralstoff	Bedeutung	Lebensmittel
Natrium	Wasserhaushalt, Herzrhythmus, Eiweißstoffwechsel	Kochsalz, Käse, Mineralwasser
Kalium	Wasserhaushalt, Herzrhythmus, Eiweißstoffwechsel	Vollkornprodukte, Fleisch
Kalzium	Bildung von Knochen und Zähne, Nervenimpulse	Hülsenfrüchte, Blattgemüse
Magnesium	Immunsystem, Blutgerinnung, Nervenimpulse	Sojabohnen, Nüsse, Fisch
Phosphor	Aufbau von Knochen und Zähnen, Energiegewinnung	Eier, Fleisch, Vollkornprodukte

◻ Tab. 13.3. Mögliche Nährstoffverluste durch Medikamenteneinnahme

Medikamente	Nährstoffverlust
Antibiotika (Penicillin u. ä.)	Vitamin B_{12}, Folsäure, Kalium, Magnesium
Antazida (Mittel gegen Magenübersäuerung und Sodbrennen)	Kalzium, Eisen, Vitamin B_1
Diuretika (Mittel zur Wasserausscheidung)	Vitamin B und C, Kalzium, Magnesium, Kalium, Zink
Laxanzien (Abführmittel)	Kalium, Kalzium

Sekundäre Pflanzenstoffe

Unter dem Oberbegriff »sekundäre Pflanzenstoffe« verbergen sich mehr als 30.000 verschiedene Substanzen, die nur von Pflanzen gebildet werden. Sekundäre Pflanzenstoffe haben einen nachgewiesen positiven Effekt auf die Gesundheit und werden heute als wichtige Schutzfaktoren gegen das Auftreten vieler Erkrankungen angesehen. Im menschlichen Körper üben sie z. B. folgende Schutzfunktionen aus, sie:

- stärken das Immunsystem,
- schützen den Körper vor **freien Radikalen** und
- töten Krankheitserreger ab.

➕ **Eine Ernährung, die reich an pflanzlichen Lebensmitteln ist und damit eine Vielzahl sekundärer Pflanzenstoffe enthält, leistet einen Beitrag zum Schutz vor Krebs und Herz-Kreislauferkrankungen.**

13.2 Wie also sieht eine gesunde Ernährung aus?

Der Speiseplan muss individuell zusammengestellt werden, denn nicht jeder verträgt z. B. Vollkornprodukte. Als Pflegeperson müssen Sie die besonderen Bedürfnisse des Pflegebedürftigen im Blick

haben. Denken Sie auch daran, dass ein ggf. multipler Medikamentenkonsum die **Bioverfügbarkeit** der Nährstoffe beeinträchtigt (einige Beispiele in ◻ Tab. 13.3).

Wichtig ist jedoch immer die Ausgewogenheit der Nahrungszusammenstellung (◻ Tab. 13.4).

Tipp

Essen auch Sie fünf Portionen Obst und Gemüse am Tag für ein langes Leben.

■■■ **So geht's**

- **Naturbelassene Lebensmittel** enthalten alle Nährstoffe in optimaler Zusammensetzung. Lassen Sie die Lebensmittel möglichst roh oder garen Sie sie nur kurz, denn Hitze zerstört die Vitamine, ruiniert Fettsäuren und **denaturiert** Eiweißbaustoffe.
- **Obst und Gemüse** bilden die Basis einer gesunden Ernährung und sollten reichlich (400-500 g pro Tag) verzehrt werden. Bieten Sie sie (auch als Snack zwischendurch) bevorzugt roh und frisch, schonend gedünstet, als Trockenobst oder in Form von Saft an.
- Etwa 55% der Nahrungsenergien sollten durch **Kohlenhydrate** bereitgestellt werden. Sie sind enthalten in Getreide, Reis, Nudeln, Kartoffeln, Müsli, Gemüse und Obst. Am günstigsten wählen Sie Kohlenhydrate mit vielen Ballaststoffen, z. B. Vollkornprodukte, Gemüse und Salat, die zudem viele Vitamine enthalten (hohe Nährstoffdichte).

☐ **Tab. 13.4.** Optimale Tagesmenge an Makronährstoffen		
Nährstoff	Tagesmenge	Vergleich
Eiweiß	1 g/kg Körpergewicht	100 g Putenbrust enthält 24,1 g Eiweiß
Fett	65 g – max. 80 g/Tag	100 g Weichkäse, 70% Fett i.Tr. enthält 40 g Fett
Kohlenhydrate	Ca. 250 g/Tag	100 g Kartoffeln enthalten 14,2 g Kohlenhydrate

⸺ **Fette** decken etwa 30% des Energiebedarfs. »Gute« Fette, d. h. solche mit mehrfach ungesättigten Fettsäuren, sind in Nüssen, vielen Pflanzenölen und in fettreichen Fischarten enthalten. Bevorzugen Sie Olivenöl (2–3 Teel./Tag) und verwenden Sie keine gehärteten Fette.

⸺ Die restlichen 15% unserer Nahrung sollten aus **Eiweiß** bestehen. Die Zufuhr kann tierischen (Milchprodukte, Fleisch, Fisch, Eier) und pflanzlichen (Getreide, Hülsenfrüchte) Ursprung haben. Beachten Sie, dass bei Stress und Erkrankungen der Proteinbedarf bis auf 1,5 g/kg Körpergewicht/Tag steigen kann.

> **Tipp**
>
> Als allgemeine Regel für die Lebensmittelauswahl gilt:
> - Reichlich pflanzliche Lebensmittel
> - Mäßig tierische Lebensmittel
> - Sparsam mit fettreichen Lebensmitteln (☐ Abb. 13.2)

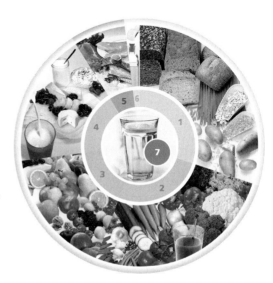

☐ **Abb. 13.2.** DGE-Ernährungskreis. Auf die Auswahl kommt es an. Die Basis bilden Obst, Gemüse und Getreideprodukte

13.3 Wie kann ich die benötigte Menge an Nahrungsmitteln feststellen?

Wenn der Pflegebedürftige bereits mit seinem Körpergewicht einem **BMI (Body-Mass-Index)** von mindestens 25 kg/m² entspricht, bekommt und isst er genau die richtige Energiemenge.

Wie wird der Body-Mass-Index bestimmt?

Objektive Größen wie das Körpergewicht und der daraus errechnete Body-Mass-Index (BMI) helfen, den Ernährungszustand des Pflegebedürftigen zu beurteilen.

$$BMI = \frac{\text{Körpergewicht in kg}}{(\text{Körpergröße in m})^2}$$

☐ **Abb. 13.3.** BMI-Formel

■■■ **So geht's**

⸺ Wiegen Sie den Pflegebedürftigen in regelmäßigen Abständen.

⸺ Bei immobilen Pflegebedürftigen messen Sie alternativ den Bein- und Hüftumfang.

⸺ Bestimmen Sie den BMI mit folgender Formel: Körpergewicht in Kilogramm geteilt durch Größe in Metern zum Quadrat (☐ Abb. 13.3).

◪ Tab. 13.5. BMI-Werte für verschiedene Altersgruppen	
Alter	BMI
19-24 Jahre	19-24
25-34 Jahre	20-25
35-44 Jahre	21-26
45-54 Jahre	22-27
55-64 Jahre	23-28
>64 Jahre	24-29

◪ Tab. 13.6. Auswertung	
Klassifikation	BMI
Untergewicht	<20
Normalgewicht	20-25
Übergewicht	25-30
Adipositas	30-40
massive Adipositas	>40

◪ Tab. 13.7. Energiegehalt der Hauptnährstoffe	
Nährstoff	Energiegehalt
Eiweiß	1 g = 4 kcal (≈ 17 kJ)
Kohlenhydrate	1 g = 4 kcal (≈ 17 kJ)
Fett	1 g = 9 kcal (≈ 30 kJ)
Alkohol	1 g = 7 kcal (≈ 30 kJ)

Der »wünschenswerte« BMI hängt vom Alter ab. In ◪ Tab. 13.5 sehen Sie BMI-Werte für verschiedene Altersgruppen und in ◪ Tab. 13.6 die dazugehörige Auswertung.

Neue Studien zeigen, dass es sich mit zunehmendem Alter mit wenigen Pfunden über dem Normalgewicht im Schnitt länger und gesünder leben lässt.

13.3.1 Wie kann ich den Energiebedarf bestimmen?

Der tägliche Energiebedarf kann mit folgender Formel berechnen werden:

**Energiebedarf =
Grundumsatz + Leistungsumsatz**

Der Grundumsatz ist die Energie, die ein Mensch in Ruhe benötigt (ca. 1500 kcal). Der Leistungsumsatz ist von der körperlichen Betätigung abhängig.

Er kann je nach Art der Aktivität, z. B. bei Schwerarbeitern, ein Vielfaches des Grundumsatzes betragen.

Mit Kalorien (eigentlich Kilokalorie oder kcal: 1000 Kalorien) misst man die Energiemenge, die in Nahrungsmitteln steckt. Die Bezeichnung »Kilokalorien« ist heute eine veraltete, doch in der Bevölkerung immer noch gebräuchliche Einheit. Heute verwendet man die Einheit Joule oder Kilojoule (kJ). 1 kcal entspricht 4,184 kJ (◪ Tab. 13.7).

13.4 Wie verhindere ich Übergewicht?

Wie in ◪ Tab. 13.7 festzustellen ist, liefert 1 g Fett mehr als doppelt so viel Energie wie 1 g Kohlenhydrate. Man kann also durch eine Reduktion des täglichen Fettkonsums am besten Kalorien sparen. Auch Alkohol und »leere Kalorien« wie Süßigkeiten oder Weißbrot haben einen hohen Energiegehalt bei zugleich sehr geringem Nährstoffgehalt.

❗ **Daran sollten Sie denken**
Auch ein übergewichtiger Mensch kann mangelernährt sein, d. h. ihm können wichtige Nährstoffe fehlen!

13.4.1 Fettansatz statt Muskelmasse

Im Alter schwinden die Muskeln nicht einfach altersbedingt. Die Ursachen für den Verlust an Muskelmasse liegen eher in einer mangelhaften Ernährung, körperlicher Inaktivität und möglicherweise an hormonellen Veränderungen. Ver-

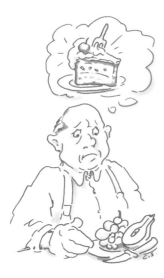

lust an Skelettmuskulatur führt zu geringerer Körperkraft und eingeschränkter Mobilität und kann bis zum Verlust der körperlichen Selbstständigkeit führen. Ein Teufelskreis, der beim einen zu Übergewicht beim anderen zu Gewichtsabnahme führen kann. Eine ausreichende (eiweißhaltige) Ernährung (zusammen mit körperlichem Training) erhält auch pflegebedürftigen und älteren Menschen die für den jüngeren Körper typische Muskelmasse.

▪▪▪ So geht's
- Sparen Sie Fett ein (Verzchr von max. 60 g/Tag) und verwenden Sie »gesunde« Fette (mit einfach- und mehrfach ungesättigte Fettsäuren), z. B. Olivenöl zum Braten.
- Verwenden Sie die richtigen Kohlehydrate: Vollkornnudeln, Naturreis, Pellkartoffeln, vor allem viel Kohlehydrate aus Obst und Gemüse.
- Bieten Sie genügend Eiweiß an: mageres Fleisch wie Pute, Hähnchen, Kalb, Rind, mageren Fisch, Milch und Joghurt mit 1,5 % Fett, Magerquark, magere Wurst und mageren Käse.

❗ Daran sollten Sie denken
Bieten Sie gesunden älteren Menschen nur 3 Mahlzeiten (z. B. Frühstück 8 Uhr. Mittagessen 13 Uhr, Abendessen 19 Uhr) am Tag an, damit in der mahlzeitfreien Zeit (4-6 Stunden) die Fettverbrennung stattfinden kann.

13.5   Wie verhindere ich Fehlernährung und Mangelernährung?

Nach einer Schätzung des Medizinischen Dienstes der Spitzenverbände der Krankenkassen (MDS) leidet nahezu jeder 12. der über 60-Jährigen (das sind 1,6 Millionen Menschen) in Deutschland unter chronischer Mangelernährung. Das heißt, ihr Körper wird nicht mehr ausreichend mit Energie, Eiweiß und lebensnotwendigen Nährstoffen versorgt. 1,3 Millionen davon Betroffene leben zu Hause. Gründe für die Mangelernährung sind:
- Probleme bei der Nahrungsaufnahme (Kau- und Schluckbeschwerden)
- Appetitlosigkeit (◘ Abb. 13.4)
- Verändertes Geschmacksempfinden (süßer Pudding statt knackiger Salat)
- Erhöhter Nahrungsbedarf (z. B. aufgrund von Erkrankungen und Infektionen)
- Vergesslichkeit (Verwirrtheit und Demenz lassen die Nahrungsaufnahme vergessen)
- Nebenwirkung von Medikamenten (z. B. Beeinträchtigung des Appetits, Verdauungsprobleme)
- Soziale Probleme (Einsamkeit, Geldmangel, usw.)

Die Folgen der Mangelernährung sind gravierend.

▪▪▪ Das können Sie beobachten
- Zunehmende körperliche Schwäche (Muskelabbau) verbunden mit nachlassender Lebensfreude und Sturzgefahr.
- Verstärkter Abbau geistiger Fähigkeiten.
- Depressionen, Antriebs- und Teilnahmslosigkeit.

Bei anhaltendem Nährstoffdefizit (z. B. mit eiweißarmer Ernährung verbundener Mangel an Spurenelementen) sind starke körperliche Beeinträchtigungen und Störungen wichtiger Organfunktionen die Folge. Schleichende Mangelerscheinungen treten zu Tage (◘ Abb. 13.5 Mangelernährung):
- Die Infektanfälligkeit steigt.
- Das Risiko für Druckgeschwüre erhöht sich (Dekubitusgefahr).
- Durch die Abnahme der Atemmuskulatur werden Atemzüge schwächer (Pneumoniegefahr).
- Durch Verringerung der Herzmuskelmasse kann es zu Herzrhythmusstörungen kommen.

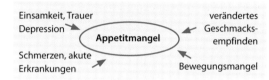

Abb. 13.4. Einflussfaktoren auf den Appetit

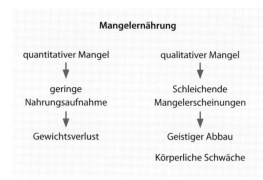

Abb. 13.5. Mangelernährung

13.5.1 Alarmsignale

Ein deutliches Alarmsignal ist oft die Gewichtsabnahme, die manchmal jedoch erst dann festgestellt wird, wenn die Kleidung schlottert. Mit einem einfachen Fragebogen (◘ Tab. 13.8 Nutri-Risk-Analyse) können Sie den Ernährungszustand bei Verdacht schon frühzeitig prüfen.

Nehmen Sie bei einem vorhandenen Risiko rechtzeitig Kontakt mit dem Hausarzt auf, damit die Ursachen abgeklärt werden können.

13.5.2 Ernährungsmaßnahmen

Im Leben des Pflegebedürftigen sind die Mahlzeiten oftmals die einzige Abwechslung des Tages. Liegt eine Mangelernährung vor, so bedarf es viel Sorgfalt, dieses Nährstoffdefizit auszugleichen. Dazu können Sie folgende wichtigen Maßnahmen gewährleisten.

◘ **Tab. 13.8.** Nutri-Risk-Analyse

Frage	Antwort	Punkte
Welcher BMI liegt vor?	BMI > 24	0 Punkte
	BMI 20-24	1 Punkte
	BMI < 20	2 Punkte
Hat der Pflegebedürftige in letzter Zeit unbeabsichtigt Gewicht verloren?	Nein	0 Punkte
	Mäßiger Gewichtsverlust	1 Punkte
	Schwerer Gewichtsverlust	2 Punkte
Hat der Pflegebedürftige in letzter Zeit weniger als normal gegessen?	Nein	0 Punkte
	Ja	2 Punkte
Liegt ein stressbedingt erhöhter Bedarf auf Grund einer Erkrankung vor?	Nein	0 Punkte
	Mäßig (z. B. Infektionen, kleine OP, Tumorerkrankungen, neurologische Erkrankung)	1 Punkte
	Hoch (z. B. multiple Verletzungen, Verbrennungen, große OP, schwere Schluckstörung)	2 Punkte

Auswertung:
- 0-2 Punkte: Risiko einer Mangelernährung ist gering
- 3-4 Punkte: Risiko einer Mangelernährung vorhanden
- > 5 Punkte: hohes Risiko einer Mangelernährung

Bieten Sie einen verlässlichen äußeren Rahmen

▪▪▪ So geht's

- Der Pflegebedürftige sollte so lange zum Essen aufstehen (ggf. am Familientisch das Essen einnehmen), wie es sein Zustand erlaubt.
- Die Mahlzeiten sollten in regelmäßigen Zeitabständen eingenommen werden.
- Mindestens eine warme Mahlzeit pro Tag sollte sein.
- Achten Sie auch bei Zwischenmahlzeiten auf festgelegte Essenszeiten.
- Schaffen Sie eine behagliche Atmosphäre (Servietten, Blumen) und vermeiden Sie Störungen bei den Mahlzeiten.
- Isst der Pflegebedürftige nicht am Familientisch, dann leisten Sie ihm beim Essen Gesellschaft.
- Besorgen Sie ggf. spezielle Hilfsmittel zum Essen (Tellerrand, Spezial-Essbesteck, Klammergabel, Teller mit Erhöhung, gewinkelter Löffel, Küchenmesser, Fixierbrett, Schneidebrett,), die das Essen und Trinken erleichtern und die Selbstständigkeit erhalten. Sie können sie auch selbst herstellen. Beispiele dazu sehen Sie in den Abbildungen ◘ Abb. 13.6 und ◘ Abb. 13.7.
- Achten Sie darauf, dass die Mahlzeit heiß bleibt (nur kleine Portionen auftragen oder Thermoteller verwenden), wenn der Angehörige nur langsam essen kann.

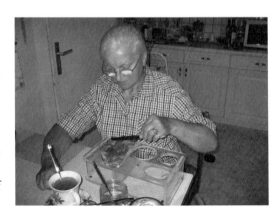

◘ **Abb. 13.6.** Selbst gebaute Esshilfe, um das Brot bei Halbseitenlähmung zu schmieren

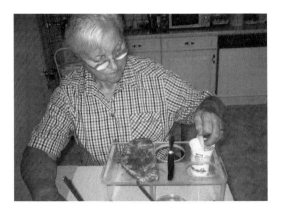

◘ **Abb. 13.7.** Selbst gebaute Esshilfe zum Essen von Joghurt bei Halbseitenlähmung

Ausreichendes Nährstoffangebot

▪▪▪ So geht's

- Erstellen Sie zusammen mit dem Hausarzt (oder Ernährungsberater) einen Ernährungsplan.
- Gehen Sie auf die Wünsche des Angehörigen ein. Denken Sie an seine Lieblingsspeisen.
- Achten Sie auf nährstoff- und energiereiche Kost (fette Milch, Vollkornprodukte, viel Gemüse und Salat, Nüsse, Fruchtsäfte, Fleisch, Fisch, Eier).
- Reichern Sie die Nahrung bei der Zubereitung gezielt mit Hilfe natürlicher Lebensmittel, wie z. B. Butter, Sahne, Vollmilch, Öle, an.
- Auch die Zwischenmahlzeiten sollen kalorien- und nährstoffreich sein.
- Ergänzen Sie »Essen auf Rädern« – wenn nötig – durch frische und nährstoffreiche Lebensmittel.

Appetit anregen

▪▪▪ So geht's

- Sorgen Sie für eine appetitliche Zubereitung der Speisen.
- Bieten Sie eine abwechslungsreiche Kost an (sorgen Sie für Überraschungen).
- Bieten Sie lieber mehrere Mahlzeiten in kleinen Portionen an (auch **Fingerfood**).
- Sparen Sie nicht mit Kräutern und Gewürzen, damit die Nahrung eine geschmacksintensive Note erhält (jedoch nicht zu salzig).

> **Tipp**
>
> Basilikum ist appetitanregend und verdauungsfördernd.

Umgang mit Kau- und Schluckproblemen

▪▪▪ So geht's

- Zerkleinern Sie – wenn nötig – die Speisen vor den Augen des Pflegebedürftigen.
- Verzichten Sie weitgehend auf pürierte, breiartige Kost; sie fördert nicht den Appetit und ist auch oft nicht nötig; schneiden Sie harte Teile (z. B. Brotrinde) lieber ab.
- Überprüfen Sie, ob die Zahnprothese richtig sitzt bzw. noch passt.
- Achten Sie darauf, dass die Nahrung heruntergeschluckt wird; besprechen Sie Schluckprobleme mit dem Hausarzt (▶ Kap. 14 »Besondere Pflegesituationen – der Schlaganfall«).

Einnahme der Mahlzeiten im Bett

▪▪▪ So geht's

- Achten Sie auf eine aufrechte Körperhaltung (Oberkörperhochlagerung ▶ Kap. 14 »Zweiterkrankungen«).
- Bieten Sie ggf. vor dem Essen eine Mundpflege oder auch Zähneputzen an (ggf. auch nach dem Essen).
- Bieten Sie die Möglichkeit, die Hände zu waschen.
- Platzieren Sie das Essenstablett, Besteck und Nahrungsmittel so, dass der Pflegebedürftige alles gut erreichen kann.
- Räumen Sie nicht sofort und hastig das Geschirr ab.
- Positionieren Sie den Pflegebedürftigen nach dem Essen wieder bequem und lüften Sie ggf. das Zimmer.

Nahrung anreichen

▪▪▪ So geht's

- Reichen Sie dem Pflegebedürftigen möglichst im Sitzen die Nahrung an, setzen Sie sich möglichst neben und nicht vor ihn
- Platzieren Sie den Teller vor den Pflegebedürftigen
- Stellen Sie ggf. Blickkontakt her, denn Reihenfolge und Tempo der Essenseingabe sollte der Pflegebedürftige steuern
- Verwenden Sie die Serviette als solche (nicht als Lätzchen)

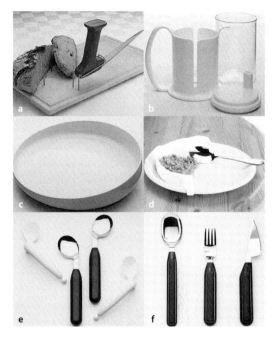

◻ **Abb. 13.8.** Esshilfen **a**) Fixierbrett **b**) Trinkgefäße **c**) Teller mit Erhöhung **d**) Tellerrand **e**) gewinkelte Löffel **f**) Essbesteck

- Gehen Sie einfühlsam, geduldig und motivierend vor.
- Regen Sie ggf. immer wieder zum Selbstessen und -trinken an (evtl. durch Einsatz entsprechender Hilfsmittel wie Schnabelbecher, Spezialbesteck, Strohhalme etc.; ◻ Abb. 13.8).

13.6   Was ist Krankenkost?

Eine besondere Kost für kranke pflegebedürftige Menschen ist je nach Bedarf die spezielle Diät, die Schonkost, die Zusatznahrung oder Trinknahrung und auch die »künstliche Ernährung«.

13.6.1   Schonkost

Eine Schonkost wird dann erforderlich, wenn Nahrungsmittel Beschwerden wie Druck- und Völlegefühl, Blähungen, Sodbrennen, Verstopfung usw. hervorrufen. Oft sind dies schwer verdauliche Speisen, die dann möglichst vom Speiseplan gestrichen werden sollen, z. B.

- fette Fleischsorten (Hammel- und Schweine-
  fleisch),
- geräucherte Fische,
- fettgebackene, panierte oder frittierte Speisen,
- Hülsenfrüchte, Kohl und Pilze.

13.6.2   Trinknahrung

Energie- und nährstoffreiche Trinknahrung aus
der Apotheke kann dazu beitragen, Defizite und
Mangelerscheinungen auszugleichen (z. B. als Er-
gänzung oder zur Anreicherung der zubereiteten
Nahrung).

13.6.3   Spezielle Diät

Eine spezielle Diät wird dann notwendig, wenn
bestimmte Organ- und Stoffwechselfunktionen gestört sind. Sie stellt für den Betroffenen immer eine
einschneidende Veränderung seiner gewohnten
Ernährungsweise dar. In der Regel verordnet sie
der Arzt. Manche Diäten bestehen ein Leben lang,
(z. B. bei Diabetes mellitus, Nierenerkrankungen),
andere werden nur vorübergehend notwendig
(z. B. nach Operationen). Als Pflegeperson müssen
Sie die neue Zusammenstellung der Ernährung
vornehmen. Erfahrende Fachkräfte (z. B. Diabe-
tesberater/innen, Diätassistent/innen) können Sie
dabei unterstützen. Fragen Sie dazu Ihren Arzt.

> **Tipp**
>
> Trinknahrung ist unter Umständen verord-
> nungsfähig!

13.6.4   Künstliche Ernährung
(Sondennahrung)

Sondennahrung wird von den gesetzlichen Krankenversicherungen gezahlt, wenn der Arzt sie als
medizinisch notwendig erachtet und die Fähigkeit zur ausreichenden normalen Ernährung beim
Pflegebedürftigen fehlt (siehe DiätVO § 14a). Dies
kann vorliegen bei

- massiven Schluckstörungen oder
- stark geschwächten und pflegebedürftigen Menschen.

Mit Unterstützung von Pflegefachkräften aus Sozialstationen und Pflegediensten sowie Ernährungs-
beratern kann eine künstliche Ernährung zu Hause
durchgeführt werden. Die Entscheidung für eine
künstliche Ernährung sollte jedoch möglichst vom
Betroffenen selbst gefällt werden.

13.7   Reichlich trinken

Wasser ist mit ca. 60% der Hauptbestandteil unseres Körpers und für den Menschen lebenswichtig.
Täglich verliert der Körper jedoch beträchtliche
Mengen an Wasser durch Ausscheidungen und
über die Haut. Dieses Wasser muss ständig ersetzt
werden. Deswegen braucht der Körper zusätzlich
zum Essen 1,5-2 Liter Flüssigkeit (das sind etwa 8
Gläser) am Tag.

Bieten Sie deswegen nach allen Mahlzeiten
und auch zwischendurch geeignete Getränke an
(◘ Abb. 13.9.). Zum Durststillen am besten geeignet
sind Wasser, ungezuckerte Tees (und verdünnte
Fruchtsäfte, wenn das Gewicht keine Rolle spielt).

13.7.1   Mangelndes Durstgefühl im Alter

Im fortgeschrittenen Alter lässt meist das normale
Durstempfinden nach. Ältere Menschen trinken
oft nur, wenn sie daran erinnert werden. Auch
nach Aufforderung ist ihre Flüssigkeitsaufnahme
meist zu gering. Neben der Fehl- oder Mangelernährung (siehe oben) besteht dann die Gefahr der
Austrocknung (Dehydratation). Die Auswirkungen auf den Körper sind beträchtlich:

- Beeinträchtigung der Leistungsfähigkeit:
  - verringerte Konzentration und Reaktion
  - vorzeitige Ermüdungserscheinungen
  - Verwirrtheitszustände
  - Antriebslosigkeit
- Gesundheitliche Schäden:
  - Verstopfung (Obstipation)
  - Magenbeschwerden und Appetitlosigkeit
  - allgemeine Abwehrschwäche

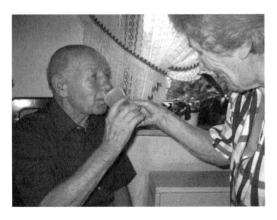

■ **Abb. 13.9.** Unterstützung beim Trinken

- Kann der Pflegebedürftige das Getränk immer problemlos erreichen?
- Schmeckt das Getränk vielleicht nicht?
- Liegen andere Gründe vor (erhöhte Temperatur, er sieht das Getränk nicht)?
- Trinkt er mehrere Schlucke zügig hintereinander oder nippt er immer nur an Ihrem angebotenen Getränk?
- Zwingt eine Blasenschwäche den Angehörigen dazu, nachts öfter aufzustehen? Viele alte Menschen vermeiden es dann zu trinken (► Kap. 16 »Besondere Situationen – Inkontinenz«).

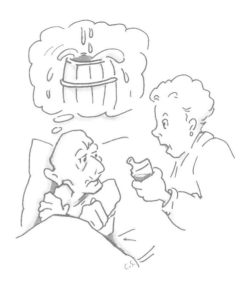

13.7.2 Woran kann ich die Gefahr der Austrocknung erkennen?

Eine Reihe von Erkrankungen, wie z. B. Nierenerkrankungen, können zu einem ausgeprägten Flüssigkeitsungleichgewicht führen. Bedenken Sie auch, dass der Körper bei fiebrigen Erkrankungen besonders viel Körperflüssigkeit verliert. Auch Erbrechen oder Durchfall führen zu großem Flüssigkeitsverlust (► Kap. 9 »Wie geht es Dir heute – Ausscheidungen«).

■■■ **Das können Sie beobachten**
- Trockene Lippen und trockener Mund
- Schlaffe, trockene Haut (Pergamenthaut, Haut lässt sich in Falten abheben)
- Kopfschmerzen, Müdigkeit, Schwindel und Verwirrtheit
- Fieber
- Plötzlich auftretende Gangunsicherheit
- Verringerte Urinmenge

13.7.3 Hast Du heute schon genug getrunken?

Wenn Sie nach Ihren Beobachtungen den Eindruck gewonnen haben, dass der Pflegebedürftige zu wenig trinkt, versuchen Sie zunächst die Gründe dafür festzustellen:

Folgende Maßnahmen (Dehydratationsprophylaxe) können der Austrocknung entgegen wirken.

■■■ **So geht's**
- Legen Sie in Absprache mit Ihrem Hausarzt einen Trinkplan mit einer zu erzielenden Trinkmenge fest und tragen Sie die getrunkene Flüssigkeit in ml darin ein (■ Abb. 13.10). Zur Übersicht rechnen Sie die getrunkene Flüssigkeitsmenge an jedem Abend zusammen.
- Fordern Sie den Pflegebedürftigen auf, gleichmäßig über den Tag verteilt zu trinken und stellen Sie die Getränke immer in Reichweite (6-8 Gläser). Schenken Sie sofort nach, wenn das Glas leer ist.
- Verwenden Sie zum Erhalt der Selbstständigkeit evtl. einen Schnabelbecher oder Trinkhalm

Tagesmenge:		
Ziel: 1600 ml		
Uhrzeit	Getrunkene Trinkmenge	Menge
08:00	1 Tasse Kakao	0,15 l
	1 Glas Orangensaft	0,10 l
10:00	1 Glas Mineralwasser	0,20 l
12:40	1 Glas Mineralwasser	0,20 l
	1 Suppentasse Bouillon	0,15 l
14:45	1 große Tasse Milchkaffee	0,25 l
16:30	1 Glas Apfelsaftschorle	0,20 l
19:00	1 große Tasse Kräutertee	0,25 l
21:00	1 Glas Bier	0,20 l
	Gesamtmenge	1,70 l

⬛ Abb. 13.10. Trinkplan

(ggf. auch einen Schraubverschlussöffner, Universal-Verschlussöffner, Universalhalter).

▬ Bringen Sie Abwechslung in die tägliche Auswahl an alkoholfreien Getränken. Empfehlenswert sind Wasser, Früchte- und Kräutertees, aber auch verdünnte reine Fruchtsäfte oder Bouillon. Auch gegen Kaffee, schwarzen Tee und Alkohol (z. B. als Aperitif vor dem Essen) in Maßen ist nichts einzuwenden.

▬ Bei ungenügender Trinkmenge können Sie die Flüssigkeitszufuhr durch Eis (z. B. aus Mineralwasser, Fruchtsaft, Joghurt) erhöhen und durch Götterspeise und Quark, Obst und Gemüse oder fertiges Speiseeis ergänzen.

> ┌ **Tipp**
> Ein Glas Wasser nach den Mahlzeiten sollte eine Gewohnheit werden.

13.8 Volkskrankheit Verstopfung – woran liegt es? Kann ich durch Ernährung vorbeugen?

Ausscheidungen sind abhängig von der Ernährung und dem Stoffwechsel. Bei zu geringer Flüssigkeitszufuhr oder großen Flüssigkeitsverlusten (z. B. durch Schwitzen) wird dem Stuhl viel Wasser entzogen. Er dickt ein und es kommt zur Verstopfung. Ballaststoffarme Kost, Kostumstellung oder ungewohnte Essenszeiten aber auch Scham können ebenfalls zur Verstopfung führen.

13.8.1 Welche Ursachen für Verstopfung gibt es?

Neben Bewegungsmangel und anderen Ursachen (langsame Darmtätigkeit z. B. durch neurologische Erkrankungen) sind Störungen im Flüssigkeitshaushalt und falsche Ernährung Hauptursachen für Verstopfung (► Kap. 9 »Wie geht es Dir heute – Stuhlgang«).

Flüssigkeitsmangel

Bei Flüssigkeitsmangel entzieht der Körper dem Nahrungsbrei im Dickdarm mehr Wasser als sonst und der Stuhl dickt ein. Eine ungenügende Trinkmenge oder hohe Flüssigkeitsverluste durch Fieber oder Erbrechen können somit zur Verstopfung (Obstipation) führen.

■ ■ ■ So geht's

▬ Ausreichend trinken (siehe oben): Morgens 1 Glas Mineral- oder Leitungswasser auf nüchternen Magen.

▬ Als Tee bei Magen-Darm-Beschwerden sind möglich Fenchel, Melisse (dünn aufbrühen, evtl. wenig Kamille, Minze), ggf. Cascararinde oder Faulbaumrinde (ein halber Teelöffel voll Cascararinde wird mit heißem Wasser (ca. 150 ml) übergossen und nach etwa 10-15 Minuten durch ein Teesieb gegeben).

▬ Sauerkrautsaft (kann bei empfindlichen Menschen heftige Bauchkrämpfe und Blähungen auslösen).

Falsche Ernährung

Ballaststoffarme Ernährung, wie frische Brötchen, wirken genauso stopfend wie z. B. Bananen, Kuchen oder Pralinen. Ideal ist eine ballaststoffreiche (faserstoffreiche) Ernährung. Das bedeutet mehr pflanzliche und weniger tierische Nahrungsmittel.

▪▪▪ So geht's

- Verdauungsfördernde Nahrungsmittel bevorzugen, z. B. Joghurt, Vollkornprodukte, Salate, Gemüse, Sauerkraut oder Dörrobst, Früchteriegel.
- Trockenfrüchte wie Pflaumen, Aprikosen, Feigen, Äpfel mehrere Stunden einweichen – auch das Einweichwasser trinken lassen.
- Viel frisches Obst anbieten, auch in Form von Kompott.
- Stopfende Nahrungsmittel meiden, etwa Schokolade, Bananen, Weißbrot oder Kuchen.
- Leinsamen, Flosamen oder Weizenkleie in Buttermilch oder Yoghurt einrühren, wenn gleichzeitig ausreichend getrunken wird.
- Gabe von Milchzucker.

Anwendung von Heilpflanzen. Auch bei Heilpflanzen gilt, dass vor und bei längerer Anwendung der Arzt zu fragen ist. Als Pulver, Saft, Kapseln gibt es:

- dickdarmwirksame Mittel, wie Faulbaumrinde, Rhabarberwurzel, Aloe-Blattextrakt, Extrakt der Kreuzdornbeeren, und
- Füll- und Quellstoffe, wie Leinsamen, Indischer Flohsamen, Weizenkleie; Füll- und Quellstoffe müssen immer mit viel Flüssigkeit eingenommen werden.

> **Tipp**
>
> Pflanzliche Abführmittel sind bei Dauergebrauch nicht weniger gefährlich als synthetische Abführmittel.

Platz für Ihre Notizen

14

Wundliegen, Lungenentzündung, Blutgerinnsel – So beugen Sie Zweiterkrankungen vor

? Mein Vater ist stark bewegungseingeschränkt. Er verlässt sein Bett kaum noch. Welche Gefahren können für ihn bestehen? Was muss ich in dieser Situation beachten?

Vorbeugen ist eine wesentliche Aufgabe in der Pflege. Oftmals ist der Blick der Pflegepersonen auf das Grundleiden (die Krankheit oder Behinderung) gerichtet. Doch gerade bei Pflegebedürftigen, die längere Zeit im Bett verbringen müssen, können zusätzliche Erkrankungen hinzukommen. Einige schwer wiegende Komplikationen, die durch die Bettruhe entstehen können, sind:

1. Wundliegen oder Druckgeschwür (Dekubitus).
2. Gelenkfehlstellung oder -versteifung (Kontraktur).
3. Einschränkung der Atmung bis zur Lungenentzündung (Pneumonie).
4. Beeinträchtigungen des Kreislaufs durch einen Gefäßverschluss (Thrombose und Embolie).
5. Darüber hinaus kann sich die Skelett- und Herzmuskulatur zurückbilden (Inaktivitätsatrophie), wodurch sich die Beweglichkeit nochmals verschlechtert.

Oberstes Ziel in der Pflege ist daher die Vermeidung der oben genannten Gefahren durch **Prophylaxen** (griechisch: Vorbeugung und Verhüten der bekannten Komplikationsgefahren). Am einfachsten gelingt dies, wenn der Angehörige bald wieder aufstehen kann. Ist das nicht möglich, können die richtigen vorbeugenden Maßnahmen die Komplikationen des langen Liegens reduzieren oder sogar verhindern.

14.1 So vermeiden Sie das Wundliegen (Dekubitus)

❶ Daran sollten Sie denken
Einen Dekubitus zu vermeiden ist wichtig, aber nicht immer ganz einfach zu realisieren.

14.1.1 Wer ist gefährdet?

Ein erhöhtes Risiko, einen Dekubitus zu bekommen, haben z. B. Menschen:
- mit einem schlechten Hautzustand (trockene, rissige, spröde Haut, Hautkrankheiten),
- die einnässen (unter Urininkontinenz leiden); ist die Haut nicht gut vor Urin geschützt, kann

sie aufweichen (mazerieren) und wird dadurch geschädigt,
- mit Durchblutungsstörungen,
- mit einem reduzierten Allgemeinzustand (z. B. Tumorkranke, schwache und magere Menschen),
- die unter Bewegungsmangel leiden (z. B. durch Lähmung, Behinderung, Bewusstlosigkeit, Gipsschienen) oder
- mit Fieber.

14.1.2 Wie entsteht ein Dekubitus?

Damit ein Dekubitus entstehen kann, spielen viele Faktoren eine Rolle. Wichtigster Faktor für die Entstehung eines Dekubitus ist jedoch der Druck des eigenen Körpergewichtes auf ein bestimmtes Hautareal (z. B. die Steißregion) sowie die Zeit (ca. 1,5-2 Stunden), die der Druck beim Sitzen oder Liegen anhält. Durch den Druck werden die versorgenden Blutgefäße im Gewebe zusammengepresst (❑ Abb. 14.1).

Die Folge ist eine **Mangeldurchblutung** im betroffenen Hautareal, da die Hautzellen nicht mehr mit nährstoff- und sauerstoffreichem Blut versorgt werden können. Bei länger anhaltendem Druck werden die dort befindlichen Nervenzellen unwiderruflich geschädigt. Der Betroffene spürt an dieser Stelle keine Schmerzen mehr und ändert daher seine Liege- oder Sitzposition nicht. Sind die Gefäße zu lange zusammengedrückt (komprimiert), werden die Körperzellen nicht mehr versorgt – sie sterben ab.

Kommen (beispielsweise beim Betten) noch Belastungen durch **Reibung** oder **Scherkräfte** dazu, wird die Haut zusätzlich geschädigt. Reibung kann durch das »Runterrutschen im Bett« entstehen, sie verursacht ebenfalls Verletzungen

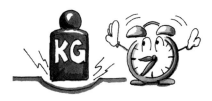

❑ Abb. 14.1. Anhaltende Druckbelastung wird als Hauptursache für einen Dekubitus angesehen!

an der Haut. Zu Scherung (Verschiebung der verschiedenen Hautschichten gegeneinander) kann es beim Hochziehen, Umdrehen und Positionieren des Pflegebedürftigen kommen. Gerade bei älteren Menschen, deren Haut nicht mehr so elastisch ist, können durch Scherkräfte ganze Hautschichten voneinander getrennt werden.

14.1.3   Welche Körperstellen sind gefährdet?

Von einem Druckgeschwür sind meist Körperstellen betroffen, an denen sich Knochenvorsprünge befinden und die gleichzeitig über eine geringe Abpolsterung durch Muskel- und Fettgewebe verfügen, wie man es z. B am Steiß gut selbst tasten kann. Dort treten die häufigsten Druckgeschwüre auf, ebenfalls an den Hüftknochen (große Rollhügel) und an den Fersen. Doch auch andere Körperstellen können betroffen sein, z. B. die Ohren, der Hinterkopf, die Schulterblätter, die Knöchel oder die Zehenspitzen (◘ Abb. 14.2a–e).

➕ **Durch Krümel, Falten im Laken, Knöpfe an Kissen, im Bett verbliebene Fremdkörper**

(Teelöffel, Haarnadeln), aber auch durch den Blasenkatheter (und andere medizinische Ableitungen) kann ein Dekubitus an jeder Stelle des Körpers entstehen.

14.1.4   Woran erkennen Sie einen Dekubitus?

Ein Dekubitus hat verschiedene Entwicklungsstadien (1-4) mit verschiedenen Kennzeichen:
- **Stadium 1**: Die noch intakte Haut ist rot, manchmal geschwollen oder sehr warm.
- **Stadium 2**: Die oberste Hautschicht ist zum Teil geschädigt (oft hat sich eine Blase gebildet, oder die Haut ist abgeschürft).
- **Stadium 3:** Es zeigt sich ein tiefes, offenes Geschwür. Alle Hautschichten sind verletzt. Dies kann bis in das darunterliegende Bindegewebe reichen. Der Arzt spricht von einer »Nekrose« (griechisch: Untergang oder Absterben der Zellen).
- **Stadium 4:** Alle Hautschichten sind zerstört, Muskeln, Knochen oder stützende Strukturen, wie Sehnen oder Gelenkkapseln, sind ebenfalls betroffen.

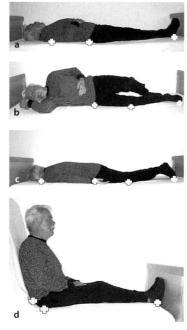
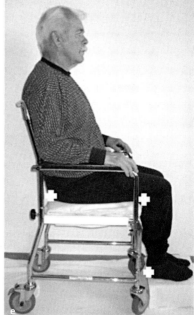

◘ Abb. 14.2a–e
Druckpunkte bei verschiedenen Liege- und Sitzpositionen

Anhand der Checkliste »Dekubitusgefährdung« (◘ Abb. 14.3) können Sie erkennen, ob bei Ihrem Angehörigen die Gefahr einer Hautschädigung vorliegt. Diese Checkliste basiert auf der »Braden-Skala« für professionell Pflegende. Sie wurde zur besseren Verständlichkeit und Anwendung für pflegende Angehörige entsprechend verändert. Bitte kreuzen Sie Zutreffendes an.

Wenn Sie immer »a« angekreuzt haben, brauchen Sie sich keine Sorgen über eine mögliche Hautschädigung machen. Doch wenn Sie oft mit »c« geantwortet haben, hat Ihr Angehöriger ein sehr hohes Dekubitusrisiko. Auch wenn Sie häufig »b« angekreuzt haben, müssen Sie wachsam sein und die gefährdeten Hautareale regelmäßig auf Dekubituszeichen hin untersuchen.

1. Aktivität Steht der Pflegebedürftige regelmäßig auf und bewegt sich alleine?		
Er/sie steht auf und bewegt sich regelmäßig.	a	
Manchmal kann er mit Hilfe etwas aufstehen, verbringt die meiste Zeit aber im Bett oder im Stuhl.	b	
Er/sie liegt nur noch im Bett.	c	
2. Mobilität Kann der Pflegebedürftige seine Sitz- oder Liegeposition alleine verändern?		
Er/sie kann sich gut bewegen.	a	
Manchmal bewegt er/sie sich ein wenig im Bett und auf dem Stuhl.	b	
Er/sie kann die Position so gut wie gar nicht mehr verändern.	c	
3. Sensorisches Empfindungsvermögen Kann der Pflegebedürftige auf druckbedingte Beschwerden reagieren?		
Er/sie hat keine Störung der Schmerzempfindung.	a	
Manchmal werden Beschwerden geäußert (z. B. durch Stöhnen, Unruhen, Mimik oder Zeigen).	b	
Er/sie spürt keine Schmerzen (z. B. durch Bewusstlosigkeit oder Lähmungen, die den größten Teil des Körpers betreffen).	c	
4. Reibung und Scherkräfte Wird die Haut des Pflegebedürftigen einer Belastung durch hoch- und herrunterrutschen ausgesetzt?		
Er/sie bewegt sich im Bett und Stuhl allein, hat genügend Kraft sich anzuheben, kann eine Position lange Zeit halten ohne herunterzurutschen.	a	
Manchmal bewegt er/sie sich allein, beim Hochziehen schleift die Haut nur wenig über das Bettlaken. Er/sie kann sich über längere Zeit in einer Lage halten (Sessel, Roll-/Stuhl) und rutscht nur selten herunter.	b	
Er/sie braucht sehr viel Unterstützung beim Positionswechsel, rutscht ständig im Bett oder im (Roll-) Stuhl/Sessel herunter, muss immer wieder hochgezogen werden.	c	
5. Feuchtigkeit Ist die Haut des Pflegebedürftigen trocken?		
Seine/ihre Haut ist meist trocken, neue Wäsche wird selten benötigt.	a	
Manchmal ist die Haut über einen längeren Zeitraum feucht (z. B. über Nacht). Bettzeug oder Wäsche muss öfter am Tag gewechselt werden.	b	
Seine/ihre Haut ist ständig durch Urin, Schweiß oder Kot feucht.	c	
6. Ernährung Hat der Pflegebedürftige einen guten Ernährungszustand und nimmt regelmäßig Eiweißportionen zu sich?		
Er/sie isst und trinkt gut und abwechslungsreich.	a	
Meist isst und trinkt er/sie ausreichend, jedoch kaum Fleisch, Milchprodukte oder Hülsenfrüchte.	b	
Er/sie isst und trinkt kaum noch.	c	

◘ **Abb. 14.3.** Checkliste Dekubitusgefährdung

14.1.5 Wie können Sie einen Dekubitus verhindern?

> **Tipp**
>
> Die beste Vorbeugung zur Vermeidung eines Druckgeschwürs ist die Bewegung (Mobilisation).

Sind die Bewegungsmöglichkeiten des Betroffenen so stark eingeschränkt, sei es durch Behinderung, Erkrankung oder einfach aufgrund des Alters, dass er eine Druckentlastung (wie z. B. Umdrehen im Bett) nicht mehr ohne Hilfe durchführen kann, müssen die Pflegepersonen Maßnahmen ergreifen, die
- ein Wundliegen verhindern und
- die verbliebene Mobilität erhalten und fördern.

Zu diesen Maßnahmen gehören
- das richtige Positionieren (◻ Tab. 14.1) des Pflegebedürftigen im Bett, im Sessel oder auf dem Stuhl,

- die Durchführung von Bewegungsübungen sowie
- haut- und gewebeschonende Bewegungs- und Transfertechniken.

So positionieren Sie richtig

🛑 **Daran sollten Sie denken**
Das Positionieren ist eine der wichtigsten und effektivsten Maßnahmen, um das Wundliegen zu vermeiden.

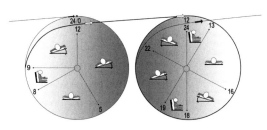

◻ **Abb. 14.4.** Lagerungsuhr

◻ **Tab. 14.1.** Positionieren

Das können Sie erreichen

- Sie können den Pflegebedürftigen in Positionen bringen, in der die gefährdeten Körperstellen relativ **druckunbelastet** bleiben

Das benötigen Sie dazu	**Das müssen Sie beachten**
- Verschiedene Hilfsmittel (▶ Kap.7 »Ich pflege Dich zu Hause – Hilfsmittel«) wie Bettauflagen, z. B. Wechseldruckmatratzen, Lagerungshilfsmittel, z. B. Lagerungskissen oder -keile	- So wenig Lagerungsmittel wie möglich bzw. so viele wie nötig; je mehr Lagerungsmittel im Bett eingesetzt werden, umso eingeschränkter kann sich der Pflegebedürftige im Bett selbst bewegen

So bereiten Sie sich vor

- Erstellen Sie einen Lagerungsplan (◻ Abb. 14.4). Dieser ist besonders dann hilfreich, wenn mehrere Pflegepersonen sich die Pflege teilen. Er richtet sich nach den Bedürfnissen des Pflegebedürftigen und dem Tagesablauf der Familie (z. B. Rückenlage beim Mittagessen)
- Stimmen Sie mit dem Pflegebedürftigen die Maßnahmen ab (wenn möglich)
- Legen Sie alle Lagerungshilfsmittel griffbereit zurecht (z. B. auf einem Stuhl neben dem Bett)

So geht's

- Wenn Sie einen zweistündigen Positionswechsel (nach Lagerungsplan) in Kombination mit drucksenkenden Haltungen durchführen, kann das Dekubitusrisiko deutlich vermindert werden
- Sorgen Sie für druckreduzierende Positionen im Bett (siehe unten)
- Bei Pflegebedürftigen, die im Stuhl sitzen können, beachten Sie entsprechende druckreduzierende Maßnahmen (siehe unten)
- Führen Sie Bewegungsübungen durch (▶ Kap. 14.2.4)
- Nutzen Sie haut- und gewebeschonende Bewegungs- und Transfertechniken (▶ Kap. 15 »Wenn Sie mehr tun wollen«; Kinästhetik, gewebeschonende Transfers)

Druckreduzierende Positionen im Bett
30°-Seitenlage

Bei dieser Position wird abwechselnd die rechte oder linke Körperhälfte belastet. Dazu verwenden Sie am besten zwei große, nicht zu dicke Kissen, die auf die Hälfte (Schiffchen) geformt werden. Das erste wird rechts oder links der Wirbelsäule (an der Schulter beginnend) in den Rücken geschoben, das zweite unter das obere Bein. Der Kopf erhält ein eigenes Kissen. Die Position ist nur dann über eine längere Zeit angenehm, wenn anschließend das Becken des Betroffenen auf der belasteten Seite etwas herausgezogen und auf eine gerade Achse von Schulter-Wirbelsäule-Hüfte geachtet wird. Auch müssen Sie die untere Schulter etwas vorziehen, damit diese nicht zu viel Rumpfgewicht tragen muss (◘ Abb. 14.5).

Schiefe Ebene

Leichter gelingt eine entlastende Position durch die schiefe Ebene. Dazu wird an einer Bettseite über die gesamte Länge des Bettes Material (z. B. eine zusammengerollte Decke oder Kissen) zwischen Matratze und Sprungrahmen gesteckt, so dass sich die Matratze um ca. 20 cm anhebt. Die schiefe Ebene bietet einige Vorteile:

- Sie lässt sich einfach durchführen
- Der Pflegebedürftige muss nicht gedreht werden (z. B. in der Nacht, oder bei Schmerzenzuständen)
- Lagerungskissen verrutschen nicht und fallen nicht aus dem Bett (z. B. bei Unruhe) (◘ Abb. 14.6).

135°-Position

Diese Position wird wieder durch 2 Kissen erreicht. Eines wird unter eine Hälfte des Oberkörpers (Brust und Bauchraum) – an der Schulter beginnend – gelegt, das andere unter die entsprechende Hüfte sowie den Oberschenkel. Der Kopf erhält ein eigenes (kleines) Kissen. Diese Position eignet sich besonders gut, wenn bereits Druckgeschwüre am Rücken oder an den Fersen vorliegen, damit diese abheilen können (◘ Abb. 14.7).

Hohl- oder Freipositonierung

Eine gute Möglichkeit, gefährdete Körperbereiche von Druck zu entlasten, ist die Hohllagerung. Ge-

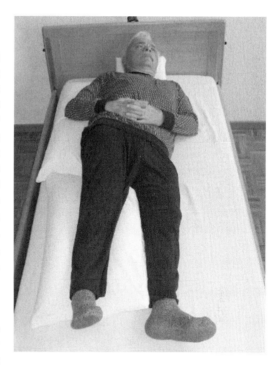

◘ **Abb. 14.5.** 30°-Seitenlage

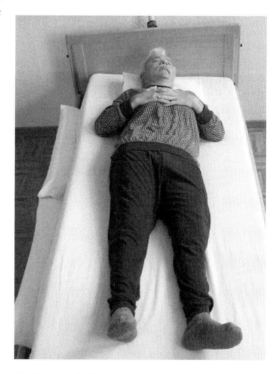

◘ **Abb. 14.6.** Schiefe Ebene

rade an den Fersen wird das oft praktiziert. Als Hilfsmittel reicht manchmal schon ein einfaches gefaltetes Handtuch. Alternativ wird der gesamte Unterschenkel auf ein Kissen gelegt, das von der Kniekehle bis kurz vor die Ferse reicht. Die Ferse berührt die Unterlage nicht und ist somit frei von Druck. Achten Sie darauf, dass der gesamte Unterschenkel abgestützt wird, andernfalls kann es zu Knieschmerzen kommen (◘ Abb. 14.8).

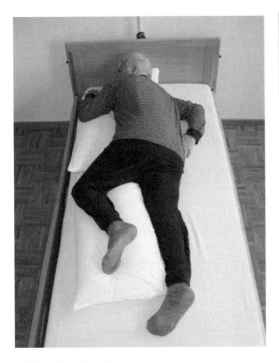

◘ **Abb. 14.7.** 135°-Position

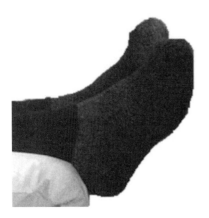

◘ **Abb. 14.8.** Hohl- oder Freilagerung

Mikro-Lagerungen

Es sind nicht immer die großen Maßnahmen, die wirken. Auch kleinste Schwerpunktverlagerungen des Körpers reichen aus, um dem Wundliegen vorzubeugen. Dabei reicht es schon, wenn Sie die Hüfte des Pflegebedürftigen minimal verschieben oder die Position des Armes verändern. Genauso können die Schultern, der Kopf oder die Beine oft umpositioniert werden.

> **Tipp**
>
> Mikro-Lagerungen eignen sich besonders gut bei Menschen, denen jede Bewegung Schmerzen verursacht, und für den nächtlichen Positionswechsel.

Alle Positionen müssen nach einer bestimmten Zeit verändert werden, damit eine permanente Druckeinwirkung auf die belastete Seite verhindert wird. Das Zeitintervall des Positionswechsels richtet sich nach den Bedürfnissen und dem Zustand des Pflegebedürftigen. Am Anfang können Sie zunächst mit einem zweistündlichen Positionswechsel beginnen. Ist nach dem ersten Positionswechsel keinerlei Hautrötung vorhanden, können die Intervalle für den Positionswechsel auch etwas verlängert werden. Ist allerdings schon nach zwei Stunden eine Hautrötung (vergleiche Stadium 1) aufgetreten, müssen die Abstände zwischen den Positionswechseln unbedingt verkürzt werden.

> **Tipp**
>
> In alle Positionen können Sie sich über eine »häusliche Anleitung« durch einen Ambulanten Pflegedienst/eine Sozialstation einweisen lassen (▶ Kap. 4 »Pflegeversicherung«).

Druckreduzierende Maßnahmen im Stuhl

- Nach hinten gekippte Haltung mit Füßen auf einem Fußbänkchen (◘ Abb. 14.9a,b).
- Bei Pflegebedürftigen, die viel im Rollstuhl oder tagsüber lange auf einem Platz sitzen (Fernsehsessel), ist ein gutes Luftpolsterkissen unter dem Gesäß empfehlenswert.

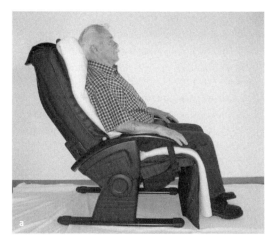

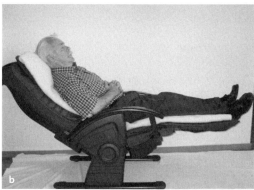

☐ Abb. 14.9a,b Sitzpositionen

14.2 So beugen Sie Gelenkversteifungen (Kontrakturen) vor

❗ Daran sollten Sie denken
Ist ein Gelenk versteift, wird Bewegung für den Betroffenen schwierig. Vorbeugende Maßnahmen müssen deswegen mehrmals täglich durchgeführt werden.

14.2.1 Wer ist gefährdet?

Wenn Sie in der Checkliste »Dekubitusgefährdung« innerhalb der Punkte 1,2 und 3 »b« oder sogar »c« angekreuzt haben, dann bewegt sich der von Ihnen betreute Mensch nicht oder kaum noch. Hat er zusätzlich noch Risikofaktoren, wie

— entzündliche Gelenkerkrankungen (z. B. Polyarthritis),
— degenerative Gelenkerkrankungen (z. B. Arthrose),
— Verletzungen oder Ausfall peripherer oder zentraler Nerven (z. B. Halbseitenlähmung) oder
— Schmerzen, die zu Schonhaltung führen,

dann ist die Gefahr einer Gelenkversteifung sehr hoch und geeignete Maßnahmen müssen von Ihnen geplant werden.

14.2.2 Welche Gelenke sind besonders gefährdet?

Alle Gelenke, die nicht regelmäßig bewegt werden, können versteifen. Bei Bettlägerigkeit sind Schultern, Ellenbogen, Hüft-, Knie- und Sprunggelenke besonders gefährdet.

14.2.3 Woran können Sie eine Bewegungseinschränkung feststellen?

Eine beginnende Bewegungseinschränkung können Sie rechtzeitig erkennen, indem Sie die Bewegungen des Pflegebedürftigen genau beobachten (z. B. beim Waschen und Anziehen). Anzeichen für zunehmende Gelenkversteifung können sein:

— Die Beweglichkeit der betroffenen Gelenke ist zunehmend behindert und schmerzhaft.
— Es tritt ein Widerstand beim Beugen und Strecken auf.
— Andere Bewegungsformen, z. B. das seitliche Wegführen eines Beins oder Armes (Abduktion), sind eingeschränkt.
— Man stellt Fehlhaltungen und Fehlstellungen der Gelenke fest (z. B. Spitzfuß).

14.2.4 Wie können Sie eine Kontraktur verhindern?

❗ Daran sollten Sie denken
Die beste Vorbeugung zur Vermeidung einer Kontraktur ist die Bewegung!

Alle Gelenke, die bewegt werden können, sollten regelmäßig und oft bewegt werden. Das geschieht am besten durch die Mobilisierung des Pflegebedürftigen, d. h. das Aufstehen aus dem Bett und – wenn möglich – das häufige Umhergehen in der Wohnung. Zur Unterstützung und zur Sicherheit des Pflegebedürftigen können dort wo benötigt Haltegriffe angebracht und mögliche Stolperfallen wie Kabel oder Teppiche entfernt werden (▶ Kap. 7 »Ich pflege Dich zu Hause – Hilfsmittel und Vorsicht Sturz«).

Pflegebedürftige sich nicht mehr selbstständig bewegen, dann wird jedes gefährdete Gelenk mindestens 3-mal täglich in allen funktionellen Stellungen für ihn bewegt (◘ Tab. 14.3 und Tab. 14.4).

❗ Daran sollten Sie denken
Beim Arzt kann eine Verordnung über Krankengymnastik eingeholt werden. Kontrakturprophylaxe ist verordnungsfähig!

Aktive Bewegungsübungen
Kann der Pflegebedürftige das Bett nicht mehr verlassen, dann sollten
━ Bewegungsübungen im Bett durchgeführt (◘ Tab. 14.2) und
━ der Pflegebedürftige regelmäßig positioniert werden.

❗ Daran sollten Sie denken
Kontrakturprophylaktische Maßnahmen müssen mehrmals täglich durchgeführt werden!

Passive Bewegungsübungen
Gelenke brauchen Bewegung, auch Muskeln und Sehnen wollen nicht unbewegt bleiben; kann der

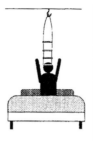

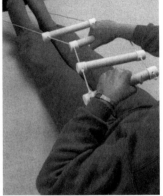

◘ **Abb. 14.10.** Bettleiter

◘ Tab. 14.2. Aktive Bewegungsübungen	
Das können Sie erreichen	
━ Sie können durch die Bewegungsübungen die verbliebene Mobilität erhalten, vielleicht sogar verbessern	
So bereiten Sie sich vor	**Das können Sie beachten**
━ Die Bewegungsübungen führt man am besten während oder nach der Körperpflege und zusätzlich so oft wie möglich durch	Im Wasser, z. B. beim Baden, lassen sich die Gelenke leichter bewegen
━ Zunächst werden alle Lagerungshilfsmittel entfernt und Ableitungen, wie z. B. Katheterschläuche, gesichert, damit keine Zugwirkung an den Schläuchen auftreten kann	
So geht's	
━ Kann sich der Pflegebedürftige im Bett noch alleine bewegen, dann motivieren Sie ihn regelmäßig, alle Gelenke in allen funktionellen Stellungen zu bewegen: damit erzielt er eine Verbesserung der Muskelkraft, der Koordination und der Durchblutung	
━ Ein gezielter Einsatz von Hilfsmitteln kann unterstützend wirken, z. B.: – Gumminoppen-Bälle zum Grifftraining – Bettleiter gegen eine Versteifung von Schulter-, Ellenbogen- und Handgelenk (◘ Abb. 14.10)	

□ Tab. 14.3. Passive Bewegungsübungen
So bereiten Sie sich vor
■ Zuvor sind sanfte Dehnübungen wichtig, sie verbessern die Geschmeidigkeit steifer Gliedmaßen vor der Bewegung und die Durchblutung von Muskeln und Gelenken; durchblutete Gelenke haben mehr Gelenkschmiere und sind dadurch u. U. weniger schmerzempfindlich; alle Übungen sollen bis an die Schmerzgrenze, aber **nie darüber hinaus** gehen
So geht's
■ Umfassen Sie bei den Bewegungsübungen die Gelenkbereiche immer mit beiden Händen; eine Hand umfasst die Gliedmaße knapp unterhalb des Gelenks, während die andere Hand den Bereich oberhalb greift und das Gelenk durchbewegt; führen Sie alle Übungen mehrmals durch
■ Dreiachsige Kugelgelenke (z. B. Hüfte, Schulter) bieten die größtmögliche Beweglichkeit: – Beugung und Streckung – Abspreizen und Heranführen – Drehung vor und zurück
■ Zweiachsige Gelenke, wie Eigelenk und Sattelgelenk (z. B. Daumen), lassen sich in 2 Richtungen bewegen: – Seit- zu Seitbewegung – Vorwärts- und Rückwärtsbewegung
■ Einachsige Gelenke: Scharniergelenke, Dreh- oder Radgelenk (z. B. Ellenbogen, Kniegelenk) lassen nur Beugung und Streckung zu

Gelenke richtig positionieren

Verlässt der Pflegbedürftige sein Bett nicht mehr und bewegt sich darin kaum noch, dann muss er regelmäßig umpositioniert werden (siehe oben). Für die Lagerung der Gelenke gilt: Sie müssen in ihrer Mittelstellung (also nicht zu steif oder zu gebeugt) gelagert werden.

■■■ So geht's
- Schultergelenk: Oberarm leicht abspreizen (ca. 30°).
- Ellenbogen: Unterarm angewinkelt (ca. 100°) und leicht erhöht auf einem kleinen Kissen positionieren, die Handfläche zeigt nach unten.
- Hand: die Finger sind leicht gebeugt, Daumen in Oppositionsstellung (gegenüber) zum Zeigefinger.
- Hüftgelenk: möglichst gestreckt und gerade positionieren.
- Kniegelenk: möglichst gestreckt positionieren aber nicht durchhängen lassen, nur bei Schmerzen ein kleines Kissen oder Knierolle unterlegen.
- Wenn möglich Position in Streck-, Mittel- und Beugestellung abwechseln.

14.2.5 Spitzfußprophylaxe

Bei Menschen, die über lange Zeiten halbsitzend positioniert werden, können sich Beugekontrakturen im Hüft- und Kniegelenk entwickeln.

Die häufigste erworbene Kontraktur ist jedoch der **Spitzfuß**. Er ist eine Form der Versteifung, die durch Druck der Bettdecke auf den Fuß entsteht.

Was versteht man unter Spitzfuß?

Die Spitzfußstellung ist eine feststehende Beugung des Fußes im Bereich des oberen Sprunggelenkes in Richtung Fußsohle. Der Betroffene kann nur noch auf den Zehen und Zehenballen gehen und stehen und den Fuß nicht mehr abrollen.

Wie können Sie einen Spitzfuß verhindern?

- Die Bettdecke darf nicht auf den Fußrücken drücken. Dazu am besten die Bettdecke über das Bettende hängen (□ Abb. 14.11).
- Wenn die Fußspitzen nach unten fallen, diese mit einem Kissen abstützen. Dabei beachten, dass keine Spannung oder Druck in der Wade entsteht (□ Abb. 14.12).
- Aktive Bewegungsübungen zur Spitzfußprophylaxe anregen
  – Fuß nach außen drehen,
  – Zehen anziehen und locker lassen,
  – Fuß anziehen und locker lassen.
- Passive Bewegungsübungen durchführen (siehe oben).
- Evtl. zeitweise einen knöchelhohen Schuh zur Spitzfußprophylaxe anziehen.

◻ Tab. 14.4. Warm-up Übungen für die Beine

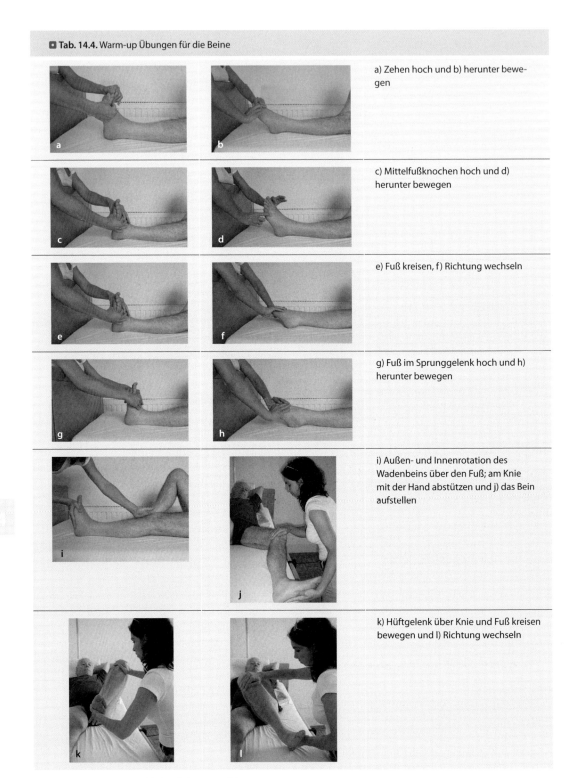

a) Zehen hoch und b) herunter bewegen

c) Mittelfußknochen hoch und d) herunter bewegen

e) Fuß kreisen, f) Richtung wechseln

g) Fuß im Sprunggelenk hoch und h) herunter bewegen

i) Außen- und Innenrotation des Wadenbeins über den Fuß; am Knie mit der Hand abstützen und j) das Bein aufstellen

k) Hüftgelenk über Knie und Fuß kreisen bewegen und l) Richtung wechseln

Mit dem anderen Bein anschließend ebenso verfahren

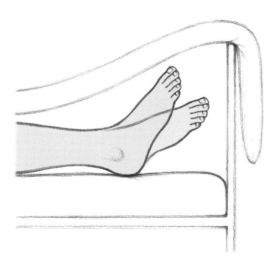

☐ **Abb. 14.11.** Spitzfußprophylaxe: Die Decke darf nicht auf dem Fuß aufliegen

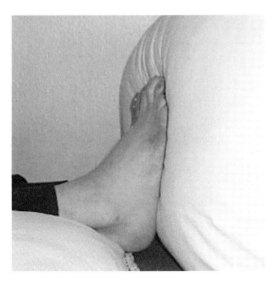

☐ **Abb. 14.12.** Spitzfußprophylaxe: Mit einem Kissen die Füße abstützen

14.3 So verhindern Sie einen Gefäßverschluss (Thrombose)

Der Begriff »Thrombose« ist vom griechischen Wort »thrombosis« abgeleitet, das man mit »Gerinnen« übersetzen kann. Man versteht unter einer Thrombose die Bildung eines Blutgerinnsels (Thrombus) in einem Blutgefäß. Daraus resultiert ein teilweiser oder kompletter Verschluss des Blutgefäßes.

14.3.1 Welche Personen sind gefährdet?

Gefährdet sind vor allem Menschen mit folgenden Risikofaktoren:

- Bettruhe und/oder starke Bewegungseinschränkung
- Krampfadern
- Venenwandschäden
- Starker Flüssigkeitsmangel (Dehydratation)
- Störung der Blutgerinnung
- Herzerkrankungen
- Rauchen
- Übergewicht

14.3.2 Wie entstehen Thrombosen?

Es gibt viele unterschiedliche Ursachen, weshalb Thrombosen entstehen (z. B. langes Sitzen bei bestehenden Risikofaktoren). Fragen Sie den Arzt nach den konkreten Risikofaktoren des Pflegebedürftigen.

14.3.3 Wie können Sie eine Thrombose verhindern?

Ein vorbeugender Schutz vor einer Thrombose kann nur erreicht werden, wenn die oben genannten Risikofaktoren minimiert werden und ein ausreichend rascher Blutfluss im venösen Gefäßsystem bestehen bleibt.

Gemeinsam mit dem Arzt können Sie:
- Venenwandschäden vorbeugen,
- den Blutrückfluss zum Herzen steigern und
- die Gerinnungsbereitschaft des Blutes senken.

Sie selbst können dafür Sorge tragen,
- dass der Pflegebedürftige ausreichend Flüssigkeit zu sich nimmt (keine »Eindickung« des Blutes),
- dass er bequeme, nicht einengende Kleidung trägt (keine Einschnürung der Gefäße),
- dass er eine gesunde, ausgewogene Ernährung zu sich nimmt (Übergewicht vermeiden) und

dass Sie mit dem Pflegebedürftigen regelmäßig Bewegungsübungen durchführen (Aktivierung der Muskelpumpe der Wadenmuskulatur).

> ❗ **Daran sollten Sie denken**
> Die beste Vorbeugung zur Vermeidung einer Thrombose ist die Bewegung!

Bewegungsübungen im Bett

Zahlreiche Übungen beschleunigen den venösen Rückfluss und sind auch im Bett durchführbar.

- Fußwippen: Zehenspitzen abwechselnd zur Nasenspitze hochziehen, einige Sekunden halten und dann weit nach vorne, in Richtung Bettende ausstrecken. Dabei sollen die Füße gegen das Bettende stoßen, damit ein Fußsohlendruck erzeugt wird.
- Einkrallen: Zehen im Wechsel einkrallen, einige Sekunden halten und dann auseinander spreizen.
- Radfahren: Hierzu muss sich der Pflegebedürftige körperlich gut fühlen. Radfahren kann sowohl mit dem Bettfahrrad, wie auch mit einem gedachten Fahrrad (Pedale in der Luft treten) durchgeführt werden.

20°-Hochpositionierung der Beine

Positionieren Sie die Beine um 15-20° erhöht und leicht gebeugt, da durchgedrückte Knie über einen längeren Zeitraum Schmerzen verursachen (Knie- und Sprunggelenk höher als das Herz).

Durch das venöse Gefälle zum Herzen erhöht sich die Strömungsgeschwindigkeit in den Beinen (◙ Abb. 14.13).

Ausstreichen der Beine

Das herzwärts gerichtete Ausstreichen der Beine ist eine sehr effektive Maßnahme zur Thromboseprophylaxe.

▪▪▪ So geht's

Umfassen Sie das auszustreichende Bein und heben es leicht an. Nun wird mit relativ fest umschließendem Griff an der rückwärtigen Seite des Unterschenkels von der Ferse über die Kniekehle hinaus 3–5 mal herzwärts ausgestrichen. Das geschieht unter sanftem Druck und mit gleichmäßigem Tempo, z. B. bei der Körperpflege.

> ❗ **Daran sollten Sie denken**
> Alle Maßnahmen immer zuerst mit dem Arzt absprechen.

Spezielle Therapie durch Anordnung des Arztes

Die Kompressionstherapie ist eine der häufigsten Therapieformen bei Venenleiden mit Thrombosegefahr. Kompression bedeutet Druck. Durch das Anlegen eines Verbandes mit Kompressionsbinden oder das Tragen eines Kompressionsstrumpfes werden die erweiterten Venen (Krampfadern) von außen zusammengedrückt. Dadurch können sich

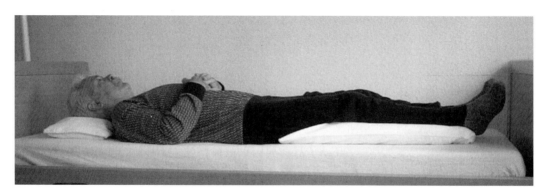

◙ **Abb. 14.13.** Mit leichter Hochlagerung (20°) kann der Blutrückfluss zum Herzen unterstützt werden

die Venenklappen wieder schließen. Die Muskelpumpe von Fuß- und Wadenmuskulatur kann die Venen besser auspressen, wodurch der Transport des Blutes (Blutströmung) zum Herzen verbessert wird.

■ ■ ■ So geht's

~ Der Pflegebedürftige soll so oft wie möglich mit gewickelten Beinen oder Antithrombosestrümpfen aufstehen und umhergehen. Sitzt der Betroffene im Sessel, so muss er eine Sitzposition einnehmen, die weder die Gefäße in den Kniekehlen noch in der Leiste abknickt.

> **Tipp**
>
> Merke: S + S (Sitzen und Stehen) sind schlecht, L + L (Liegen und Laufen) sind gut.

Medizinische Thromboseprophylaxe- strümpfe

Die medizinischen Thromboseprophylaxestrümpfe (MTS) werden vom Arzt verordnet. Sie werden alle 2-3 Tage gewechselt. Zur Körperpflege können die Strümpfe ausgezogen und dann möglichst bei entstauten Venen (»ausstreichen« siehe oben) wieder angezogen werden.

■ ■ ■ So geht's

~ Den Strumpf bis zur Ferse auf »links« drehen (umstülpen).
~ Den Fußteil des Strumpfes bis zur Ferse über den Strumpf stülpen.
~ Den restlichen Teil des Strumpfes über Zehen, Spann, Ferse über die Wade gleichmäßig hochziehen.
~ Danach den Strumpf faltenfrei bis zur Leistenbeuge hochziehen und glattstreichen.

❶ Daran sollten Sie denken
Die MTS auf richtigen Sitz kontrollieren (richtige Länge, keine Falten, keine Einschnürungen).

Kompressionsstrümpfe oder -verbände

Der Arzt verordnet neben den MTS auch angepasste Kompressionsstrümpfe oder den Kompressionsverband. Das Anlegen eines Kompressions-

verbandes sollte von einer erfahrenen Pflegekraft durchgeführt werden. Sie achtet beim Anlegen auf den richtigen Sitz und Druck des Verbandes. Doch pflegende Angehörige können zusätzlich auf folgende Punkte achten:

~ Bei der Körperpflege die Haut auf Druckstellen, Trockenheit, Durchblutung, Hinweise auf Thrombose wie Überwärmung, gespannte Glanzhaut beobachten.
~ Am Verband sollten sich keine Falten oder Fenster bilden. Auch darf er nicht zu straff sitzen. Bläuliche, kalte Zehen sind ein Alarmzeichen.
~ Materialkontrolle der Strümpfe (gilt auch für Binden): Da die Strümpfe ihren Zweck nur erfüllen, wenn sie gut sitzen, sollten ausgeweitete Strümpfe rechtzeitig ausgemustert werden (◘ Abb. 14.14).

✚ Sollten Sie den Verband ausnahmsweise (!) erneuern, gehen Sie gemäß ◘ Abb. 14.15 vor.

Medikamentengabe zur Hemmung der Blutgerinnung

Die Behandlung mit gerinnungshemmenden (umgangssprachlich: blutverdünnenden) Mitteln soll die Entstehung einer Thrombose verhindern.

Tabletten

Der Arzt legt die notwendige Menge an Tabletten (z. B. Marcumar) mit Hilfe regelmäßiger Kontrolluntersuchungen (Quickwert) exakt fest.

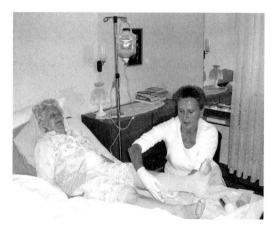

◘ **Abb. 14.14.** Kompressionsverband

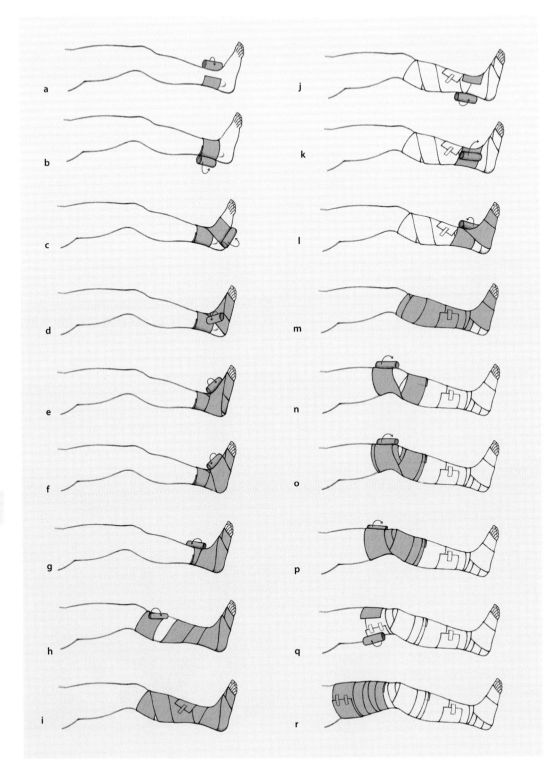

▫ **Abb. 14.15.** Kompressionsverband anlegen

▪▪▪ So geht's

– Als Angehörige tragen Sie dafür Sorge, dass der Pflegebedürftige die verordnete tägliche Dosis in einem regelmäßigen Zeitabstand, möglichst immer zur gleichen Tageszeit (z. B. abends) gewissenhaft einnimmt (▶ Kap. 17 »Die Hausapotheke«).

> **Tipp**
>
> Das natürliche Gegenmittel von Marcumar ist das Vitamin K. Deshalb hängt der tägliche Bedarf an Marcumar auch vom Ernährungsverhalten ab, denn Vitamin K-haltige Lebensmittel können die Wirkung von gerinnungshemmenden Medikamenten abschwächen. Lassen Sie sich vom Arzt Informationen über die richtige Ernährung während der Therapie geben.

Injektionen

Heparininjektionen werden mittlerweile von Angehörigen oder vom Pflegebedürftigen mittels Fertigspritzen oder PEN selbst verabreicht. Fühlen Sie sich dazu nicht in der Lage, wird der Arzt eine Verordnung für die Injektion ausstellen. Diese wird von erfahrenen Pflegekräften der Sozialstation oder des Pflegedienstes durchgeführt.

> **Tipp**
>
> Lassen Sie sich vom Arzt genau über die Art (*subkutan*, 90°Grad-Winkel), die Durchführung (u. a. keine *Aspiration*) und den Ort (z. B. Oberbauch, Oberschenkel) der Injektion einweisen!

14.4 So verhindern Sie eine Lungenentzündung (Pneumonie)

Die Lungenentzündung ist eine durch verschiedene Erreger wie Bakterien, Viren oder Pilze verursachte Infektionskrankheit, die heute noch oftmals zum Tod führt (▶ Kap. 9 »Wahrnehmung – »Atmung«).

14.4.1 Wer ist gefährdet?

Ein erhöhtes Risiko, eine Pneumonie zu bekommen, besteht bei Menschen immer dann, wenn sie bettlägerig sind. Bei längerem Liegen neigen sie dazu, flach zu atmen. Die unteren Lungenbezirke werden so ungenügend belüftet. Als Folge davon kann sich Schleim, welcher ein guter Boden für die Entstehung einer Entzündung ist, in den Atemwegen ansammeln.

Oft entstehen Lungenentzündungen aber auch infolge einer bereits bestehenden Erkrankung der Lunge oder des Herzens. Folgende Faktoren begünstigen ebenfalls die Entstehung:

– Atemstörungen (z. B. durch Muskelschwäche)
– Abwehrschwäche (z. B. wegen Tumorerkrankung)
– Aspirationsgefahr (z. B. durch Hemiplegie, bei Schluckstörungen)
– Schonatmung (z. B. nach Rippenfrakturen oder bei Schmerzen im Thoraxbereich)

14.4.2 Wie können Sie eine Pneumonie verhindern?

Bei bewegungseingeschränkten Menschen ist die Atmung oft oberflächlich. Bei einer oberflächlichen Atmung und der reinen Brustatmung werden die unteren Lungenlappen nicht in die Atmung einbezogen. So kann sich in diesen Lungenteilen Schleim absetzen, auf dem sich dann Bakterien ansiedeln. Erschwerend kommt dazu, dass die Muskulatur dort schwach und untrainiert ist. Doch die Atmung ist mit dem Willen beeinflussbar und die Atemmuskulatur (die Muskeln zwischen den Rippen und das Zwerchfell) lässt sich – genau wie jeder andere Muskel – durch gezielte Übungen trainieren (◘ Tab. 14.5).

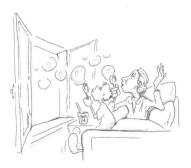

Pneumonieprophylaxe

◘ Tab. 14.5. Einüben der wichtigsten Atemtechniken

Das können Sie erreichen	
Der Pflegebedürftige kennt und übt die wichtigsten Atemtechniken	
Seine Atemmuskeln sind gestärkt	
So bereiten Sie den Pflegebedürftigen vor	
Stellen Sie das Rückenteil des Pflegebettes hoch, damit der Pflegebedürftige in eine Körperhaltung kommt, die eine freie Atmung zulässt (◘ Abb. 14.16)	
Lippenbremse	**So geht's**
Nach maximaler Einatmung kann eine langsame und aktiv verlängerte Ausatmung gegen einen Widerstand (Lippen) die Bronchien erweitern und ggf. den Schleimtransport nach oben fördern	— Durch die Nase einatmen — Ausatmen mit langer Lippenbremse (geschürzte Lippen): Die Luft sollte dabei durch die locker aufeinanderliegenden Lippen **langsam** und ohne Druck ausströmen; so wird ein Druck im Mund und in den Bronchien aufgebaut und die Bronchien damit auseinandergedrückt, der Schleim kann besser abfließen – **vollständiges Ausatmen** ermöglicht intensives Einatmen — Machen Sie diese Übung mit dem Pflegebedürftigen zusammen und verlängern Sie die Lippenbremse nach und nach
Bauchatmung	**So geht's**
Wirksames Training des Zwerchfells durch Atmen in den Bauch	— Legen Sie dem Pflegebedürftigen Ihre Hände auf den Bauch — Nun soll er einatmen, bis sich der Bauch hebt und bei der Ausatmung wieder senkt; dabei soll er nicht den Bauch herausdrücken (◘ Abb. 14.17)
Flankenatmung	**So geht's**
Bewegung der seitlichen Rippenmuskeln, die unteren Rippen werden auseinander gezogen, so dass sich der Brustraum erweitert und die ganze Lunge, insbesondere die tiefer gelegenen Lungenabschnitte, belüftet sind	— Legen Sie dem Pflegebedürftigen Ihre Hände seitlich an die Flanken — Nun soll er in Ihre Hände atmen (die Hände »weg atmen«, ◘ Abb. 14.17)
Atemgymnastik	**So geht's**
Stärkung der gesamten Atemmuskulatur im Brust- und Rückenbereich, damit auch der Bronchial- und Lungenfunktion und somit der Verbesserung der Sauerstoffaufnahme	— Übung im Liegen: Beim langsamen Einatmen die Arme nach oben führen und dabei die Hände über den Kopf legen; diese Übung mehrmals wiederholen — Übung im Sitzen: Linke Hand in die Hüfte legen, rechten Arm kräftig zur Decke strecken; 2–3 Mal ruhig weiteratmen, dann die Seite wechseln — Übung im Stehen: Auf die Zehenspitzen stellen, Hände über den Kopf nehmen, den ganzen Körper strecken (Apfelpflücken)

Allgemeine Stimulation der Atmung

Einfache natürliche Mittel können den kranken Menschen auf verschiedenen Ebenen unterstützen. Sie lassen sich oftmals leicht in die Pflege integrieren. Durch Anwendungen, wie entspannende Einreibungen, erfrischende Waschzusätze oder beruhigende Wickel, können sie dem Pflegebedürftigen Wohlbefinden vermitteln.

▪▪▪ Das können Sie erreichen
▬ Dem Pflegebedürftigen wird seine Atmung wieder bewusster und auf diese Weise angeregt.

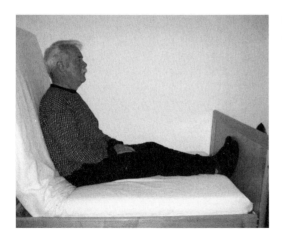

◨ **Abb. 14.16.** Oberkörperhochlagerung

■■■ **So geht's**

▭ Regelmäßige Frischluftzufuhr (Zugluft vermeiden).

▭ Ätherische Öle verwenden:
  - Rosmarin, Lavendel, Zitrone oder Minze ins Waschwasser geben,
  - Brust und Rücken mit ätherischen Ölen einreiben (z. B. Broncholind, Pinimenthol Erkältungssalbe o. ä.),
  - Raumduftöl in die Aromalampe geben.

▭ Warme Brustwickel anlegen (z. B. Lavendelöl-, Zitronenölbrustwickel; ▶ Kap. 18 »Die Hausmedizin – Wickel und Auflagen«).

▭ Viel zu trinken anbieten. Unterstützend wirken schleimlösende Tees wie z. B. Spitzwegerichtee oder Huflattichtee.

Tipp

Das gemeinsame Singen ist eine wertvolle Atemübung!

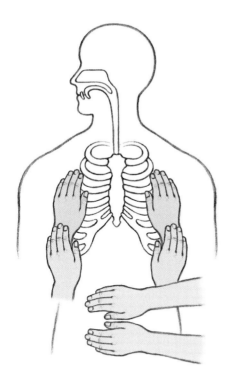

◨ **Abb. 14.17.** Unterstützung der Bauch- Flanken- und Thoraxatmung

15

Wenn Sie mehr tun wollen – Wahrnehmen, Berühren und Bewegen

? Meine Frau ist dement und liegt nur noch im Bett. Ich kann nicht mehr mit ihr sprechen und sie reagiert nur noch beim Waschen oder Umlagern, meist nur noch mit Abwehr. Kann ich mit ihr in ihrem Zustand noch in Kontakt treten?

»Wir glauben, dass wir geben, dabei sind wir immer die Beschenkten«   (Mutter Teresa)

Das Leben des Menschen ist durch eine permanente aktive Auseinandersetzung mit seiner Umwelt gekennzeichnet. Erst dadurch wird er in die Lage versetzt, angemessen zu reagieren und sich zu bewegen. Ist ein Mensch durch Krankheit oder Behinderung in seiner Wahrnehmungsfähigkeit eingeschränkt, ist es ihm nicht mehr möglich, auf Umweltreize adäquat zu reagieren. Um wahrnehmen oder kommunizieren zu können, ist Bewegung nötig, d. h. das Fördern der Wahrnehmung fördert die Bewegung. Die Wahrnehmung kann durch Berühren stimuliert werden. Zu allen Zeiten haben Menschen versucht, durch Berühren mit den Händen in Kontakt zu kommen, Gebrechen zu lindern und Entspannung zu fördern. Berührt zu werden, sich berühren zu lassen, ist für unser Leben so existenziell wie die Nahrung, denn Berührung fördert Wahrnehmung, ermöglicht Bewegung und Kommunikation.

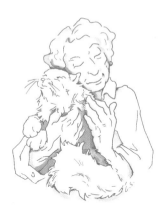

15.1 Pflege mit Basaler Stimulation

Das Prinzip der Basale Stimulation geht davon aus, dass alle Aktivitäten eines Menschen in Wechselbeziehung zueinander stehen. Kommunikation, Bewegung und Wahrnehmung werden im Zusammenspiel betrachtet. Ein Mangel an Aktivitäten und damit an Reizen hat für den Betroffenen schwer wiegende Folgen, wie

- Störungen des Körperbildes und der körperbezogenen Wahrnehmung

- Störungen der körperlichen Identität
- Koordinationsstörungen
- Räumliche und zeitliche Desorientierung
- Verhaltensauffälligkeiten
- Emotionale Störungen
- Identitätsverlust

15.1.1 Bei wem wird Basale Stimulation angewendet?

Basale Stimulation wird bei Menschen angewandt, die in ihrer Fähigkeit zur Wahrnehmung, Bewegung und Kommunikation eingeschränkt oder gestört sind, z. B. Bewusstlose, Desorientierte, Menschen, die stark in ihrer Bewegung eingeschränkt sind, Betagte und Sterbende.

All diesen Menschen ist gemeinsam, dass sie

- körperliche Nähe brauchen, um andere Menschen wahrnehmen zu können,
- den Pflegenden brauchen, der ihnen die Umwelt auf einfachste Weise nahe bringt,
- den Pflegenden brauchen, der ihnen Fortbewegung und Lageveränderung ermöglicht, und
- den Pflegenden brauchen, der sie auch ohne Sprache versteht und sie zuverlässig versorgt und pflegt (vgl. Fröhlich 1998).

15.1.2 Was bedeutet Basale Stimulation?

Durch die Basale Stimulation werden dem wahrnehmungsgestörten Menschen Reize vermittelt, die ihm die Möglichkeit bieten, sich selbst und seine Umwelt wahrzunehmen.

Basal bedeutet, dass wir dem Menschen voraussetzungslose Wahrnehmungserfahrungen anbieten, die an sehr frühe, zumeist vorgeburtliche Erfahrungen anknüpfen:

- Spüren der Körpergrenzen (**somatische** Erfahrungen)
- Sich-in-Bewegung-erleben (**vestibuläre** Erfahrungen)
- Lageveränderung im Raum (**vestibuläre** Erfahrungen)
- Entdecken des Inneren durch Vibrationen (**vibratorische** Erfahrungen)

Stimulation bedeutet hier eine Anregung zur Annahme eines Wahrnehmungsangebots. Der Pflegebedürftige entscheidet, ob er das Angebot annehmen möchte. Durch eine gute Wahrnehmung der pflegenden Angehörigen kann auch die nonverbale Annahme des Angebots an verschiedenen Faktoren erkannt werden, wie z. B.

- entspannter Gesichtsausdruck,
- normaler Muskeltonus und
- regelmäßige Atmung.

15.2 Alle Sinne pflegen

Menschen nehmen ihre Umgebung auf Dauer nur wahr, wenn ihre körperlichen Sinne abwechselnd gereizt werden. Eintönige, immer gleiche Reize werden nach einiger Zeit nicht mehr wahrgenommen. Nicht selten haben Pflegebedürftige und kranke alte Menschen seit langem – oftmals über Jahre – ihre Wohnung oder gar ihr Bett nicht mehr verlassen oder schauen auf den immer gleichen Sessel gegen die immer gleiche Wand. Gleichbleibende Reize führen zur Gewöhnung. Unser Gehirn benötigt jedoch unterschiedliche Informationen, um die wahrgenommenen Reize verarbeiten zu können. Mit pflegerischen Maßnahmen kann man Reize anbieten und dadurch alle Sinne des Menschen stimulieren.

15.2.1 Somatische Stimulation durch die Körperwäsche

Der somatische Sinn betrifft Erfahrungen, die wir über unseren Körper und unsere Haut machen. Es gibt einige einfache und sehr wirksame Voraussetzungen, um die **Sprache des Körpers** wieder verstehen zu lernen. Eine davon ist das Erlernen einer Aufmerksamkeit, die nicht beurteilen oder verändern will. Es handelt sich dabei vielmehr um eine Art einfühlsame Wahrnehmung, die den Pflegebedürftigen so sein lässt, wie er ist. Durch Berührungen beim Waschen und die vertrauten Gerüche der Pflegemittel wird dem Betroffenen geholfen, seine Körpergrenzen wieder wahrzunehmen, sie nicht ganz zu verlieren.

Spüren der Körpergrenzen

Der größte Sinn, der **taktile** Sinn (**Haut- und Tastsinn**), erhält durch langes Liegen wenig Anregung und die körperliche Wahrnehmung verändert bzw. reduziert sich.

 Daran sollten Sie denken
Diese Situation verschlechtert sich zusätzlich, wenn der beeinträchtigte Mensch »superweich« gelagert und lediglich mit einem Nachthemd »bekleidet« ist.

Die belebende Ganzkörperwäsche

In der 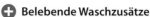 Tab. 15.1 finden Sie alle wichtigen Aspekte der belebenden Ganzkörperwäsche.

➕ **Belebende Waschzusätze**
- **Rosmarin (1 l Tee auf 4-5 l verdünnen) oder Rosmarinbademilchzusatz**
- **Zitronensaft**
- **3-5 Essl. Obstessig**
- **Ätherisches Öl (mit Emulgator)**

Die beruhigende Ganzkörperwäsche

Das Vorgehen bei der beruhigenden Ganzkörperwäsche ist in ◘ Tab. 15.2 dargestellt.

➕ **Beruhigende Waschzusätze**
- **Lavendelmilch**
- **Lavendelöl (mit Emulgator)**

15.2.2 Vestibuläre Stimulation

Der Gleichgewichtssinn kann sich an bestimmte Zustände, wie langes Liegen in gleicher Lage, gewöhnen. Die Wahrnehmung des eigenen Körpers und der Umwelt werden immer undeutlicher. Es können Missempfindungen auftreten, die schließlich in **Orientierungsstörungen** münden. Durch das Vestibulum (Gleichgewichtsorgan im Innenohr) erfährt der Menschen Informationen über Lage und Bewegung seines Körpers im Raum. Schon eine Umpositionierung beansprucht das Vestibulum in besonderem Maße.

Verbleibt ein Mensch über einen längeren Zeit-raum (z. B. über Nacht) in einer Position und erhält morgens unvermittelt eine andere Position, kann diese ungewohnte starke Reizung des vesti-bulären Systems bei ihm Schwindel und Übelkeit auslösen. Deswegen müssen alle Bewegungen vor-bereitet und langsam angeboten und durchgeführt werden (◘ Tab. 15.3).

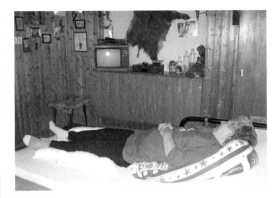

◘ **Abb. 15.1.** Körpergrenzen spüren – den Oberkörper mit Decken modellieren

◘ **Tab. 15.1.** Die belebende Ganzkörperwäsche

Das können Sie erreichen

- Wecken der Aufmerksamkeit des Menschen
- Lenken der Aufmerksamkeit auf den eigenen Körper, damit die Körpergrenzen wieder gespürt werden
- Vermitteln von eindeutigen Informationen über sich selbst und seinen Körper durch Ihre Berüh-rungen

Das benötigen Sie dazu

- Wassertemperatur: ca. 10°C unter Körpertempe-ratur (eine kühle Wassertemperatur hilft, die Auf-merksamkeit des Pflegebedürftigen zu wecken)
- Einen möglichst rauen Waschhandschuh verwen-den (Naturschwämme, ein festes Handtuch o. Ä.)

So bereiten Sie sich vor

- Sorgen Sie für eine ruhige Umgebung
- Sprechen Sie während des Waschens wenig

So geht's

- Es wird grundsätzlich **gegen** die Wuchsrichtung der Körperbehaarung gestrichen (jeweils beim Wa-schen, Abtrocknen und Eincremen); mehrmaliges Waschen erhöht den Effekt
- Zunächst wird möglichst ohne Waschzusätze be-gonnen; der Pflegebedürftige soll sich allein auf die somatische Stimulation einlassen können
- Führen Sie Ihre Hände ruhig, langsam und mit deutlichem Druck, mit den Händen möglichst im-mer Körperkontakt halten
- Zunächst den Körperstamm waschen, da sich am Rumpf die Wahrnehmung konzentriert; dann erst die Extremitäten, dabei Hände und Füße deutlich betonen (evtl. direkt in das Wasser tauchen)
- Anschließend wird durch gut sitzende und vollständige Kleidung, bei Bettlägerigen durch grenzgebende Lagerung (mit einer Decke den Körper nachmodellieren), zusätzlich Orientierung gegeben (◘ Abb. 15.1)

◘ **Tab. 15.2.** Die beruhigende Ganzkörperwäsche

Das können Sie erreichen

- Entspannung der Muskulatur
- Dem Pflegebedürftigen die Möglichkeit geben, sich auf sich selber zu besinnen

Das benötigen Sie dazu

- Wassertemperatur: ca. 40-42°C
- Weichen Waschhandschuh verwenden, der sich gut an die Körperform anpasst

So bereiten Sie sich vor

- Für eine ruhige Umgebung sorgen
- Während des Waschens wenig sprechen
- Die beruhigende Körperwaschung eignet sich gut vor dem Schlafengehen

So geht's

- Es wird grundsätzlich **mit** dem Verlauf der Haar-wuchsrichtung gestrichen (jeweils beim Waschen, Abtrocknen und Eincremen); mehrmaliges Wa-schen erhöht den Effekt
- Führen Sie Ihre Hände ruhig, langsam und mit deutlichem Druck, mit den Händen möglichst im-mer Körperkontakt halten
- Am Brustkorb beginnen, dann erst die Extremitä-ten waschen
- Abschließend Extremitäten gut einpacken und warm halten (Handtuch); bei Bettlägerigen durch grenzgebende Lagerung Orientierung geben (mit einer Decke oder Handtüchern den Körper nach-modellieren)
- Nachruhe einhalten

☐ **Tab. 15.3.** Vestibuläre Stimulation

Das können Sie erreichen

- Förderung des Gleichgewichtes
- Förderung der Orientierung im Raum
- Förderung der Wahrnehmung der eigenen Beweglichkeit

So geht's

- Bevor der bettlägerige Mensch in eine neue Position gebracht wird, zuerst den Kopf langsam in die zu lagernde Richtung drehen
- Vor dem Aufsetzen stellt sich die Pflegekraft hinter das Kopfteil des Bettes, nimmt den Hinterkopf in beide Hände und bewegt ihn langsam und behutsam von einer Seite auf die andere
- Vor der Mobilisation kann eine anregende vestibuläre Stimulation durch Hin- und Herbewegen des ganzen Beines in Längsachse des Körpers erfolgen, dazu hält die Pflegeperson die Ferse und den Oberschenkel und bewegt das gesamte Bein in Kopf-Fuß-Richtung
- Geführte Bewegungen (z. B. beim Essen oder Waschen) können vestibuläre Erfahrungen vermitteln
- Häufige und kleinere Umlagerungen (nur das Bein oder den Arm in eine neue Position bringen) sind sehr förderlich
- Die pflegende Angehörige setzt sich hinter den Pflegebedürftigen (z. B. im Bett) und wiegt ihn sanft hin und her (☐ Abb. 15.2)
- Gemeinsames Ausführen rhythmischer Bewegungen (z. B. Tanzschritte), oder bei leichteren Menschen das Hin- und Herwiegen im Arm des pflegenden Angehörigen, z. B. beim Transfer
- Schaukeln im Schaukelstuhl

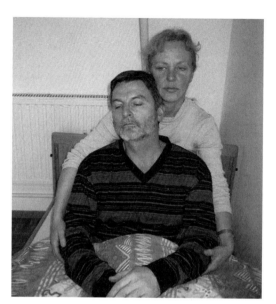

☐ **Abb. 15.2.** Vestibuläre Stimulation durch Wiegen

15.2.3 Vibratorische Stimulation

Das Vorgehen bei der vibratorischen Stimulation finden Sie in ☐ Tab. 15.4.

☐ **Tab. 15.4.** Vibratorische Stimulation

Das können Sie erreichen

- Wiederherstellung der Empfindungen für die Körpertiefe und -fülle
- Förderung der Wahrnehmung der inneren Stabilität

So geht's

- Geräte besorgen, die Vibrationen erzeugen und technischen Sicherheitsstandards entsprechen, wie:
  - Rasierapparate
  - Elektrische Zahnbürste
  - *Vibrax* auf niedrigster Stufe
- Man legt dem Pflegebedürftigen das Vibrationen erzeugende Gerät in die Hand (elektrische Zahnbürste, Elektrorasierer, Kinderspielzeug)
- Ansetzen des Gerätes durch die Pflegeperson am Ellenbogen, Beckenkamm, Fuß usw. (Knochen leiten die Vibrationen im Skelett weiter und sind tiefer zu spüren)

➕ **Sollten die Vibrationen als zu stark empfunden werden, können diese durch einen Waschhandschuh gedämpft werden, oder man legt das Gerät nur auf das Bett.**

15.2.4 Visuelle Stimulation

Der Blick zur Decke im Bett oder zur immer selben Wand vom Sessel aus wird mit der Zeit eintönig und monoton. Doch schon ein einziger neuer Gegenstand, der ins Blickfeld gerückt wird, kann den Tag des Betroffenen verändern (☐ Tab. 15.5).

☐ **Tab. 15.5.** Visuelle Stimulation

Das können Sie erreichen

- Förderung der Aufmerksamkeit
- Förderung der visuellen Wahrnehmung

So geht's

- Fotos aus dem Privatleben auf den Tisch/ans Bett stellen
- Einen bunten Luftballon aufhängen
- Mit Hilfe ans Fenster treten/fahren und hinaus sehen
- Wenn möglich, Sessel, Stuhl oder das Bett umstellen
- Mobilés, Poster und Bilder mit kräftigen Farben sowie leicht erkennbaren Motiven aufhängen

15.2.5 Auditive Stimulation

Das Vorgehen bei der auditiven Stimulation zeigt ◻ Tab. 15.6.

◻ Tab. 15.6. Auditive Stimulation

Das können Sie erreichen

- Anregung der auditiven Wahrnehmung durch bekannte Geräusche
- Steigerung der Differenzierungsfähigkeit des Hörens

So geht's

- Beliebte Radiosender einstellen oder Kassetten einlegen, jedoch keine Dauerberieselung (nach 20 Minuten ausstellen, wenn der Betroffene sich nicht äußern kann)
- Vertraute Alltagsgeräusche wieder bewusst machen, wie z. B. das Schlagen einer Kirchenglocke, das Ticken einer Uhr, das Vorbeifahren eines Zuges

❗ Daran sollten Sie denken
Die akustische Stimulation stützt sich jedoch nicht nur auf Musik oder Geräusche, sondern erfolgt insbesondere auch durch Ansprache von Seiten der Familienangehörigen und Besuchen.

15.2.6 Orale Stimulation

◻ Tab. 15.7 zeigt das Vorgehen bei der oralen Stimulation.

❗ Daran sollten Sie denken
Besonders wichtig ist die orale Stimulation für Menschen, die über Sonden ernährt werden. Ihnen soll das Gefühl für den Mundbereich erhalten bleiben. Dies gilt auch für Menschen mit Schluckstörungen.

15.2.7 Olfaktorische Stimulation

Das Vorgehen bei der olfaktorischen Stimulation zeigt ◻ Tab. 15.8.

◻ Tab. 15.7. Orale Stimulation

Das können Sie erreichen

- Vermittlung von Informationen über den Mundbereich des Pflegebedürftigen
- Erleben gustatorischer Erfahrungen

So geht's

- Regelmäßiges Bestreichen von Lippen, Zähnen, Zunge und Gaumen mit den Fingern oder einem feuchten Waschlappen (z. B. bei der Mundpflege)
- Mit Zeige- und Mittelfinger beider Hände in Richtung Mund streichen
- Fördern von Lutsch- und Schluckbewegungen durch harte Brotrinden, Bratenkruste, Kaugummi oder Eiswürfel
- Anbieten verschiedener Geschmacksstoffe:
  - Brausepulver (Prickeln auf der Zunge)
  - Saure Flüssigkeit (verdünnter Zitronensaft) ins Eisfach legen, lutschen lassen (Zitrone fördert den Speichelfluss)
  - Kartoffelchips oder Erdnussflips auf die Zunge oder in die Wangentasche geben
  - Gemüsesaft (auch Kochbrühe von Blumenkohl, Spargel usw.)

◻ Tab. 15.8. Olfaktorische Stimulation

Das können Sie erreichen

- Aufmerksamkeit für Gerüche zu wecken
- Erinnerung durch vertraute Gerüche fördern (z. B. bei Demenz).

So geht's

- Bei der Körperpflege das vertraute Parfum, Deo oder Rasierwasser verwenden
- Anregung des Geruchssinnes durch Gerüche aus der Natur, wie Flieder, frische Zweige vom Tannenbaum
- Anregung durch Gewürze wie Zimt, Nelken oder Anis
- Evtl. Nahrungsgerüche möglich machen, wie Zwiebeln anbraten, o.ä.
- Duftöle 100 % naturrein für Duftlampen (z. B. Lavendelöl)

15.2.8 Taktil-haptische Stimulation

Das Vorgehen bei der taktil-haptischen Stimulation zeigt ◘ Tab. 15.9.

◘ Tab. 15.9. *Taktil-haptische* Stimulation
Das können Sie erreichen
Erfahren der Umgebung und des eigenen Körpers durch Greifen und Tasten
So geht's
▬ Dem Betroffenen können unterschiedliche Gegenstände in die Hand gelegt werden: – rauer Tannenzapfen – weicher Schwamm – harte Steine – feuchter Waschlappen – warme Wärmflasche ▬ Durch geführte Bewegungen kann die Umgebung ertastet und der eigene Körper erfahren werden, z. B. bei: – geführter Rasur: dem Betroffenen wird der Rasierapparat in die Arbeitshand gegeben und der gesamte Unterarm am Ellenbogen bis zur Hand hin unterstützt; mit führenden Bewegungen die Rasur durchführen – geführte Nahrungsaufnahme – geführte Gesichts- oder Oberkörperwäsche

15.3 Therapeutische Ganzkörperpflege

Die Durchführung der Körperpflege ist nicht alleine eine hygienische Notwendigkeit, sondern kann als stimulierende, aktivierende Therapie eingesetzt werden. Durch die Art der Berührung, gezielte Wärme- und Kältereize und vertraute Gerüche werden bestimmte Rezeptoren angesprochen, die beim Pflegebedürftigen reaktivierende Kräfte freisetzen können.

Bobath-orientierte Waschung

Für Menschen mit Halbseitenlähmung oder neurologischen Ausfällen ist die Bobath-orientierte Waschung weniger Körperpflege als vielmehr Sinnesangebote für der gestörte Körperwahrnehmung (◘ Tab. 15.10).

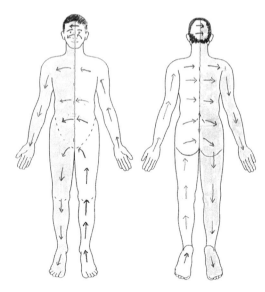

◘ **Abb. 15.3.** Bobath-orientierte Waschung

◘ Tab. 15.10. Bobath-orientierte Waschung
Das können Sie erreichen
Erhöhung der Eigenwahrnehmung: der Pflegebedürftige erfährt Spürinformationen auf der nicht betroffenen Seite, um sich besser vorstellen zu können, wie sich seine betroffene Seite anfühlen müsste
Das benötigen Sie dazu
▬ Wassertemperatur niedriger als Körpertemperatur ▬ Waschzusatz nach individuellen Gewohnheiten ▬ Waschhandschuh und Handtuch eher rau
So geht's
▬ Stellen Sie alle benötigten Utensilien griffbereit ▬ Stehen Sie während der gesamten Waschung auf der wahrnehmungsgestörten Seite ▬ Die Waschrichtung geht grundsätzlich von der **nicht**-betroffenen Körperseite über die Körpermitte, die der Pflegebedürftige finden soll (hier mehr Druck spüren lassen), zur betroffenen Seite ▬ Abtrocknen und Eincremen erfolgt unter den gleichen Gesichtspunkten und mit eindeutiger Berührungsqualität ▬ Später kann die Waschung verbal begleitet werden: – Benennen des Körperteils, der gewaschen wird – Pflegebedürftigen verbal beim Waschen auf der gesunden Körperseite zum »Hinspüren« auffordern – Auf der betroffenen Seite zum »Nachspüren« anregen (◘ Abb. 15.3)

➕ Zunächst sollte während der Waschung möglichst nicht gesprochen werden, damit sich der Pflegebedürftige auf das Erspüren konzentrieren kann.

Fiebersenkende Ganzkörperpflege

Die fiebersenkende Ganzkörperpflege kann bei Pflegebedürftigen mit leichtem bis mittlerem Fieber angewendet werden (◘ Tab. 15.11).

Schweißreduzierende Ganzkörperpflege

Die schweißreduzierende Ganzkörperpflege kommt bei Pflegebedürftigen mit überdurchschnittlicher Schweißabsonderung zur Anwendung (◘ Tab. 15.12).

Geruchsreduzierende Ganzkörperpflege

Diese Waschung ist gut geeignet für Personen, die ständig Kontakt mit Ausscheidungen haben (◘ Tab. 15.13).

◘ **Tab. 15.12.** Schweißreduzierende Ganzkörperpflege

Das können Sie erreichen

- Regulierung der Schweißabsonderung
- Der Pflegebedürftige erfährt Erleichterung und Wohlbefinden

Das benötigen Sie dazu

- Wassertemperatur ca. 27°C
- Salbeitee (Dosierung: 2-3 Essl. Salbeiblätter mit 1 l Wasser aufbrühen, 3 Minuten ziehen lassen, mit 3 l Wasser auffüllen)

So geht's

- Mit feuchtem Waschlappen mit der Haarwuchsrichtung waschen; dabei ruhige, gleichmäßige Bewegungen ausführen, möglichst gesamte Handfläche auflegen und mit konstantem Druck arbeiten
- Nicht abtrocknen, nur abtupfen, damit Salbei auf der Hautoberfläche verbleibt und seine Wirkung entfalten kann

◘ **Tab. 15.11.** Fiebersenkende Ganzkörperwaschung

Das können Sie erreichen

- Unterstützung der Fiebersenkung
- Der Pflegebedürftige erfährt Erleichterung und Wohlbefinden

Das benötigen Sie dazu

- Wassertemperatur maximal 10°C unter der aktuellen Körpertemperatur wählen
- Pfefferminztee (Dosierung: 2-3 Essl. Pfefferminztee mit 1 l Wasser aufbrühen, 2-4 Minuten ziehen lassen, mit 4 l Wasser auffüllen) oder Pfefferminzöl 2-3 Tr., Zitronenöl 2-3 Tr. als Zusatz zugeben
- Emulgator wie neutrales Öl, Sahne, Milch oder Honig

So geht's

- Stellen Sie alle benötigten Utensilien griffbereit
- Mit feuchtem Waschlappen gegen die Haarwuchsrichtung waschen; nicht abtrocknen, um den Verdunstungseffekt (fiebersenkend) zu erhalten
- Pflegebedürftigen nur mit einem Laken abdecken

◘ **Tab. 15.13.** Geruchsreduzierende Ganzkörperwaschung

Das können Sie erreichen

- Die Geruchsentwicklung ist eingeschränkt
- Der Betroffene erfährt Erleichterung und Wohlbefinden

Das benötigen Sie dazu

- Wassertemperatur leicht unter Körpertemperatur
- 3 Essl. Obstessig (Apfelessig empfohlen) auf 5 l Wasser
- Alternativ 3 Tropfen Teebaumöl

So geht's	Das können Sie beachten
- Mit feuchtem Waschlappen mit der Haarwuchsrichtung waschen - Nicht abtrocknen, nur abtupfen; da der Essig hautstabilisierend und geruchshemmend wirkt, sollte er auf der Hautoberfläche verbleiben, um seine Wirkung zu entfalten	- Ätherische Öle, wie Lavendel- und Teebaumöl wirken entzündungshemmend - Die Haut des Pflegebedürftigen sollte intakt sein, Schleimhäute und Intimbereich werden ausgelassen

15.3.1   Was muss ich bei der Anwendung von ätherischen Ölen beachten?

Das ätherische Öl ist die Lebenskraft, das Kraftfeld der Pflanzen. Kein Wunder also, dass ätherische Öle viele unterschiedliche Heilwirkungen enthalten. Denn obwohl sie keine Arzneimittel im Sinne des Arzneimittelgesetzes sind, handelt es sich bei den Aromaölen um hoch aktive Wirkstoffe. Ihre Anwendungsmöglichkeiten sind vielseitig. Bezüglich Allergien oder Unverträglichkeiten gilt grundsätzlich:

- Ätherische Öle sind Konzentrate und sollten grundsätzlich nicht unverdünnt verwendet werden.
- Nur echte, reine ätherische Öle benutzen.
- Ätherische Öle lichtgeschützt, kühl und für Kinder unzugänglich aufbewahren.

🛈 **Daran sollten Sie denken**
Bei allergiebelasteten Menschen besteht evtl. ein erhöhtes Risiko der Sensibilisierung. Insbesondere Teebaumöl kann mit zunehmendem Alter des Öls zu Kontaktallergien führen.

Alle Aromaöle sind wasserabstoßend. Deswegen muss für Bäder ein Emulgator verwendet werden, damit sich das Öl im Wasser verteilen kann. Dazu werden handelsübliche Emulgatoren angeboten (z. B. Fluidlecithin), alternativ kann Sahne, Milch oder Honig als Emulgator eingesetzt werden (◘ Abb. 15.4).

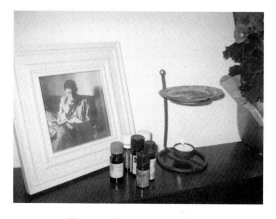

◘ **Abb. 15.4.** Ätherische Öle aktivieren Stimmungen und Gefühle

---

> **Tipp**
> Ätherische Öle haben eine psychische Wirkung. Durch die Nase gelangen die Duftinformationen ins Gehirn und nehmen Einfluss auf die Gefühle, das vegetative Nervensystem, die Produktion der Hormone und auf das Immunsystem.

15.4   Aktivierende Pflege

Anziehen, Rasieren, ein Brot schmieren oder den Briefkasten leeren scheinen banale Tätigkeiten zu sein. Ohne besondere Anstrengung laufen diese kleinen Handgriffe völlig automatisch ab. Nicht so bei Pflegebedürftigkeit durch körperliche und/oder geistige Krankheiten.

Durch die Pflegebedürftigkeit kann das Selbstwertgefühl der betroffenen Person bis zum Tiefpunkt angelangen. Wenn der Betroffene dann alles von sich streckt und nichts mehr selbstverantwortlich machen will, kann eine depressive Dynamik entstehen. Selbstverantwortliche Tätigkeiten (bzw. die Mithilfe dabei) sind unabdingbar für die Förderung von Gesundheit und Wohlbefinden. Deswegen ist aktivierende Pflege ein **Muss** in der Pflege.

15.4.1   Was versteht man unter aktivierender Pflege?

Die aktivierende Pflege holt den Kranken dort ab, wo er steht und begleitet ihn auf dem Weg zur größtmöglichen Selbstständigkeit. Der Begriffe »aktiv« bedeutet »handeln, teilnehmen, tätig«; »aktivieren« heißt »aktiv machen«. Wichtig ist, dem Pflegebedürftigen nicht alles abzunehmen, weil es dann z. B. schneller geht, sondern immer wieder Impulse zu setzen, damit er zur Selbsthilfe motiviert wird. Dabei sollte er nicht überfordert werden, aber ausreichend tun, um so viel Freiraum und Unabhängigkeit von den pflegenden Angehörigen wie nur irgendwie möglich zu entwickeln. Diese Hilfe zur Selbsthilfe ist allerdings deutlich zeitaufwändiger als die kompensatorische (alles abnehmende) Pflege. Man muss starke Nerven haben, um z. B. den Betroffenen zu ermuntern, sich die Strümpfe selbst anzuziehen bzw. die Schuhe selbst zu schnüren, obwohl das evtl. ewig dauern kann.

■■■ **Das können Sie erreichen**
- Durch die Selbstaktivität werden die körperlichen und seelischen (seine Selbstachtung!) Lebensgeister wieder erweckt bzw. wach gehalten.
- Der Betroffene erhält einen Zuwachs an Selbstständigkeit.
- Seine Fähigkeiten, sich selbst zu versorgen, werden weiter ausgebaut oder sie werden zumindest erhalten.
- Darüber hinaus kann er noch nicht erlernte Fähigkeiten im Ablauf des täglichen Lebens wieder erlernen, denn durch das erhöhte Selbstvertrauen wird er für alle anderen Therapien und Alltagsschritte motiviert.
- Aktivierende Pflege beinhaltet die Anleitung, Beratung, Begleitung und Unterstützung des Betroffenen bei der Bewältigung des Alltags im Rahmen seiner individuellen Möglichkeiten. Sie soll dem Betroffenen das Gefühl des »Begleitet werdens« und nicht der Abhängigkeit vermitteln.

15.5 Aktivierende Pflege mit dem Bobath-Konzept

Mit dem Bobath-Konzept wird eine ganzheitliche therapeutische Behandlungspflege über 24 Stunden angestrebt (▶ Kap. 14 »Besondere Pflegesituationen«). Berta Bobath hat beobachtet, dass sich Spastiken in Abhängigkeit von der Lagerung und Stellung des Körpers entwickeln. Deswegen erfolgt

bei jeder Bewegung, z. B. beim Aufstehen und Umsetzen in den Rollstuhl, eine therapeutische Handhabung des Halbseitengelähmten durch die Angehörigen (»handling«).
- Die Angehörigen übernehmen durch Gestaltung der Situation und durch Führen der betroffenen Körperteile die ausgefallenen Bewegungsfunktionen.
- Der Betroffene setzt die Fähigkeiten seiner nicht betroffenen Körperseite ein.

15.5.1 Das Aufstehen und Hinsetzen

Aufstehen mit Unterstützung beim Sitz-Stand-Transfer bei Halbseitenlähmung
Der Pflegebedürftige kann mithelfen (◘ Abb. 15.5a-c).

■■■ **So geht's**
- Die Pflegeperson stellt sich so vor die Pflegebedürftige, dass sich ihre beiden Knie rechts und links vom Knie des betroffenen Beines befinden.
- Ihre Füße stehen parallel etwa hüftbreit mit den Zehen etwa auf gleicher Höhe mit denen der Pflegebedürftigen.
- Sie nimmt zunächst den Oberkörper der Pflegebedürftigen soweit nach vorne, bis deren Gewicht sich auf den Füßen befindet.
- Jetzt geht sie soweit in die Knie, bis sie mit geradem Rücken unter den Sitzbeinhöcker des betroffenen Beines fassen kann (◘ Abb. 15.5a).

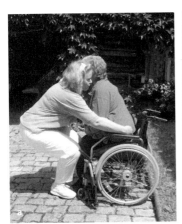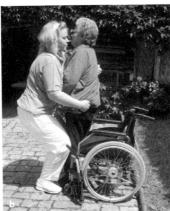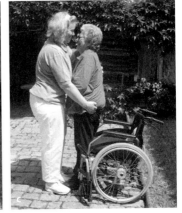

◘ **Abb. 15.5a-c.** Unterstützung beim Aufstehen

- Die andere Hand der Pflegeperson liegt auf dem Rücken am Brustkorb der nicht betroffenen Seite.
- Sie gibt den Impuls zum Aufstehen über die Hände am Sitzbein (Druck nach vorne) und am Brustkorb (Ziehen nach oben).
- Die Pflegebedürftige hält sich zur Orientierung mit der nicht betroffenen Hand an der Schulter der Pflegekraft fest.
- Beide richten sich jetzt synchron auf.
- Die Pflegeperson unterstützt dabei die normale Bewegung des betroffenen Knies (es geht beim Aufstehen zunächst nach vorne), indem sie es mit ihren Knien stabilisiert jedoch nicht fixiert (▢ Abb. 15.5b).
- Mit der Hand am Sitzbein wird die Hüfte in gerade Position (etwas nach vorne geschoben) gebracht und stabilisiert.
- Wenn alle Gelenke übereinander stehen, sich Knochen auf Knochen stützt, ist ein stabiler Stand erreicht.
- Jetzt kann sich die Pflegekraft selbst aufrichten.
- Aus dem sicheren Stand kann man jetzt in den Gang übergehen (▢ Abb. 15.5.c).

Hinsetzen mit Unterstützung beim Stand-Sitz-Transfer bei Halbseitenlähmung

Der Pflegebedürftige kann mithelfen (▢ Abb. 15.6a,b).

▪▪▪ So geht's

- Die Pflegeperson stellt sich vor die Pflegebedürftige in der Art, dass sich ihre beiden Knie rechts und links vom Knie des betroffenen Beines befinden.
- Ihre Füße stehen parallel etwa hüftbreit mit den Zehen etwa auf gleicher Höhe mit denen der Pflegebedürftigen.
- Eine Hand liegt am Becken an der Darmbeinschaufel (Darmbeinstachel) des betroffenen Beines.
- Die andere Hand der Pflegeperson liegt auf dem Rücken am Brustkorb der nicht betroffenen Seite (▢ Abb. 15.6a)
- Sie gibt den Impuls zum Hinsetzen über die Hände am Darmbeinstachel (Druck nach hinten) und am Brustkorb (Ziehen nach vorne).
- Beide bewegen sich jetzt synchron nach unten.
- Die Pflegebedürftige hält sich zur Orientierung mit der nicht betroffenen Hand an der Schulter der Pflegekraft fest.

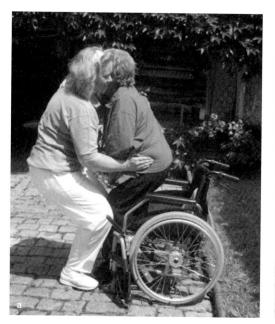 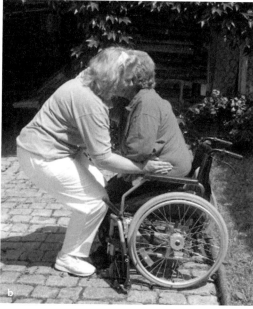

▢ **Abb. 15.6a,b.** Unterstützung beim Setzen

- Wenn beide Oberschenkel ganz auf der Sitzfläche aufliegen und sich die Hüften der Pflegebedürftigen parallel befinden, ist eine stabile Sitzposition erreicht (◘ Abb. 15.6b).

15.5.2 Positionieren im Bett (Lagern)

Über die Positionierung wird (beim möglichst aktiven Lagewechsel) eine ausgeprägte Hemmung der Spastik erreicht. Allerdings kann die Ausbildung einer Spastik nicht in jedem Fall ganz verhindert werden. Über eine konsequent durchgeführte und fachgerechte Positionierung kann jedoch eine Spastik günstig beeinflusst und begrenzt werden. Darüber hinaus bietet die Positionierung eine Spürinformation für den betroffenen Menschen und fördert dadurch die Wahrnehmung des Körpers.

V-Positionierung

■■■ Das können Sie erreichen
Mit der V-Positionierung können Sie eine Entlastung des Gesäßes erreichen (◘ Abb. 15.7). Gleichzeitig werden beide Schultern (sie kommen nach vorne) und die Rückenmuskulatur entlastet. Diese Position bietet für den Betroffenen eine bequeme Haltung beispielsweise, um fernzusehen.

■■■ So geht's
- Eine Decke längs einrollen.
- An der entfernten Seite (in diesem Beispiel rechts) unter der Hüfte beginnen, die Rolle unter den Körper einzulegen.
- Die betroffene Schulter dabei vorsichtig nach vorne nehmen.
- An der vorderen Seite unter Hüfte enden.

Leichte Seitenpositionierung (30°)

■■■ Das können Sie erreichen
- Diese Position bietet ebenfalls eine Entlastung für das Gesäß an. In diesem Beispiel ist die Seitenlagerung auf der betroffenen Seite durchgeführt (◘ Abb. 15.8).

■■■ So geht's
- Pflegebedürftigen zur Seite drehen.
- Ein Kissen zunächst in eine Richtung aufschütteln, so dass sich die Federn nur auf einer Seite

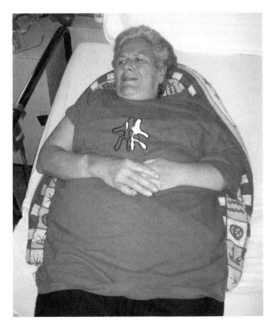

◘ Abb. 15.7. V-Positionierung

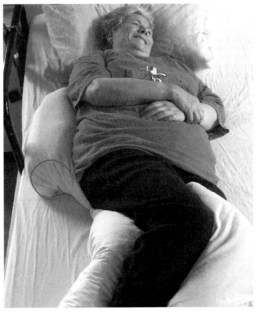

◘ Abb. 15.8. 30°-Positionierung

befinden. Die schmale Seite (ohne Knöpfe) unter den Rumpf legen.

– Die dicke Seite etwas nach unten einrollen. Damit erreicht man eine Rumpfstabilität während der oben liegende Arm und das Bein gut beweglich bleiben.

– Für das Bein kann ein zweites Kissen angeboten werden.

90°-Positionierung auf der betroffenen Seite

▪▪▪ Das können Sie erreichen

– Für Pflegebedürftige mit Störungen der Körperwahrnehmung ist gerade die 90° Positionierung auf der betroffenen Seite eine gute Möglichkeit, die Wahrnehmung des eigenen Körpers gezielt zu intensivieren.

– Indem in dieser Position der Rumpf stabilisiert wird, bietet sie außerdem eine gute Möglichkeit, den betroffenen Arm (mit der anderen Hand) und das betroffene Bein zu bewegen (■ Abb. 15.9).

🛇 **Daran sollten Sie denken**
Ganz im Gegensatz zu der Beschreibung in Kapitel 10 »So beugen Sie Zweiterkrankungen vor« zur Dekubitusprophylaxe, gilt hier, den Betroffenen eher hart zu positionieren. Über den höheren Auflagedruck und die zusätzliche Einbettung von festen Lagerungsmaterialien (Kissen) und damit mehr

Kontaktfläche auch an den nicht aufliegenden Körperteilen, soll der Betroffene mehr Spürinformation über den eigenen Körper erhalten. Deswegen ist hier eine gute Hautinspektion unerlässlich!

▪▪▪ So geht's

– Pflegebedürftigen zur Seite drehen.

– Ein Kissen wird auf die betroffene Seite von der Achsel bis oberhalb der Hüfte am Rumpf (Bauchseite) eingelegt. Dabei das Kissen wieder in Richtung Matratze fest einrollen (siehe oben).

– Für das Bein kann ein weiteres Kissen angeboten werden (■ Abb. 15.10).

🛇 **Daran sollten Sie denken**
Beachten Sie, dass die Schulter etwas nach vorne genommen wird (■ Abb. 15.11)!

90°-Positionierung auf der nicht betroffenen Seite

▪▪▪ So geht's

– Pflegebedürftigen zur Seite drehen.

– Die oben liegenden Extremitäten (Arm und Bein) erhalten je ein Kissen zur Unterstützung.

– Der betroffene Arm und das betroffene Bein müssen so mit Kissen unterstützt werden, dass die betroffene Schulter nicht zurückfallen kann (■ Abb. 15.12).

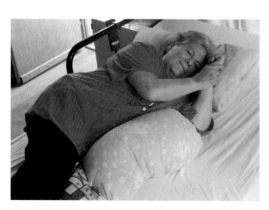

■ **Abb. 15.9.** 90°-Positionierung. Der betroffene Arm kann gut bewegt werden

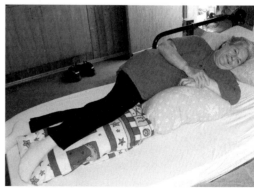

■ **Abb. 15.10.** 90°-Positionierung auf der betroffenen Seite

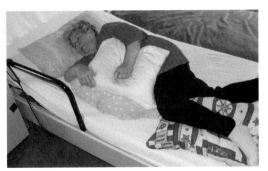

◻ **Abb. 15.12.** 90°-Positionierung auf der nicht betroffenen Seite

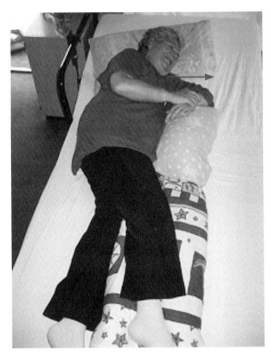

◻ **Abb. 15.11.** 90°-Positionierung. Die Schulter muss nach vorne genommen werden

15.6 Aktivierende Pflege durch Biografiearbeit

Jeder Mensch hat eine individuelle, einzigartige Lebensgeschichte. Höhen und Tiefen eines langen Lebens prägen den Menschen und bestimmen sein Verhalten, seine Gewohnheiten, Vorlieben und seine Empfindungen. Biografiewissen wird durch Biografiearbeit (Erinnerungsarbeit, Erinnerungspflege) erarbeitet bzw. erhalten. Über seine Lebensgeschichte zu erzählen, sich an einzelne Lebensabschnitte zu erinnern, tut allen Menschen gut. Bei der Pflege und Betreuung demenziell erkrankter Menschen sollte Biografiearbeit unbedingt in die Betreuung integriert werden.

15.6.1 Was versteht man unter Biografiearbeit

Biografiearbeit heißt wörtlich übersetzt »Lebensbeschreibung«. Es geht dabei um die seelische und geistige Entwicklung eines Menschen und um die verschiedenen Abschnitte seines Lebens. Das Erzählen der Lebensgeschichte stellt eine Vergegenwärtigung des Erlebten dar. Diese Vergegenwärtigung kann unterschiedliche Grade der Intensität besitzen:

- von nur einem abstrakten Benennen einer Erfahrung
- bis zum Nacherleben in das damals Erlebte.

Untersuchungen haben ergeben, dass das subjektive Gefühl des Sichwohlfühlens und der Lebenszufriedenheit bei Menschen deutlich ansteigt, wenn sie intensiv über ihre Lebensgeschichte erzählen durften.

Für demente Menschen stellt die Erinnerung an ihre Vergangenheit eine wichtige Ressource dar. Ihr Kurzzeitgedächtnis ist oft eingeschränkt, das Langzeitgedächtnis, in dem meist lange zurückliegende Informationen gespeichert sind, bleibt häufig noch lange relativ intakt. Diese Informationen können angemessen genutzt werden.

■ ■ ■ **Das können Sie erreichen**
- Das Wissen über die Lebensgeschichte hilft, den Menschen besser zu verstehen.
- Sein Verhalten kann entschlüsselt und im Umgang mit den Kranken berücksichtigen werden
- Kenntnisse um die verschiedenen Lebensabschnitte, die Vorlieben und Gewohnheiten eines Kranken können Sie bewusst in der Pflege einsetzen, um den Pflegealltag zu erleichtern.
- Seine Selbstbestimmung kann so weitgehend gewährleistet sein.

- Das Identitätsgefühl des Betroffenen bleibt länger erhalten.
- Die Kommunikation und die soziale Kontaktaufnahme werden gefördert.
- Die Selbstachtung kann durch die Rückbesinnung auf Erfolge und Leistungen im vergangenen Leben gestärkt werden. Der Pflegebedürftige nimmt wahr, dass seine Erfahrungen wichtig sind und dass er gebraucht wird.

➕ **Indem Gegenwart und Vergangenheit in Verbindung gehalten wird, werden dem Pflegebedürftigen Sicherheit und Zuversicht vermittelt.**

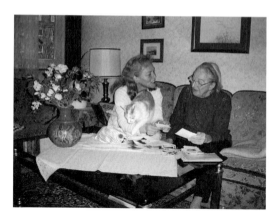

Abb. 15.13. Erinnerungsarbeit durch das Anschauen von Fotos

15.6.2 Gesprächsorientierte Biografiearbeit

■■■ **So geht's**
- Befragen Sie gezielt andere Angehörige und Freunde und fragen Sie den Betroffenen nach Einzelheiten.
- Reden Sie über Dinge, die für den Kranken von Bedeutung waren und eventuell noch sind (verleiht Sicherheit, stärkt das Selbstvertrauen).
- Betrachten Sie alte Fotos und Utensilien aus dieser Zeit und reden darüber (▪ Abb. 15.13).
- Verwenden Sie Worte und Ausdrucksweisen, die zur Biografie passen.

Orientierung
- Zur Biografie passende Stützen für das nachlassende Gedächtnis anbieten (»Sonntags gibt's doch immer einen Braten zum Mittagessen«).

15.6.3 Aktivitätsorientierte Biografiearbeit

Die aktivitätsorientierte Biografiearbeit zeichnet sich durch die Integration der Lebensgeschichte in Tätigkeiten aus.

Basale Stimulation
- Gewohnte Materialien zur Pflege verwenden (siehe oben)
- Gezielt bevorzugte Musik einsetzen.

Aktivierende Pflege und Betreuung
- Vorhandene Fähigkeiten fördern (nicht versuchen, verlorene zu reaktivieren), z. B.:
  – bekannte Lieder singen
  – Alltagshandlungen (z. B. Tisch decken, Kartoffeln schälen) ausführen lassen

Besondere Situationen –
Die »spezielle Pflege«

? Nachdem sich bei meinem Mann vermehrtes Wasserlassen eingestellt hat, wurde er an der Prostata operiert. Trotzdem ist der Schließmuskel nicht stark genug, den Urin zu halten. Jetzt geht er kaum noch aus dem Haus. Wie kann ich ihm helfen?

>> >

Die Menschen werden im Durchschnitt immer älter. Ein immer längeres Leben birgt jedoch auch Risiken in sich. Viele altersbedingte Beschwerden und Störungen nehmen in unserer Zeit zu. Beispielsweise ist heute Harn- und Stuhlinkontinenz eines der größten Gesundheitsprobleme in Deutschland. Aber auch Krankheiten wie Schlaganfälle, chronische Wunden, verschiedene Arten von Krebs und demenzielle Erkrankungen nehmen zu. Unter den psychischen Krankheiten ist die Depression eine der häufigsten Krankheiten im Alter.

Die unterschiedlichen Erkrankungen führen zu ganz speziellen Problemen, die oft eine spezialisierte Betreuung oder Pflege erfordern. Als Pflegeperson kann man den (Pflege-)Problemen nicht ausweichen. Sie kommen auf einen zu und die Pflegeperson sowie der Pflegebedürftige müssen lernen, mit diesen schwierigen Lebenssituationen umzugehen.

16.1   Inkontinenz

Über sechs Millionen Menschen sind heute in Deutschland von Inkontinenz betroffen, wobei das Risiko zu erkranken mit zunehmendem Alter ansteigt. Mit Inkontinenz bezeichnet man die Unfähigkeit, Harn oder Stuhl zurück zu halten und willentlich zu kontrollieren, wann und wo der Blasen- bzw. Darminhalt entleert werden soll.

Die Betreuung von inkontinenten Menschen im Rahmen der Familie führt oftmals zu Überforderung und Konflikten. Mit der Bereitschaft zu offenen Gesprächen, der Entwicklung von gemeinsamen Lösungsstrategien, dem Erwerb von Kenntnissen über die Krankheit und einer guten Hilfsmittelversorgung kann die Situation leichter gestaltet werden.

16.1.1   Was versteht man unter Harninkontinenz?

Wer unter Blasenschwäche oder **Harninkontinenz** leidet, ist nicht in der Lage, seine Blasenentleerung selbst zu bestimmen. Betroffen davon sind zwei-

bis dreimal so viele Frauen wie Männer. Ursachen der Harninkontinenz sind z. B.:

- geschwächter Beckenboden (durch Schwangerschaften und Geburten, Übergewicht),
- Wechseljahre (durch Hormonveränderungen, Verlust der Scheidenstabilität),
- Schließmuskelschwäche (meist altersbedingt) oder
- Operationen (Prostataoperation, Entfernung der Gebärmutter).

Es gibt zahlreiche Formen von Inkontinenz, die in verschiedenen Situationen und in unterschiedlichem Ausmaß auftreten kann.

Belastungsinkontinenz

Ursache für eine Belastungsinkontinenz ist eine Schwäche des Blasenschließmuskels bzw. eine schwache Beckenbodenmuskulatur. Bei erhöhter Belastung (Druck) in der Bauchhöhle oder auf die Harnblase, wie dies z. B. beim Husten, Niesen, Lachen, Aufstehen oder bei körperlicher Belastung (Heben eines schweren Gegenstandes) vorkommen kann, ist der Blasenschließmuskel nicht in der Lage, dem Druck standzuhalten. Obwohl der Betroffene keinen Harndrang verspürt, verliert er anfänglich kleine, tröpfchengroße Mengen an Urin. Betroffen sind vor allem Frauen.

Dranginkontinenz

Bei einer Dranginkontinenz verspürt der Betroffene einen plötzlichen Harndrang und kann dann häufig die Toilette nicht mehr rechtzeitig erreichen. Die Blase beginnt sich sofort zu entleeren, der Betroffene verliert entsprechend viel Urin. Ältere Menschen leiden oft infolge neurologischer Probleme oder altersbedingter körperlicher Veränderungen an Dranginkontinenz (z. B. nach einem Schlaganfall oder bei Alzheimer-Erkrankung). Andere Ursachen sind Entzündungen, Harnwegsinfektionen oder Tumore.

Reflexinkontinenz

Bei einer Reflexinkontinenz verspürt der Betroffene kein Gefühl des Harndrangs. Die Entleerung der Blase geschieht ohne Steuerung des Gehirns. Ursachen sind Schädigung der Nervenbahnen des Rückenmarks (wie z. B. Querschnittslähmung), Tumore oder Erkrankungen des Zentralnervensystems (wie z. B. bei Multipler Sklerose).

Überlaufinkontinenz

Bei einer Überlaufinkontinenz verliert der Betroffene tröpfchenweise Urin, während die Harnblase zum Überlaufen voll ist. Die Ursache liegt zum einen darin, dass der Urinabfluss behindert ist (z. B. durch Prostatavergrößerung, Harnröhrenverengung), und zum anderen darin, dass der Blasenmuskel die Fähigkeit verloren hat, den Urin auszupressen (neurologische Störung z. B. bei Diabetes).

16.1.2 Was versteht man unter Stuhlinkontinenz?

Im Darm wird der Stuhl durch das Nachrücken von unverdaulicher Materie bis zum Enddarm transportiert. Dort wird er gesammelt. Durch Dehnungsrezeptoren in der Darmwand wird das Bedürfnis stimuliert den Stuhl auszuscheiden. Dies kann von den meisten Menschen bewusst gesteuert werden. Diese Fähigkeit heißt **Kontinenz**. Wenn die Fähigkeit verloren geht, den Stuhlgang kontrolliert abzugeben, spricht man von **Stuhlinkontinenz**.

Im Vergleich zur Harninkontinenz ist die Stuhlinkontinenz seltener, für die Betroffenen aber seelisch noch belastender. Die Ursachen der Stuhlinkontinenz sind vielfältig, z. B. neurologische Störungen, sensible Störungen der Darmwand bei Diabetes mellitus oder auch muskuläre Störungen sowie verschiedene Erkrankungen, wie etwa Krebs. Außerdem kann die Inkontinenz in unterschiedlichen Schweregraden auftreten. Die Ursache der Stuhlinkontinenz bestimmt die Behandlungsmethode durch den Arzt.

■■■ Das können Sie beobachten
- Der Pflegebedürftige lässt unkontrolliert Luft ab.
- Seine (Unter-)Wäsche ist verschmiert.
- Er kann seinen Stuhlgang gar nicht mehr kontrollieren.

16.1.3 Umgang mit Harn- und Stuhlinkontinenz

Viele Menschen reden nicht über ihre Inkontinenz. Für Betroffene ist die Inkontinenz meist mit Scham, für Angehörige oft mit Ekel verbunden. Doch Inkontinenz ist eine Krankheit, die behandelt werden sollte. Der Arzt kann nach einer Untersuchung die Diagnose stellen und entsprechende Behandlungsmöglichkeiten (Hilfsmittel, Medikamente, Operationen, Trainings) vorschlagen. Unabhängig davon muss die Pflege des Pflegebedürftigen und das Wohnumfeld den Erfordernissen des inkontinenten Menschen angepasst werden.

■■■ Das können Sie erreichen
- Durch einen taktvollen und offenen Umgang mit dem Thema können Sie dem Betroffenen ermöglichen, seine Scham zu überwinden.
- Eine ausreichende Flüssigkeitszufuhr trotz Angst vor dem »Wasserlassen« zu erhalten.
- Die Wohnung entsprechend anpassen.
- Die erforderlichen Hilfsmittel in den Alltag zu integrieren.
- Durch eine gute Hautpflege im Intimbereich Pilzinfektionen, Ekzeme oder Dekubiti verhindern.

Umgang mit der Scham

Über Inkontinenz zu sprechen, ist nicht leicht, denn Inkontinenz ist noch immer ein Tabuthema. Sie ist für den Betroffenen mit großen psychischen Belastungen und einer erheblichen Einschränkung seiner Lebensqualität verbunden. Die Furcht vor unkontrolliertem Urin- oder Stuhlabgang verbunden mit der Furcht vor Entdeckung lässt die betroffenen Menschen häufig in die Isolation zurückziehen. Sie glauben, nicht mehr am gesellschaftlichen Leben teilnehmen zu können.

■■■ So geht's
- Wenn die Inkontinenz noch nicht offenbar ist, sprechen Sie das Thema an (z. B. wenn Sie Uringeruch in der Wohnung oder Rückzugstendenzen Ihres Angehörigen bemerken).
- Zeigen Sie Verständnis für Scham und Ängste des Betroffenen.

- Ermutigen Sie ihn, Beratung und Hilfe zu suchen.

Umgang mit der Intimsphäre

Wer seine Mutter, seinen Vater oder (Ehe-)Partner auf die Toilette begleiten und dort bei den Verrichtungen helfen muss, greift in seine Intimsphäre ein. Von Angehörigen, die zu Hause ein Familienmitglied mit ausgeprägter Blasenschwäche pflegen, ist darum besonders viel Einfühlungsvermögen gefordert.

■■■ So geht's

- Schließen Sie immer die Toilettentüre.
- Tragen Sie Einmalhandschuhe – so können Sie bei aller Nähe der Verrichtung Distanz schaffen.
- Sprechen Sie nicht in der Babysprache über die intimen Verrichtungen (»Pipi machen«).
- Führen Sie die Verrichtungen zügig durch.
- Leiten Sie bei unangenehmem Geruch oder Urinflecken der Bekleidung liebevoll, doch bestimmt einen Wäschewechsel ein.

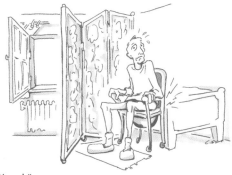

Intimsphäre

Flüssigkeitszufuhr bei Inkontinenz

Ungewollter Harnverlust kann so zur Belastung werden, dass Betroffene versuchen, ihre Inkontinenz zu kontrollieren, indem sie weniger trinken. Dies kann zu weiteren Problemen führen:

- Durch die ungenügende Füllung der Blase kann es zu Blaseninfektion kommen.
- Darüber hinaus besteht die Gefahr der Austrocknung, deren Folgen akute Verwirrtheitszustände mit massiven Kreislaufproblemen sein können.
- Außerdem wird durch den dann konzentrierten Urin die Drangsymptomatik eher verstärkt.

Dies sind ausreichende Gründe dafür, dass der Betroffene genügend (mindestens 1,5 l) trinkt. Wie man den Betroffenen dazu ermuntert und anleitet, können Sie in ► Kapitel 13 »Hat es Dir geschmeckt – Reichlich trinken« nachlesen.

Umgebungsgestaltung bei Inkontinenz

Vor allem für ältere in ihrer Bewegungsfreiheit eingeschränkte Menschen, die unter Harninkontinenz leiden, ist die leichte Erreichbarkeit der Toilette von großer Bedeutung. Um ihre Selbstständigkeit möglichst lange zu erhalten, gilt:

- Der Weg zur Toilette sollte barrierefrei sein (keine behindernden Schränkchen im Flur, möglichst keine Teppiche – auch wegen möglichem Urinverlust)
- Die Toilette sollte schnell erreichbar sein, denn vor allem ältere Menschen können den Harndrang häufig nur für kurze Zeit unterdrücken. Das Schlafzimmer in Toilettennähe wäre optimal.
- In der Toilette sollte möglichst viel Bewegungsraum vorhanden sein. Für ein schnelles Ausziehen wird größtmögliche Bewegungsfreiheit benötigt.
- Die Toilette sollte immer gut temperiert sein (Kälte löst Harndrang aus).
- Hilfsmittel wie Toilettensitzerhöhungen, Handläufe usw. unterstützen den selbstständigen Gang zur Toilette (► Kap. 7 »Ich pflege Dich zu Hause«)
- Wenn der Gang zur Toilette nicht möglich ist (z. B. nachts), können Toilettenstühle (oder Urinflaschen, Schiffchen) benutzt werden, die neben dem Bett stehen können.
- Die Kleidung sollte schnell und ohne Schwierigkeiten zu öffnen bzw. zu schließen sein. Hosen und Röcke sollten mit Gummizug oder Klettverschlüssen versehen und insgesamt pflegeleicht und bequem sein.

Lüften Sie die Wohnung häufig.

> **Tipp**
>
> Waschen Sie die Wäsche des Pflegebedürftigen auch nach kleineren Malheuren sofort aus, damit ein permanenter Uringeruch in der Wohnung gar nicht erst aufkommen kann.

Hilfsmittelversorgung

Inkontinenzprodukte sollten den unkontrolliert abgehenden Harn außerhalb des Körpers auffangen und speichern. Setzen Sie sie nach vorheriger sorgfältiger Abwägung der Vor- und Nachteile gezielt ein. Sie sollten:

- dem Ausmaß der Inkontinenz angepasst sein,
- die Therapie unterstützen und
- es dem Betroffenen ermöglichen, sich selbst zu versorgen.

Alle Materialien sollten sich auf der Toilette befinden und dort diskret untergebracht sein. Gebrauchte Vorlagen und Hilfsmittel sollten dort entsorgt werden können (geschlossener Eimer). Je nach Schweregrad der Inkontinenz wird ein entsprechend häufiger Wechsel erforderlich.

Generell werden Inkontinenzversorgungen vom Hausarzt rezeptiert (◘ Abb. 16.1). Man unterteilt sie in:

- aufsaugende Materialien und
- ableitende Materialien.

❗ Daran sollten Sie denken
Bei der Nutzung von Inkontinenzartikeln gilt: So wenig wie möglich, so viel wie nötig, damit sich nicht unnötig Wärme und Feuchtigkeit im Intimbereich staut.

Aufsaugende Materialien

- Einlagen unterschiedlicher Größe, je nach Produkt 80-500 ml Fassungsvermögen.
- Netzhosen zum Fixieren von Einlagen für mobile Betroffene.
- Seitliche verschließbare Inkontinenzhosen für bettlägerige Menschen – in unterschiedlichen Größen.
- Inkontinenzhosen, anzuziehen bzw. zu tragen wie Unterhosen (werden von den Krankenkassen nicht erstattet).

- Einmalkrankenunterlagen: meist 90 mal 60 cm für Bett und Sitzplatz als zusätzlicher Schutz

> **Tipp**
>
> Besorgen Sie sich bei erstmaliger Versorgung mit Einlagen oder Inkontinenzwäsche in der Apotheke Muster in verschiedenen Größen und Dicken, um die optimale Versorgung zu ermitteln.

Ableitende Materialien

- Blasenkatheter bei Männern und Frauen.
- Kondomurinal (kleine Gummihülsen, die über den Penis gestülpt werden) bei Männern, Einmalartikel aus Latex oder aus latexfreiem Material, unterschiedliche Größen 18-40 mm, selbstklebend.
- Beinbeutel mit dehnbarem Befestigungsband für Oberschenkel oder Wade und Rücklaufsperre, verwendbar bis zu 1 Woche.

Gute Hautpflege im Intimbereich

Die Haut jedes Menschen ist anders beschaffen. Bei älteren Menschen produziert die Haut nicht mehr genügend körpereigene Fette zum Schutz. Durch mangelhaften Fettschutz wird die Haut

- trocken,
- rissig und
- spröde.

Es kann zu kaum sichtbaren Verletzungen kommen, die Ausgangspunkt für Infektionen sind. Zur Vermeidung von Hautschäden sind drei Aspekte besonders wichtig:

- Gründliche, aber schonende Reinigung der Haut
- Aufbau eines wirksamen Hautschutzes
- Eine allgemeine regenerative Hautpflege

Reinigung der Haut

Bei einer guten Intimpflege sollten folgende Grundsätze beachtet werden:

- Meist reicht klares Wasser zur Reinigung aus. Durch den Kontakt mit Wasser wird der Haut Feuchtigkeit entzogen. Je wärmer das Wasser ist, umso mehr trocknet es die Haut aus. Durch

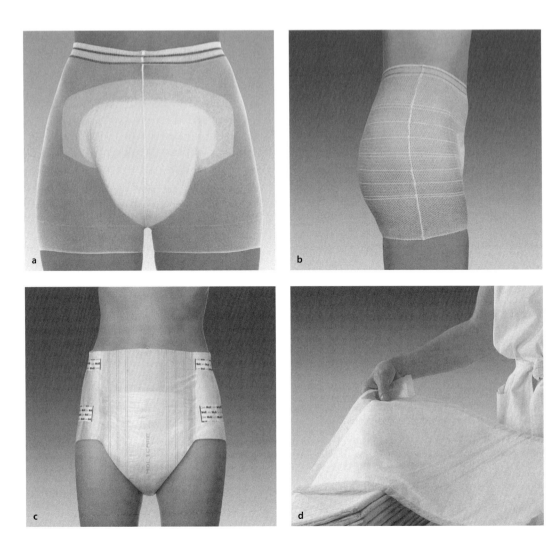

◨ **Abb. 16.1a–d.** Inkontinenzhilfsmittel. **a)** Einlagen **b)** Fixierhöschen **c)** Inkontinenzslip **d)** Krankenunterlage

häufiges Waschen wird der Säureschutzmantel des Körpers zerstört.

▬ Die Verwendung von aggressiven Waschsubstanzen ist zu unterlassen! Nur bei grober Verschmutzung wenig Seife verwenden. Dabei gilt es Produkte zu verwenden, die der Betroffene bislang gut vertragen hat.

▬ Keine parfümierten oder deodorierende Waschsubstanzen verwenden.

▬ Alkalische Seifen vermeiden, denn sie verändern den pH-Wert der Haut – dies fördert die Austrocknung und Entfettung der Haut.

▬ Bei empfindlicher, angegriffener Haut oder bei älteren Menschen kann die Reinigung mit leicht sauren Syndets (z. B. Waschlotion) besser sein. Sie schonen den Säureschutzmantel und lassen die Haut nicht so leicht aufquellen (Keime können in gequollene Haut leichter eindringen).

▬ Die Waschlotion immer vollständig mit klarem Wasser vom Körper entfernen.

▬ Die Haut immer gut abtrocknen. Unzureichendes Abtrocknen führt zur Feuchtigkeitsansammlung in Hautfalten und gefährdeten Regionen.

> **Tipp**
>
> Führen Sie von Zeit zu Zeit Essigwaschungen durch. Essigwaschungen begünstigen den sauren pH-Wert der Haut und sorgen für ein gesundes Mikroklima.

Wirksamer Hautschutz

Die vordere Intimregion umfasst den Bauch vom Nabel abwärts, die Leisten, das obere Drittel der Oberschenkel und die äußeren Genitalien. Die Haut im Intimbereich (vorne und hinten) sollte bei Inkontinenz nach der Reinigung immer eingecremt werden, um sie gegen den hautschädigenden Urin zu schützen.

- Meist reicht es schon aus, wenn die Haut mit einer Babycreme (bzw. mit einer wasserabweisenden Hautschutzcreme (Wasser-in-Öl-Emulsion) gepflegt wird. Vor dem Eincremen muss die Haut gut abgetrocknet werden, damit die Creme einziehen kann.

➕ **Fettsalben und Salben mit hohen Fettanteilen eignen sich nur als kurzzeitiger Hautschutz (z. B. bei aggressiven Flüssigkeiten wie Stuhlgang, Urin, Sekrete), da sie die Hautporen verstopfen und eine Hautatmung sowie einen natürlichen Temperaturaustausch verhindern.**

- Bei der Anwendung neuer Produkte auf allergische Reaktionen achten (Rötung oder Juckreiz). Ggf. das Produkt wechseln bzw. den Arzt informieren.
- Puder ist für die normale Hautpflege ungeeignet, da er die Haut austrocknet und Krümel bilden kann.

Wirkungsvolle aufbauende Pflege

Die Haut älterer Menschen wird weniger gut durchblutet und ist durch die Abnahme der Fett- und Feuchtigkeitsproduktion trockener. Dies macht sie anfälliger für Infektionen. Deswegen bedarf gerade die Haut im Intimbereich einer besonders intensiven Pflege. Wählen Sie Produkte, die:
- feuchtigkeitsspendend und rückfettend,
- juckreizstillend und
- ggf. durchblutungsfördernd sind (fragen Sie dazu auch den Hausarzt).

➕ **Auf begrenzte Haltbarkeit von Cremes achten. Angebrochene Cremes immer gut verschließen und möglichst innerhalb von 3 Monaten aufbrauchen.**

16.2 Schlaganfall

Der Schlaganfall – ein Blitz aus heiterem Himmel – (be-)trifft in Deutschland in jedem Jahr Hunderttausende. Er ist eine akute Erkrankung der Blutgefäße im Zentralnervensystem. Durch den Verschluss einer Arterie (70-80% aller Schlaganfälle) oder durch eine Blutung ins Hirngewebe (15-25%) kommt es zur Sauerstoffunterversorgung einzelner Gehirnareale.

Das Gehirn ist unterteilt in verschiedene Gehirnzonen. Je nachdem, welcher Bereich des Gehirns in welchem Ausmaß betroffen ist, sind die Symptome nach einem Schlaganfall unterschiedlich. Die Folgen können von sichtbaren körperlichen Behinderungen bis hin zu Beeinträchtigungen der geistigen Fähigkeiten oder Störungen des Verhaltens und Erlebens reichen.

Für die Betroffenen bedeuten die Folgen des Schlaganfalls eine erhebliche Einschränkung, die folgende Bereiche betreffen können und eine Umstellung des bisherigen Lebens erfordern.

Einschränkungen bei körperlichen Funktionen
- Die Lähmung einer Körperseite (Hemiplegie).
- Eine ungebremste Muskelaktivität, die Kopf, Rumpf und Glieder in ungewünschte und nicht funktionelle Stellungen zieht (Spastiken).
- Unterschiedliche Gefühlsempfindungen in beiden Körperhälften. Die Symmetrie und damit das körperliche Gleichgewicht ist gestört.
- Kau- und Schluckstörungen behindern die Aufnahme der Nahrung.
- Die Betroffenen leiden unter Urin- und Stuhlinkontinenz

Sensibilitätsstörungen
- Taubheitsgefühl bis hin zu totalem Gefühlsverlust (Verletzungsgefahr!)
- Gestörtes Wärme-Kälte-Gefühl
- Überempfindlichkeit
- Schmerzen (z. B. Schulterschmerzen)

> **Daran sollten Sie denken**
> Der halbseitengelähmte Mensch kann vielleicht seine betroffene Seite nicht wahrnehmen, aber dennoch Schmerzen fühlen!

Einschränkungen der geistigen Fähigkeiten

- Oftmals behindert eine Sprachstörung den Kontakt zur Umwelt
- Vernachlässigung der betroffenen Seite (Neglect)
- Aufmerksamkeits- und Konzentrationsstörungen
- Wahrnehmungs- und Sehstörungen

Veränderung des Verhaltens

- Antriebslosigkeit
- Reizbarkeit

Veränderung des Erlebens

- Oft unterliegen Betroffene Stimmungsschwankungen (Depressionen)
- Sie haben Angst vor Stürzen oder vor einem erneuten Schlaganfall

Die nun vorliegende Pflegebedürftigkeit ist, je nach dem Grad der Einschränkung, für alle Betroffenen oft nur schwer zu akzeptieren. Sie bedeutet eine krisenhafte Veränderung der Lebensqualität der ganzen Familie. Die Erhaltung oder die Wiederherstellung der Selbstständigkeit stellt für den Kranken selbst, aber auch für die Familie eine echte Herausforderung dar. Zur Unterstützung sollten Experten wie Krankengymnasten, Ergotherapeuten und Logopäden und ggf. auch Pflegefachkräfte hinzugezogen werden. Die entscheidende Rolle spielt jedoch der Betroffene selbst. Von seinem Lebenswillen, seiner Tatkraft und von seiner Beharrlichkeit hängt der Erfolg zur Wiederherstellung seiner Selbstständigkeit in allen Bereichen ab. Mit der Anwendung des BobathKonzeptes können Angehörige ihn jedoch dabei unterstützen, seine normale Bewegungsfähigkeiten wieder zu erlernen.

> **Daran sollten Sie denken**
> Betroffen ist stets der ganze Mensch sowie sein gesamtes Umfeld.

16.2.1   Das Bobath-Konzept

Berta und Dr. Karl Bobath entwickelten das Konzept zur Behandlung von Menschen mit Erkrankungen des Zentralnervensystems schon 1943. Es beruht auf der Annahme, dass das Hirngewebe in der Lage ist, sich nach einer Schädigung neu zu organisieren. Das heißt, gesunde Hirnregionen lernen Aufgaben zu übernehmen, die zuvor von den erkrankten Regionen ausgeführt wurden. Häufig sind auch »nur« Verbindungswege der Nervenzellen in die betroffene Hirnregion unterbrochen. Durch konsequente Förderung und Stimulation können sie neu gebahnt werden.

Menschen mit Halbseitenlähmung neigen häufig dazu, ihre gelähmte Seite zu vernachlässigen (bis hin zur völligen Leugnung, dem Neglect), da sie sie nicht mehr spüren. Sie versuchen stattdessen, ihre Einschränkungen mit ihrer beweglichen Hälfte zu kompensieren. Solche einseitigen Bewegungen helfen dem Betroffenen jedoch nur vordergründig. Die betroffene (gelähmte) Seite erhält auf diese Weise nicht die Möglichkeit, neue Informationen zu empfangen und zu verarbeiten, das Gehirn kann sich nicht umstrukturieren. Je mehr der Betroffene kompensiert, umso mehr Spastiken entwickeln sich und die Weiterentwicklung wird gehemmt (Kompensation nur so viel wie nötig, jedoch so wenig als möglich, ▶ Kap. 15.5).

> **Daran sollten Sie denken**
> Das Zusammenspiel beider Körperhälften muss immer wieder trainiert werden.

■■■ Das können Sie durch das Bobath-Konzept erreichen

- Durch Ihre Pflege dem Betroffenen ein weitgehend selbstbestimmtes Leben ermöglichen.
- Seine Wahrnehmung für die gelähmten Körperteile fördern.
- Normale Bewegungen fördern und den Muskeltonus normalisieren (keine Spastik).
- Sein Selbstwertgefühl fördern.

16.2.2   Wohnraumgestaltung

Kommen Menschen nach einem Schlaganfall wieder in ihre Wohnung zurück, sind einige Veränderungen notwendig. In der Wohnung muss genügend Bewegungsraum vorhanden sein, so dass auch ein Rollstuhlfahrer sich frei bewegen kann. Einige Möbelstücke werden unbedingt benötigt:

- Ein halbseitengelähmter Mensch (Hemiplegiker) benötigt einen stabilen Stuhl. Die Höhe sollte so angepasst sein, dass er beide Füße auf den Boden stellen kann und die Beine im Knie im rechten Winkel aufgestellt werden können. Solche Stühle sind für einen Hemiplegiker unabdingbar und sollten in jedem Raum, auch in Bad, Flur und Küche, vorhanden sein. Er benötigt ihn für alle Aktivitäten des alltäglichen Lebens, wie z. B. zur Körperpflege, zum An- und Ausziehen der Kleider, zur Nahrungsaufnahme und für Haushaltstätigkeiten.
- Ein weiteres wichtiges Möbelstück ist ein stabiler und genügend großer Tisch. Er ist notwendig, damit der Betroffene seinen gelähmten Arm ablegen kann. Das Essen am Tisch einzunehmen, ist leichter als im Bett, besonders bei Schluckstörungen. Außerdem dient der Tisch der Durchführung von Übungen.
- Im Bereich des Schlafzimmers ist das wichtigste Möbelstück das Bett. Meistens ist das Bett nicht hoch genug, um aufzustehen oder für das Umsetzen vom Bett in den Rollstuhl. Daher muss es häufig erhöht werden (Stuhlhöhe siehe oben). Wird kein Pflegebett verwendet, kann die erforderliche Höhe durch fest verbundene Klötze unter den Bettfüßen erreicht werden.
- Für mehr Selbstständigkeit in der Alltagsbewältigung unterstützen Hilfsmittel, wie Anziehhilfen und Hilfen im Haushalt, z. B. Griffverdickungen, spezielle Schneidebretter, den Betroffenen deutlich.
- Mehr Sicherheit wird durch Anbringen von Zusatzgriffen z. B. im Badezimmer erreicht (▶ Kap. 7 »Ich pflege Dich zu Hause«).

❗ Daran sollten Sie denken
Auch bei Gesunden geschehen die meisten Unfälle im Haushalt. Ein Hemiplegiker sollte aus Sicherheitsgründen gegenüber potenziellen Gefahrenquellen (glatte Böden, heißes Fett) besonders aufmerksam sein.

Um die betroffene (gelähmte) Seite bewusst zu machen und sie in alle Aktivitäten einzubeziehen, sollten alle Utensilien auf der betroffenen Seite platziert werden. Auch bei der Umgestaltung der Wohnung sollte man diesem Prinzip folgen.

16.2.3 Die Rolle der Angehörigen

Mit dem Bobath-Konzept sollen die Betroffenen befähigt werden, ihren Alltag soweit wie möglich selbstständig zu bewältigen und Folgeschäden zu vermeiden. Wichtig ist, dass das Bobath-Konzept über 24 Stunden zur Anwendung kommt. Die Prinzipien und Übungen müssen in den Alltag integriert werden. Als Angehöriger nehmen Sie eine wichtige Rolle ein. Sie können die Motivation des Betroffenen positiv und negativ beeinflussen, ihn aktivieren oder zur Passivität anhalten. Die optimale Versorgung ist nicht nur für den Betroffenen wichtig, sondern auch für Sie selbst. Sie können z. B. Rückenbeschwerden aufgrund körperlicher Anstrengungen bei der Pflege vorbeugen.

❗ Daran sollten Sie denken
Lassen Sie sich frühzeitig (schon in der Klinik) in das Bobath-Konzept einbeziehen und besorgen Sie sich darüber Informationen oder fragen Sie nach speziellen Pflegekursen oder häuslichen Anleitungen.

16.2.4 Auf was muss ich bei der Pflege achten?

Menschen nach Schlaganfall spüren häufig ihre stärker betroffene Seite nicht oder nur ungenügend (siehe oben). Dadurch wird es ihnen erschwert, selbst auf die betroffene Körperseite zu achten und sie müssen auf die betroffene Seite »hintrainiert« werden. Die Angehörigen müssen mit der betroffenen Seite auf besondere Weise umgehen.

▪▪▪ So geht's
- Sprechen Sie den Pflegebedürftigen immer von der betroffenen Seite her an.
- Führen Sie alle Pflegemaßnahmen von der betroffenen Seite her durch.

━ Leiten Sie den Pflegebedürftigen an, seine betroffene Seite in alle Bewegungen stets mit einzubeziehen und einseitige Belastungen und Bewegungen zu vermeiden.

❗ Daran sollten Sie denken
Jeder Reiz stimuliert die betroffene Seite.

━ **Unter**stützen Sie im Sitzen die betroffene Seite stets mit Kissen (nicht **ab**stützen).
━ Führen Sie beim Gehen immer an der betroffenen Seite (◘ Abb. 16.2). Achten Sie dabei darauf, dass der Pflegebedürftige immer festes Schuhwerk trägt.
━ Heben Sie den betroffenen Arm nur mit Unterstützung des Ellbogens an, nie am Arm ziehen oder unter die Achsel greifen bzw. nicht über 90° hinaus heben (Gefahr eines Schultertraumas; ◘ Abb. 16.3).

❗ Daran sollten Sie denken
Der betroffene Arm muss bei allen Aktivitäten geschützt werden. Es besteht die Gefahr eines *Schulter-Hand-Syndroms* mit Schmerzen und aufwändiger Behandlung.

Ernährung

Häufig haben Schlaganfallbetroffene anfänglich Schluckstörungen, die im Laufe einer gezielten logopädischen Behandlung meist verbessert werden können. Bis zu diesem Zeitpunkt ist es wichtig, Komplikationen, wie z. B. Lungenentzündung durch Aspiration von Speisen oder Flüssigkeiten, zu vermeiden.

▪▪▪ So geht's
━ Die Nahrungsaufnahme sollte nur in aufrechter Sitzposition, die den Schluckakt erleichtert, erfolgen.
━ Die Konsistenz von Speisen und Getränken sollte angepasst werden, d. h. Flüssigkeiten werden hierzu mit speziellen Präparaten angedickt und feste Nahrung wird als Püree oder in weicherer Form zubereitet.
━ Ungünstige Speisen vermeiden (z. B. Reis, Muschelnudeln, Nüsse, Blattsalat).
━ Bieten Sie Getränke in kleinen Schlucken an.
━ Fordern Sie den Pflegebedürftigen auf, vor dem Schlucken das Kinn auf die Brust zu legen (Luftröhre ist verschlossen).

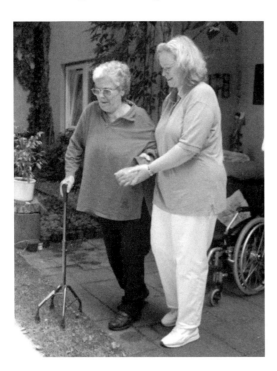

◘ **Abb. 16.2.** Gehen bei Halbseitenlämung

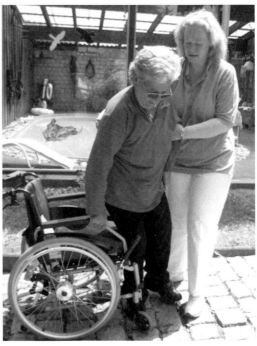

◘ **Abb. 16.3.** Unterstützung beim Setzen

➕ **Der Schluckvorgang wird schon durch die Bewegung des Armes zum Mund angebahnt. Deswegen ist es für den Pflegebedürftigen nachvollziehbarer, wenn er selbst isst. Daraus folgt, dass es bei Schluckstörungen sinnvoll ist, die Nahrung möglichst nicht anzureichen.**

▬ Zur Unterstützung der Selbstständigkeit Hilfsmittel besorgen, z. B. rutschfeste Unterlage für das Geschirr, Teller mit erhöhtem Tellerrand, günstige Trinkgefäße.
▬ Auf passende Zahnprothese achten.
▬ Auf ballaststoffreiche Ernährung achten und ausreichend Flüssigkeit anbieten (Obstipationsprophylaxe).
▬ Ggf. nach der Nahrungsaufnahme die Mundhöhle auf im Mundraum verbliebene Nahrungsreste inspizieren.

Ausscheidung

Bei manchen Betroffenen stellt sich eine Urininkontinenz ein. Die Anwendung von Einlagen für Inkontinenz ist vorübergehend eine praktikable Lösung (siehe ► Urininkontinenz). Mit viel Geduld und Ausdauer kann der Betroffene lernen, auch seine Blase wieder zu beherrschen.

■■■ **So geht's**
▬ Zum Blasentraining den Pflegebedürftigen nach individuell abgestimmten Zeiten (z. B. alle 2-3 Std.) auf die Toilette führen.
▬ Denn Toilettengang immer auf die gleiche Weise durchführen und auf eine zunehmende Selbstständigkeit hinarbeiten.
▬ Ausreichend Zeit zur Ausscheidung lassen.
▬ Infolge der bewegungsarmen Lebensweise haben Schlaganfallbetroffene häufig mit Verstopfung (Obstipation) zu kämpfen (► Kap. 13 »Hat es Dir geschmeckt – Volkskrankheit Verstopfung«). Wichtig ist, auf regelmäßigen Stuhlgang zu achten und auch den Darm an bestimmte und gleiche Ausscheidungszeiten zu gewöhnen.

Orientierung und Gedächtnis

Wenn das Denkvermögen und das Gedächtnis eingeschränkt sind (verstärkte Vergesslichkeit,

Beeinträchtigungen beim Merken neuer Sachverhalte), benötigt der Betroffene Orientierungshilfen.

■■■ **So geht's**
▬ Trotz erforderlicher Umräummaßnahmen sollten viele Einrichtungsgegenstände an ihrem ursprünglichen (alten) Platz stehen. So sind sie leichter zu finden.
▬ Um Unfällen vorzubeugen, Orientierungshilfen wie z. B. eine zusätzliche Markierung von heiß und kalt auf dem Wasserhahn oder ein Gefahrensymbol am Herd anbringen.
▬ Legen Sie die Kleidung der Reihe nach hin (zuoberst das Unterhemd, darunter den Pullover).
▬ Besprechen Sie alle Handlungen, bevor Sie sie durchführen.

❗ **Daran sollten Sie denken**
Achten Sie auf ein funktionierendes Hörgerät und eine geputzte Brille.

Sprache

Nach einer Schädigung der linken Gehirnhälfte kann eine Sprachstörung (Aphasie) auftreten.

■■■ **So geht's**
▬ Bei Gesprächen auf eine ruhige Umgebung achten (störende Nebengeräusche, wie z. B. das Radio, ausschalten).
▬ Ruhe und Geduld bewahren; Aphasiker brauchen mehr Zeit zum Sprechen, längere Pausen ruhig abwarten.
▬ Nicht zu schnell das Thema wechseln (ein Aphasiker braucht oft längere Zeit, um etwas zu verarbeiten).
▬ Ein Schlüsselwort vorschlagen, wenn der Aphasiker beim Sprechen nicht weiterkommt.
▬ Auftretende Fehler nicht ständig verbessern, denn das verstärkt die Verunsicherung.
▬ Verwenden Sie Kommunikationsbücher (► Kap. 8 »Ich verstehe Dich nicht«).

❗ **Daran sollten Sie denken**
Bei Sprechproblemen kann ein Logopäde helfen.

Persönlichkeitsveränderung

Nach Schlaganfällen kann es zu Veränderungen des Charakters oder der Persönlichkeit des Betroffenen kommen.

▪▪▪ So geht's

— Versuchen Sie, mögliche Veränderungen der Persönlichkeit der betroffenen Person anzunehmen, zeigen Sie Verständnis und akzeptieren Sie ihn als Person.

— Vermeiden Sie es, den Betroffenen zu bemuttern. Lassen Sie ihn sein Leben so selbstständig wie möglich gestalten. Ansonsten laufen Sie Gefahr, ihn von sich abhängig zu machen.

Stimmungen

Viele Schlaganfallbetroffene sind niedergeschlagen und traurig, haben einen Mangel an Antrieb und plötzliche Stimmungsschwankungen.

▪▪▪ So geht's

— Nehmen Sie den Betroffenen ernst.

— Lassen Sie Stimmungen zu.

— Sprechen Sie Lob aus, machen Sie Verbesserungen deutlich (auch kleinste Schritte anerkennen!).

— Sorgen Sie für sinnvolle Beschäftigung.

— Vermeiden Sie Überforderung.

— Ermöglichen Sie Kontakte (mit Selbsthilfegruppen, Therapeuten, Besuche von Verwandten und Freunden, usw.).

Positionierung und spezielle Waschung nach Bobath

Lesen Sie hierzu ausführlich ► Kapitel 15 »Wenn Sie mehr tun wollen«.

16.3   Diabetes mellitus

Diabetes mellitus – die Zuckerkrankheit – ist die häufigste Stoffwechselerkrankung, von der Millionen Menschen betroffen sind. Sie führt zu erhöhten Blutzuckerwerten, die wiederum zu Folgeerkrankungen vorwiegend an Augen, Nieren, Nervensystem, Herz, Gehirn und Blutgefäßen führen können.

Über unsere Nahrung nehmen wir Zucker in unterschiedlichster Form, z. B. als Stärke, zu uns. Während des Verdauungsprozesses wird die Stärke zu **Glukose** abgebaut und dann ins Blut transportiert. Der Blutzuckerspiegel steigt an und Insulin wird ausgeschüttet, um den Blutzuckerspiegel zu regulieren. Durch das Insulin wird der Eintritt der Glukose in die Körperzellen ermöglicht, damit sie dort in Energie umgewandelt werden kann. Dadurch sinkt der Zuckerspiegel im Blut wieder ab. Ein gesunder Körper hält auf diese Weise den Zuckerspiegel konstant. Bei Diabetes Typ 1+2 ist dieses Prinzip auf unterschiedliche Weise gestört.

Typ-1-Diabetes

Typ-1-Diabetes (auch insulinabhängiger Diabetes oder jugendlicher Diabetes genannt) entsteht durch einen Mangel am Hormon Insulin. Körpereigene Abwehrstoffe (Antikörper) beginnen – meist bereits in der Kindheit oder Jugend – insulinbildende Zellen in der Bauchspeicheldrüse zu zerstören, bis schließlich kein Insulin mehr ausgeschüttet werden kann. Der Betroffene muss Insulin von außen zuführen (spritzen).

Ursachen sind:

— Autoimmunreaktion (das Abwehrsystem des Körpers zerstört die insulinbildenden Zellen)

— Vererbung

Typ-2-Diabetes

Dieser Diabetes-Typ (auch Altersdiabetes genannt) kommt sehr viel häufiger vor als der Typ-1-Diabetes. Hier kommt es ebenfalls zu einem Insulinmangel, der in der Regel langsam zunimmt. Meist wird zwar noch Insulin ausgeschüttet, dies reicht jedoch nicht aus oder kann durch Veränderungen an den Körperzellen nicht mehr richtig wirken.

Ursachen sind:

— »Erschöpfung« der insulinproduzierenden Zellen durch jahrelange Überproduktion von Insulin

— Insulinresistenz: die Körperzellen reagieren zu gering oder gar nicht mehr auf Insulin

— Erbliche Veranlagung (gehäufte Diabetes-Fälle in der Familie)

Faktoren, die den Typ-2-Diabetes fördern, sind:
- Übergewicht
- Bluthochdruck
- Fettstofferhöhte Blutfette
- Mangelnde Bewegung

Heute trifft der Altersdiabetes auch stark übergewichtige Jugendliche. Menschen mit Diabetes Typ 2 können selbst wesentlich zu ihrer Gesundheit beitragen. Vermeidbar ist Typ 2 Diabetes bei alt und jung durch gesunde Ernährung, ein normales Körpergewicht und viel Bewegung.

16.3.1 Auf was muss ich besonders achten?

Diabetes mellitus ist eine Stoffwechselerkrankung, bei der es zu ausgeprägten akuten Störungen des Blutzuckerhaushaltes kommen kann. Trotz optimaler Einstellung des Blutzuckerspiegels kann es zu Unter- oder Überzuckerungen kommen. Der Diabetiker und seine Angehörigen sollten über die Symptome im Notfall Bescheid wissen.

Wie erkenne ich als Außenstehender eine Überzuckerung (Hyperglykämie)?
Durch zu hohe Blutzuckerwerte kann eine lebensbedrohliche Situation entstehen: das diabetische Koma. Der Körper versucht, den überschüssigen Zucker mit dem Urin durch die Niere auszuscheiden. Durch den hohen Flüssigkeitsverlust kommt es zu einer Austrocknung. Die Symptome entwickeln sich normalerweise über Stunden bis Tage.

■■■ **Das können Sie beobachten**
- Zunehmendes starkes Durstgefühl
- Starker Harndrang
- Trockene, oft auch gerötete Haut und Schleimhäute
- Müdigkeit, Benommenheit
- Sehstörungen
- Schwäche
- Evtl. **Azetongeruch** des Atems (erinnert an faule Äpfel oder Nagellack)
- Bewusstseinseintrübung bis hin zur Bewusstlosigkeit

■■■ **Das können Sie tun**
- Bei Verdacht auf Hyperglykämie zunächst den Blutzucker bestimmen
- Bei Werten über 280 mg/dl den Hausarzt verständigen

Wie erkenne ich als Außenstehender eine Unterzuckerung (Hypoglykämie)?
Bei erniedrigten Blutzuckerwerten unter 50 mg/dl spricht man von Unterzuckerung. Ursache können eine zu niedrige Kohlenhydrataufnahme, zu viel Insulin oder übermäßige körperliche Anstrengung sein. Eine unbehandelte Unterzuckerung kann zu Bewusstlosigkeit führen.

■■■ **Das können Sie beobachten**
- Schwächegefühl, Zittrigkeit, Gangunsicherheit, Kraftlosigkeit
- Schweißausbrüche
- Verwaschene Aussprache
- Konzentrationsschwäche (Verwirrung)
- Koordinationsstörungen (derjenige wirkt u. U. plötzlich wie ein Betrunkener)
- Gefühlsschwankungen (manche Personen werden aggressiv, andere hyperaktiv und albern)

■■■ **Das können Sie tun:**
- Wenn Sie die oben beschriebenen Symptome beobachten, die eine Unterzuckerung vermuten lassen, und der Pflegebedürftige noch bei gutem Bewusstsein ist, sollten Sie umgehend Kohlenhydrate verabreichen:
  - 20 g Traubenzucker (oder 4 Plättchen Dextro-Energen) oder
  - 8 Stück Würfelzucker oder
  - 200 ml Fruchtsaft oder Cola
- Danach den Blutzucker messen.
- Bei Bewusstlosigkeit sofort den Notarzt verständigen, ggf. die Atemwege freimachen, den Pflegebedürftigen in die stabile Seitenlage bringen und zudecken

❗ **Daran sollten Sie denken**
Wenn *Glukagon* vom Arzt verordnet wurde, sollten Sie 1 mg spritzen. Der Arzt sollte Sie darüber aufklären, und Sie sollten sich schon einmal mit der Glukagon-Spritze vertraut gemacht haben.

16.3.2   Behandlung durch den Arzt

Mittelpunkt jeder Diabetestherapie ist eine gute Blutzuckereinstellung, um akute Beschwerden, Über- oder Unterzuckerungen sowie Spätfolgen zu vermeiden. Erreicht wird dies durch:

- Diabetikerschulungen zu
  - Grundlagen der Erkrankung und die Spätfolgen,
  - Anleitung zur Messung von Harn- und Blutzucker zur Selbstkontrolle,
  - Anleitung zur Selbstinjektion (oder durch die Angehörigen) von Insulin,
  - richtiges Ernährungsverhalten,
  - der Bedeutung von Fuß- und Körperpflege,
- ausreichend Bewegung und
- medikamentöse Therapie (Tabletten, Insulin).

Für die Verlaufskontrolle der Blutzuckerwerte ist die Messung des Blutzuckers unverzichtbar. Häufige Kontrollen des Blut- oder Harnzuckerwerts dienen nicht nur der Therapiekontrolle, sondern ermöglichen dem Diabetiker (bzw. den Angehörigen) in gewissem Umfang auch eigenständige Korrekturen der Behandlung.

Die Blutzuckermessung

Bei der Blutzuckermessung wird der Zucker-(Glukose-)Gehalt des Blutes ermittelt, d. h. der Blutzuckerspiegel. Er wird in Milligramm pro Deziliter (mg/dl) oder Millimol pro Liter (mmol/l) angegeben.

Normalerweise liegt der Blutzuckerspiegel nüchtern zwischen 70 und 110 mg/dl bzw. 3,9 und 5,5 mmol/l. Nach dem Essen sollte der Blutzucker nicht über 180 mg/dl steigen.

■ ■ ■ Das benötigen Sie dazu

- Blutzuckermessgerät
- Lanzette oder Stechhilfe
- Tupfer
- Teststreifen
- Diabetikertagebuch und Schreibstift

■ ■ ■ So funktioniert die Blutzuckermessung

- Durch einen kleinen Stich in die seitliche Fingerkuppe wird ein Bluttropfen abgenommen

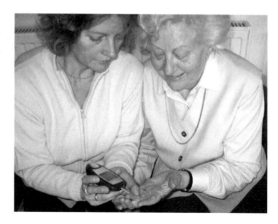

◻ Abb. 16.4. Blutzucker messen

und auf einen Teststreifen aufgetragen. Dieser Streifen wird in das Blutzuckermessgerät gesteckt. Es wertet den Zuckergehalt aus und zeigt ihn an (◻ Abb. 16.4).

- Gemessenen Blutzuckerwert in das Diabetikertagebuch eintragen (ebenfalls die BE der Mahlzeiten und ggf. die gespritzte Insulinmenge).

> **Tipp**
>
> Vor der Messung Hände nach unten hängen lassen oder mit warmem Wasser waschen.

Insulin spritzen

Das Insulin soll in das Unterhautfettgewebe injiziert werden, denn von dort wird es gleichmäßig aufgenommen (**resorbiert**). Dabei wird die Nadel in die gehaltene Hautfalte im Winkel von 45°–90° eingestochen (je nach Dicke des Unterhautfettgewebes). Bei dickem Unterhautfettgewebe bzw. bei Verwendung kurzer Nadeln kann senkrecht (90°) eingestochen werden.

Spritzstellen

Das Insulin wird aus verschiedenen Körperregionen unterschiedlich schnell ins Blut aufgenommen. Deswegen sind die bevorzugten Stellen zum Spritzen der Bauch (◻ Abb. 16.5) und die vorderen Außenseiten der Oberschenkel (langsame Resorption). Nicht so gut geeignet sind Oberarme und Gesäß, da hier oftmals das Muskelgewebe getroffen wird. Im Mus-

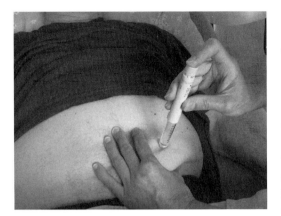

◨ **Abb. 16.5.** Insulin spritzen

kel kommt es zu einem schnelleren Wirkungseintritt und zu einer kürzeren Wirkdauer des Insulins.

▪▪▪ **Das benötigen Sie dazu**

▭ Pen mit Insulinkartusche und aufschraubbarer Einwegkanüle oder

▭ Insulindurchstechflaschen, Einmalspritzen

▪▪▪ **So geht's**

▭ Spritzstelle nach Bedarf wählen.

▭ Trübes Insulin etwa 20 Mal kippen. Nicht schütteln!

▭ Kappe und Nadelschutz abnehmen.

▭ Die Haut mit zwei Fingern der einen Hand leicht anheben.

▭ Nadel einstechen.

▭ Insulin nach Verordnung abgeben, Nadel noch 10 Sekunden in der Haut lassen.

▭ Nadel herausziehen und Kappe wieder aufsetzen.

▭ Spritze/Nadel in Abwurfbehälter (z. B. Schraubglas) entsorgen.

▭ Menge der injizierten Insulineinheiten im Diabetikertagebuch eintragen.

Insulin lagern

▭ Vorräte an Insulinflaschen und Insulinpatronen müssen kühl bei 2-8°C gelagert werden, z. B. in der Tür des Kühlschranks.

▭ In Gebrauch befindliches Insulin kann begrenzte Zeit bei Raumtemperatur gelagert werden (Insulinflaschen: 4 Wochen, Insulinpatro-

nen: 3 Wochen). Allerdings direktes Sonnenlicht und Temperaturen über 37°C vermeiden!

▭ Vermerken Sie das Anbruchdatum auf der Flasche bzw. der Patrone oder notieren Sie es im Diabetikertagebuch.

16.3.3 Gibt es eine spezielle Diät für den Diabetiker?

Grundsäule jeder Diabetesbehandlung ist das Einhalten einer Diät. Die Diät entspricht im Wesentlichen einer gesunden Vollwertkost (▶ Kap. 13 »Hat es Dir geschmeckt«). Allerdings ist für Diabetiker die genaue Kenntnis des Nährstoffgehalts von Lebensmitteln sehr wichtig, denn Nahrungsmittel, die Kohlenhydrate enthalten, bewirken einen Anstieg des Blutzuckers. Besonders für insulinpflichtige Diabetiker ist es wichtig, den Kohlenhydratgehalt einer Mahlzeit abschätzen zu können. Je nach Nahrungsmittel kann die Wirkung schnell (z. B. nach einem Getränk) oder weniger schnell (z. B. nach einem Vollkornbrot) sein. Die richtigen Kohlenhydrate (Gemüse, Salat, Hülsenfrüchte, Vollkornprodukte, Nudeln, Reis, Kartoffeln, frisches Obst) sind für Diabetiker gut geeignet. Speziell für Diabetiker angefertigte Produkte sind nicht notwendig.

➕ **Die Berechnung der zugeführten Kohlenhydratmenge in BE (Kohlenhydrateinheiten) ist nur für insulinpflichtige Diabetiker wichtig.**

16.3.4 Welche Pflegemaßnahmen werden bei Diabetes erforderlich?

Aufgrund ihrer Stoffwechselerkrankung haben Diabetiker oft eine verminderte Schweiß- und Talgdrüsenaktivität, wodurch nicht genügend Fett und Feuchtigkeit in der Haut gespeichert werden kann. So wird die natürliche Barrierefunktion der Haut empfindlich gestört. Besonders betroffen sind meist Füße und Beine sowie Hände und Gesicht.

▪▪▪ **Das können Sie beobachten**

▭ Gerötete, trockene bis sehr trockene Haut

▭ Juckreiz

▭ Hornhautbildung an den Füßen

Allgemeine Körperpflege

▪▪▪ So geht's

- Sorgfältige Körperpflege mit einer speziell für die trockene Haut geeigneten, milden, seifenfreien Waschlotion.
- Hautpflege mit reichhaltiger Pflegelotion (z. B. reich an natürlichen Wirkstoffen und Ölen).
- Gute Beobachtung der Haut.
- Atmungsaktive Kleidung, die nicht zu eng am Körper anliegt.

Fußpflege des Diabetikers

Der Pflegebedürftige sollte nicht barfuss gehen, auch nicht im Schlafzimmer oder Badezimmer! Kleinste Verletzungen können Ausgangspunkt einer schweren Infektion werden.

▪▪▪ So geht's

- Füße täglich mit lauwarmem Wasser unter Vermeidung hautreizender Seifen waschen (oder warmes Fußbad, max. 3 min; ◻ Abb. 16.6).
- Für die Reinigung der Stellen unter den Nägeln keine Nagelfeilen, sondern Ohrenstäbchen benutzen.
- Sorgfältig abtrocknen, besonders in den Zehenzwischenräumen.
- Täglich gute Beobachtung der Füße auf Druckstellen, Verletzungen, Rötungen, Blasen und Hornhauteinrissen (ggf. Fußspiegel benutzen).
- Die Zehennägel (nur nach Fußbad z. B. mit Schachtelhalm und Brennessel als heilender Zusatz) gerade und nur mit einer kleinen Abrundung an den Ecken feilen.
- Kleinste Verletzungen an den Füßen desinfizieren und (ärztlich) beobachten (lassen), da Entzündungen und **Nekrosen** drohen. Auch Anzeichen von Fußpilz unverzüglich dem Arzt zeigen.

Bei Sensibilitätsstörungen:
- Bei kalten Füßen keine Wärmflaschen und kein Heizkissen benutzen (Verbrennungsgefahr); besser ist z. B. das Tragen von dicken Wollsocken.
- Schuhe regelmäßig auf Falten in der Einlegesohle, eingetretene Nägel oder erhabene Nähte kontrollieren.

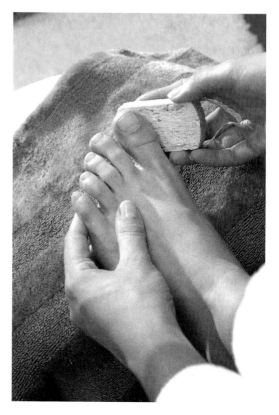

◻ **Abb. 16.6.** Regelmäßige Fußpflege ist bei Diabetikern unerlässlich

- Vermeiden von einschnürenden Socken und Strümpfen.

16.4   Demenz

Im Vergleich zu früher werden die Menschen heute sehr viel älter. Je älter ein Mensch wird, desto eher kann er an einer Demenz erkranken. In Deutschland sind zurzeit etwa 1,4 Millionen Menschen betroffen. Zwei Drittel der Demenzkranken leiden an der Alzheimer-Krankheit. Sie ist eine hirnorganische Krankheit, die gekennzeichnet ist durch den langsam fortschreitenden Untergang von Nervenzellen und Nervenzellkontakten. Durch die Zerstörung der Nervenzellen geht die vorhandene Denkfähigkeit verloren. (Demenz (lat.) bedeutet »abnehmender Verstand« (de: abnehmend, mens: Verstand)).

Sie beginnt mit Vergesslichkeit und schreitet mit dem Verlust der Orientierungsfähigkeit, der Urteilskraft und des Gedächtnisses fort. Später kommt es zur Persönlichkeitsveränderung und -zerstörung und endet schließlich mit dem Tod.

16.4.1 Woran kann ich eine möglicherweise beginnende Demenz erkennen?

Um einen demenziell erkrankten Menschen betreuen zu können, ist es wichtig, sich mit der Krankheit, ihrem Verlauf und ihren Symptomen auseinanderzusetzen. Im Allgemeinen teilt man die Demenz in unterschiedliche Schweregrade oder Stadien ein.

Frühes Stadium

Hauptmerkmal sind die Störungen des Kurzzeitgedächtnisses.

■■■ Das können Sie beobachten

- Gespräche oder eigene Überlegungen werden schon nach kurzer Zeit vergessen.
- Handlungen werden nicht zu Ende geführt (das Wasser wird auf den Herd gestellt, dieser jedoch nicht angeschaltet).
- Das Interesse an Hobbys geht verloren, ohne Freude an neuen Aufgaben zu finden.
- Fragen wiederholen sich.
- Gleichzeitig verliert oftmals die Sprache an Präzision: es wird sich nicht an bestimmte Worte erinnert.
- Anspruchsvolle Tätigkeiten können nicht mehr ausgeführt werden (Einkaufen im Supermarkt).

Der Erkrankte entwickelt jedoch Strategien, wie Merkzettel zu schreiben oder mit Allgemeinfloskeln (z. B. »Dings« oder »du weißt schon«) zu antworten, die die Defizite kompensieren und vor anderen verbergen.

❗ Daran sollten Sie denken

Das Erkennen der Erkrankung und die Therapie zu einem möglichst frühen Zeitpunkt sind wichtig!

Mittleres Stadium

Eine selbstständige Lebensführung ohne Hilfe ist ab diesem Stadium bereits fast unmöglich.

■■■ Das können Sie beobachten

- Betroffene gefährden sich und ihre Umwelt, z. B. durch vergessene Herdplatten, Bügeleisen
- Sie legen Gegenstände an völlig unangebrachte Plätze (Uhr in den Kühlschrank) und wissen im Nachhinein nicht mehr, wohin sie die Gegenstände gelegt haben.

> **Tipp**
>
> Es kann sinnvoll sein, dass wichtige Dinge doppelt vorhanden sind, wie etwa die Brille oder der Gehstock.

- Sie vergessen, zu essen und zu trinken und dass sie gekocht haben.
- Wissen um Datum, Uhrzeit oder Jahreszeit gehen verloren (sie wollen z. B. einkaufen gehen, wenn Geschäfte bereits geschlossen sind); die Inhalte des Langzeitgedächtnisses (z. B. Geburtstage) bleiben jedoch länger erhalten.
- Orientierungsprobleme nehmen zu, sie finden in der eigenen Straße den Weg nicht mehr nach Hause und wissen nicht mehr, wie sie dorthin gekommen sind.
- Sie tragen unangebrachte (Bademantel zum Einkaufen) oder gar keine Kleider.
- Die Urteilsfähigkeit ist eingeschränkt (z. B. für Gefahr: sie gehen trotz fahrender Autos über die Straße).
- Die Stimmung schwankt plötzlich oftmals ohne erkennbaren Grund.
- Die Persönlichkeit verändert sich zunehmend (z. B. immer freundlich, zurückhaltende oder ausgeglichene Menschen können aggressiv, ängstlich und laut werden).

Schwere Demenz

Die Pflege von Demenzkranken in diesem Stadium zu Hause kann sich zu einer sehr schwierigen Aufgabe entwickeln, da der Pflegebedarf immer intensiver wird. Die Betroffenen sind auf dauerhafte Pflege und ständige Betreuung angewiesen.

■■■ Das können Sie beobachten

- Der Kranke kann Situationen nicht mehr einordnen; die Pflegeperson oder Angehörige werden als Eindringlinge oder gar als Einbrecher verkannt.
- Alltägliche Gegenstände (Besteck, Kamm, Zahnbürste o. Ä.) können nicht mehr benutzt werden.
- Der eigene Name wird nicht erinnert, das eigene Spiegelbild nicht erkannt.
- Aktivitäten ergeben für die Umwelt keinen Sinn mehr.
- Die persönliche Körperhygiene wird unzureichend.
- Meist stellt sich Stuhl- und Urininkontinenz ein.
- Es kommt zu apathischen Verhaltensweisen.

Die Lebenserwartung nach Beginn einer Demenzerkrankung kann drei bis acht und mehr Jahre betragen. Zum Ende hin kommt es zu Bettlägerigkeit und die Übernahme aller Aktivitäten des täglichen Lebens (An/Ausziehen, Waschen, Essen eingeben, usw.) wird erforderlich.

16.4.2   Wie kann ich den Demenzkranken versorgen?

Damit die Pflege des Demenzkranken einen positiven Einfluss nehmen kann, sind Einfühlungsvermögen, viel Geduld und innere Stärke der pflegenden Angehörigen wichtige Voraussetzungen. Die Pflege hat vor allem das Ziel, dem Erkrankten so lange wie möglich eine gewisse Selbstständigkeit und damit ein Stück Lebensqualität zu erhalten.

Klar strukturierter Tagesablauf
■■■ So geht's
- Einfache Regeln und feste Gewohnheiten sind für Demenzkranke sehr hilfreich (z. B. feste Aufsteh- und Essenszeiten).
- Altvertraute Dinge und Verhaltensmuster, eingespielte Gewohnheiten sind wichtige Bezugspunkte (der gleiche Seifenduft im Bad, der gleiche Platz am Tisch, die gleiche Musiksendung im Radio zur gleichen Uhrzeit).

Klare Sprache

Schwierigkeiten in der Kommunikation sind in allen Stadien der Demenz ein Problem. Die nonverbale Kommunikation wird bei der schweren Demenz zur wichtigsten, am Ende meist zur einzigen Form der Verständigung (▶ Kap. 8 »Ich verstehe Dich nicht«).

■■■ So geht's
- Klar, langsam, deutlich und laut genug sprechen und dem Pflegebedürftigen viel Zeit zur Antwort zu lassen.
- Anweisungen in einfachen, kurzen und unkomplizierten Sätzen mit zugleich fürsorglich-bestimmenden Umgangston geben, eventuell mehrmals wiederholen und durch Handeln unterstützen (z. B. Auffordern zum Trinken und gleichzeitig das Glas in die Hand geben oder an den Mund führen).
- Häufig benutzte Worte des Kranken aufgreifen.
- Blickkontakt halten; bei nachlassendem Sprachverständnis kann Körperkontakt hilfreich sein.
- Zunehmend »nonverbale Verständigungsmöglichkeiten« verwenden wie:
    - Gesten (etwas zeigen, Kopf schütteln).
    - Mimik (freundlich, zustimmend nicken).
    - sanfte Berührungen, körperliche Begleitung.

> **Tipp**
>
> Nonverbal ausgedrückt Gefühle und Stimmungen können auch schwer Demenzkranke oft noch verstehen.

Orientierung im Alltag bieten
■■■ So geht's
Orientierungshilfen können gegeben werden durch:
- große, gut ablesbare Uhren und Tageskalender in der Wohnung
- die Benennung von Ort und Namen als Erinnerungshilfen
- Symbolschilder (Piktogramme) an den Türen (z. B. der Toilette)
- altvertraute Möbel und Gegenstände, die Geborgenheit bieten
- das Festhalten an Altbewährtem (die Ordnung/Unordnung des Dementen akzeptieren): viele finden sich in der eigenen Wohnung, wenn

alles am gewohnten Platz ist, gut zurecht; neue Situationen versetzen Demente in Stress
- das Vermeiden von zusätzlicher Verwirrung (möglichst nicht umräumen, z. B. so lange wie möglich das gewohnte Bett beibehalten)

Anpassung der Wohnung

▪▪▪ So geht's
- Alle Gefahrenquellen (z. B. Herd, Heißwasser, Heizung, Stolperfallen, scharfe Kanten, rutschige Böden, Medikamente, Haushaltschemikalien) sichern (▶ Kap. 7 »Ich pflege dich zu Hause«).

Ruhe, Gelassenheit und Akzeptanz

Versuchen Sie, eine akzeptierende Grundhaltung einzunehmen, indem Sie einen Zugang zur inneren Welt des Betroffenen durch genaues Beobachten und Zuhören herstellen. Viele unverständliche Verhaltensweisen Dementer entstehen erst durch »nicht-demente« Pflege und Betreuung.

▪▪▪ So geht's
- Sinnlose Diskussionen vermeiden: bei demenziell erkrankten Menschen provoziert Diskutieren Trotzreaktionen und aggressives Verhalten, da eine Einsicht aufgrund der Krankheit nicht mehr möglich ist; auch ablehnende oder verärgerte Reaktionen der Pflegenden verunsichern zusätzlich, weil der Erkrankte den Grund dafür nicht erkennen kann.
- Statt auf der eigenen Meinung zu bestehen, den Kranken lieber ablenken.
- Anschuldigungen und Vorwürfe besser überhören.
- Verständnisvoll sein – wenn es manchmal auch schwer fällt.
- Sicherheit und Geborgenheit durch Zuwendung und Geduld vermitteln.
- Lassen Sie – wenn irgend möglich – den verwirrten Menschen wandern und in Schubladen kramen; dies verringert seine innere Unruhe.

Überforderung/Unterforderung

Trainieren Sie die noch vorhandenen Fähigkeiten und Erinnerungen (lesen Sie hierzu mehr in ▶ Kap. 15). Vermeiden Sie dabei Über- bzw. Unterforderung. Durch gutes Beobachten finden Sie das richtige Maß. Bedenken Sie jedoch, dass die Fähigkeiten des verwirrten Menschen, etwas zu tun oder zu begreifen, nicht an jedem Tag gleich sind.

▪▪▪ So geht's
- Beziehen Sie den Demenzkranken in einfache Arbeiten im Haushalt mit ein; das hilft, Fähigkeiten möglichst lange zu erhalten.
- Gliedern Sie komplexere Handlungsabläufe stets in einzelne kleine Schritte, dann kann sie der Demenzkranke leichter nachvollziehen (zuerst Kartoffeln nur waschen lassen, erst danach zum Schälen auffordern).
- Das Langzeitgedächtnis bleibt noch lange erhalten, deswegen können von früher vertraute Gesellschaftsspiele zusammen gespielt oder gemeinsam Volks- oder Kinderlieder gesungen werden.
- Kritisieren Sie nicht, wenn etwas nicht geklappt hat, sondern loben Sie das, was geklappt hat!

> **Tipp**
>
> Viele wichtige Informationen finden Sie unter **www.demenz-ratgeber.de** oder **www.alois.de**

16.4.3 Wie kann ich mich selbst vor Überforderung schützen?

Ein demenziell erkrankter Mensch neigt sehr stark dazu, sich an die vertraute Pflegeperson zu klammern. Sie bedeutet für ihn Sicherheit in einer Welt, die er immer weniger versteht. Doch sein Verhalten kann den pflegenden Angehörigen eine kaum vorstellbare Last aufbürden. Nicht nur die Aufgaben der Betreuung und Pflege (oftmals rund um die Uhr) belasten stark, sondern auch der Abschied von einem geliebten Menschen. Die Pflegenden sollten deswegen von vornherein darauf achten, einer Überforderung vorzubeugen. Wichtig ist es, andere Menschen in die Betreuung einzubeziehen. Wenn sich mehrere Bezugspersonen um den Demenzkranken kümmern, wird es für die Hauptpflegeperson einfacher, sich regelmäßig den nötigen Abstand von der Pflege zu verschaffen.

Helfen können Beratungsstellen, z. B. der Alzheimer Gesellschaft. Unter **www.deutsche-alzheimer.de** (Adresse im Anhang) finden Sie Gesprächskreise für pflegende Angehörige und Angehörigengruppen zum Erfahrungsaustausch mit anderen Betroffenen auch in Ihrer Nähe (vergleichen Sie auch ▶ Kap. 4 »Pflegeversicherung – Niedrigschweillige Betreuungsangebote« und ▶ Kap. 21 »Wie geht es Ihnen?«).

16.5   Chronische Wunden

Zurzeit leiden in Deutschland ca. 4 Millionen Menschen unter chronischen Wunden. Die Wunden stehen häufig in Zusammenhang mit gesundheitlichen Risiken, die ein zunehmendes Problem aller Industriestaaten sind, wie:

- Diabetes
- Arteriosklerose
- Übergewicht
- Rauchen
- Überalterung
- Bewegungsmangel

Chronische Wunden schränken das Leben der Betroffenen entscheidend ein und verursachen hohe Kosten durch Arbeitsausfälle und ihre aufwändige Behandlung.

16.5.1   Was versteht man unter chronischen Wunden

Unter chronischen Wunden versteht man solche Wunden, die in einer bestimmten Zeit nicht verheilen, sondern stagnieren. Zu ihnen zählen:

- das chronische Unterschenkelgeschwür (Ulcus cruris venosum),
- arterielle Durchblutungsstörung, wie diabetische Wundheilungsstörungen (diabetischer Fuß) und
- das Druckgeschwür (Dekubitus).

Venöse Durchblutungsstörungen

Der größte Anteil (70%) chronischer Wunden entsteht durch die sogenannte »chronisch-venöse Insuffizienz« (Insuffizienz: eingeschränkte Funktionsfähigkeit).

Das chronische Unterschenkelgeschwür

Das »offene Bein«, in der Fachsprache »Unterschenkelgeschwür« (lat. Ulcus cruris venosum), ist vielen Menschen vom Hörensagen her bekannt.

Der Ausgangspunkt für das offene Bein ist eine **Venenschwäche** (venöse Insuffizienz). Das Blut kann nicht ausreichend zum Herzen zurücktransportiert werden, so dass es zu einem Rückstau in den Beinvenen kommt (lesen Sie hierzu auch ▶ Kap. 9 »Wie geht es Dir heute«). Die Venen erweitern sich; es bilden sich Krampfadern, Venenentzündungen oder sogar **Thrombosen**. Gleichzeitig entsteht durch diesen Rückstau ein erhöhter Druck in den Blutgefäßen, der langsam die **Kapillaren** zerstört. Es entsteht eine Wasseransammlung (Ödem) im Gewebe und nach einiger Zeit verhärtet sich das Bindegewebe (Sklerose). Diese Veränderungen haben zum einen eine Minderversorgung des Gewebes mit Blut und Nährstoffen zur Folge und zum anderen werden Stoffwechselprodukte durch die venösen Abflussstörungen nicht abtransportiert. Das betroffene Gewebe stirbt ab, eine schlecht heilende Wunde entsteht.

Hauptentstehungsorte sind die Knöchelinnenseiten und die Vorderseiten der Unterschenkel.

Arterielle Durchblutungsstörung

Eine zweite Gruppe chronischer Wunden hat ihre Ursache in arteriellen Durchblutungsstörungen, die zahlreiche Folgen, wie z. B. Herzinfarkt und Schlaganfall oder Raucherbein und **Schaufensterkrankheit** (AVK) haben. Diese Erkrankungen bedeuten für die Betroffenen erhebliches Leid mit deutlicher Minderung der Lebensqualität und ein hohes Sterblichkeitsrisiko.

Arterielle Durchblutungsstörungen beruhen entweder auf einem teilweisen **Verschluss großer arterieller Gefäße**; man spricht dann von der Arteriellen Verschlusskrankheit (AVK). Die **Verengung der kleinen Arterien** (Arteriolen) sind für den Diabetes mellitus und für Raucher charakteristisch.

Die diabetische Wundheilungsstörung (diabetischer Fuß)

Der diabetische Fuß ist eine durch schlecht heilende chronische Wunden des Fußes gekennzeichnete Komplikation des Diabetes mellitus (siehe oben). Langfristig überhöhte Blutzuckerwerte beeinträchtigen über unterschiedliche Mechanismen den Stoffwechsel in den Nerven und den Gefäßen. Bei Durchblutungsstörungen entstehen Ablagerungen an den Innenwänden der kleinen Gefäße. Charakteristische Veränderungen sind hier Verdickung der Kapillarwände, Gefäßverschlüsse und Störung der Gefäßdurchlässigkeit. Sie führen zu mangelnder Durchblutung bis hin zum Absterben des Gewebeteiles (Gangrän).

Erste Warnsignale für Durchblutungsstörungen sind Gefühlsstörungen, Kribbeln und Schmerzen in Ruhe an den Zehen. Häufig liegen Nervenstörungen und Durchblutungsstörungen gleichzeitig vor. Die Betroffenen haben kalte, blasse, livide (bläulich) verfärbte Füße und Beine, später Schmerzen bei körperlicher Bewegung und Hochlagerung der Beine.

Das Druckgeschwür (Dekubitus)

Eine weitere Ursache chronischer Wunden ist das Wundliegen (Dekubitus), insbesondere bei einer gefäßbedingten (vaskulären) Vorschädigung, z. B. durch Diabetes. Lesen Sie dazu mehr in (▶ Kap. 14 »So beugen Sie Zweiterkrankungen vor«).

16.5.2 Wie wird die chronische Wunde behandelt?

Wie Sie oben erfahren haben, werden chronische Wunden in der Regel durch verschiedene Grunderkrankungen verursacht. Um eine optimale Wundheilung zu ermöglichen, sind die Behandlung der zugrunde liegenden Erkrankung und eine Verbesserung z. B. der Durchblutungssituation notwendig. Je nach Ursache und Zustand des Geschwürs sind unterschiedliche Behandlungskonzepte notwendig. Hier ist der Arzt auf eine gute Zusammenarbeit mit dem Betroffenen und seinen Angehörigen angewiesen (z. B. Anpassung der Ernährung, Ruhigstellung oder mehr Bewegung, Einnahme von Medikamenten).

Lokale Wundbehandlung

Die lokale Wundbehandlung unterliegt einem einheitlichen Behandlungskonzept. Ziel der Behandlung chronischer Wunden ist der langfristige vollständige Wundverschluss.

Die chirurgische Behandlung von chronischen Wunden (mechanische Wundreinigung durch chirurgisches Débridement wie Abtragen von Nekrosen und schmierigen Belägen, Amputationen, Transplantate, Vakuumversiegelungstechnik, usw.) wird häufig im Krankenhaus durchgeführt.

In der ambulanten Versorgung beruhen moderne Verfahren auf einer »feuchten« Wundbehandlung und versuchen, den natürlichen Heilungsprozess zu fördern und zu unterstützen. Diese lokale Wundtherapie wird auf Verordnung des Arztes durch Pflegefachkräfte (z. B. Wundmanager) vorgenommen (◻ Abb. 16.7). Von diesen Fachkräften können Sie weiterführende Beratung erhalten.

Wenn die lokale Wundtherapie Erfolg haben soll, muss der venöse Blutrückfluss zum Herzen unterstützt werden. Dies erfolgt durch die sogenannte Kompressionstherapie (◻ Abb. 16.8). Diese hat zum Ziel, den erhöhten Gewebedruck zu vermindern und eine Entstauung (Entwässerung) sowie eine Verbesserung der Durchblutung des Gewebes zu erreichen. Es gibt unterschiedliche Wickelmethoden, die von Experten (z. B. Wundmanagern) angewendet werden sollten.

> **Tipp**
>
> Gut sitzende Verbände können mehrere Tage belassen werden, soweit keine Wundbehandlung erforderlich ist.

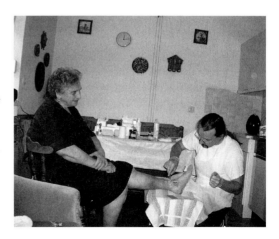

◻ **Abb. 16.7.** Wundtherapie

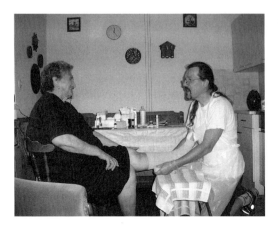

◘ **Abb. 16.8.** Kompressionstherapie

■■■ **So können Sie die Pflegefachkräfte unterstützen**
— Bereiten Sie einen geeigneten Ort für die Aufbewahrung des Wundmaterials vor (Wunden müssen steril versorgt werden).
— Stellen Sie zum Verbandswechsel eine saubere Möglichkeit zum Richten des Materials zur Verfügung (z. B. mobiler Tisch) und halten Sie die Haustiere fern.
— Sprechen Sie sich mit den Pflegekräften ab, wer die Verordnungen für das Material beim Arzt besorgt.

16.6 Multiresistente Keime

In den letzten Jahren ist in Deutschland die Zahl der Menschen, die sich mit **multiresistenten** Keimen infiziert haben, bedrohlich angestiegen. Durch den jahrelangen unkritischen Einsatz von Antibiotika treten heute vermehrt Krankheitserreger (**MRSA, ORSA, VRE, usw.**) auf, die nur noch eingeschränkt oder gar nicht mehr durch Antibiotika zu therapieren sind. Bei einer Resistenz gegen vier oder mehr Antibiotika spricht man von einer »Multiresistenz« (Resistenz: Empfindlichkeit).

Hauptverursacher dieser in Krankenhäusern, Pflege- oder ambulanten Einrichtungen erworbenen und sehr gefürchteten Erkrankungen ist ein so genannter »**M**ethicillin-**r**esistenter **S**taphylococcus

aureus« (MRSA; Methicillin ist ein Antibiotikum, Staphylococcus aureus ein Bakterium). Diese und andere Bakterien können mit vielen Antibiotika nicht mehr therapiert weden, weswegen sie ein gravierendes Problem darstellen.

MRSA kann auf der Haut und/oder auf Schleimhäuten (z. B. in der Nasenschleimhaut) sitzen, ohne krank zu machen (Keimreservoir). Man spricht dann von einem »Trägertum«. Viele gesunde Erwachsene sind dauernd oder vorübergehend Träger. Dies ist ein wichtiger Risikofaktor für das Entstehen von Infektionen, denn erst wenn die Bakterien (etwa über eine Hautverletzung) in den Körper eindringen, verursachen sie eine Entzündungen (Infektion). Unter bestimmten Voraussetzungen (z. B. bei schweren Erkrankungen mit Schwächung des Immunsystems) können diese Bakterien bei Menschen in der Umgebung ebenfalls zu Infektionen führen.

❶ **Daran sollten Sie denken**
Staphylococcus aureus ist besonders in chronischen Wunden weit verbreitet.

16.6.1 Wer ist besonders gefährdet?

Gefährdet sind Menschen mit:
— hohem Alter,
— geringer Mobilität,
— offenen Wunden, z. B. Dekubitus und Ulcus cruris,
— Diabetes mellitus und anderen chronischen Erkrankungen,
— Ekzem, nässende Hauterkrankungen und
— Mehrfacherkrankungen (Multimobidität).

Zusätzlich kommen externe Faktoren hinzu, wie:
— lang andauernde Antibiotikatherapie,
— Krankenhausaufenthalt in den letzten 6 Monaten,
— invasive Maßnahmen (Beatmung, Operationen), Fremdkörperimplantate,
— hohe Pflegestufe,
— enger Kontakt mit Pflegepersonen im Krankenhaus und anderen Patienten oder
— Harnwegskatheter.

16.6.2 Was bedeutet MRSA für die Betroffenen?

Befindet sich der infizierte Betroffene im Krankenhaus, verlängert sich in der Regel der Krankenhausaufenthalt, da sich Infektionen durch MRSA schlecht behandeln lassen. Im Krankenhaus wird der Betroffene isoliert, was beim Erkrankten zu einer enormen zusätzlichen psychischen Belastung führt. Weitere Schutzmaßnahmen dort sind das Tragen von Handschuhen und Überschürzen durch das Medizinalpersonal. Im Zimmer des Betroffenen findet man den Keim nicht selten auf Telefon, Blutdruckmanschette, Stethoskopen, Monitoren, Türgriffen etc. Deswegen muss auch von Besuchern immer eine Händedesinfektion durchgeführt werden.

> ❗ **Daran sollten Sie denken**
> Der Übertragungsweg ist über die Hände am häufigsten nachgewiesen. Es müssen sich also nicht nur die Schwestern und Pfleger, sondern auch der Pflegebedürftige selbst und die besuchenden Angehörigen die Hände korrekt desinfizieren.

16.6.3 Wie ist die Situation nach der Krankenhausentlassung zu Hause?

Durch Isolierung, Antibiotikatherapie, spezielle Nasensalbe und desinfizierende Ganzkörperwaschungen wird versucht, den Betroffenen vom MRSA-Befall zu heilen (Sanierung). Eine im Krankenhaus begonnene Sanierung sollte unter ärztlicher Kontrolle ambulant fortgeführt werden. Der Arzt wird Sie dazu informieren.

Sind Pflegefachkräfte in die Pflege einbezogen, werden diese sich (je nach Maßgabe der Einrichtung) ggf. genauso wie das Krankenhauspersonal durch Schutzkleidung schützen. Außerdem werden MRSA-positive Patienten (wann immer möglich) am Ende einer Schicht versorgt (bzw. zum Ende einer Sprechstunde einbestellt).

Zurzeit wird diskutiert, ob die Maßnahmen zu Hause nicht auch strenger zu handhaben sind, da eine Übertragung auch zu Hause und auch über

Flächen erfolgt. Ein Trägerstatus kann Jahre andauern! Auch die Familie und die Umgebung können MRSA-positiv sein.

Was versteht man unter Sanierung?

Bei einer Sanierung wird von einer MRSA-Trägerschaft am gesamten Körper ausgegangen, d. h. der Keim sitzt auf Haut und Schleimhäuten. Eine ambulante MRSA-Sanierung muss deswegen **umfassend** und **konsequent** durchgeführt werden.

▪▪▪ **So geht's**
- Desinfizierende Waschungen am ganzen Körper inkl. der Haare mit antiseptischer Seife (z. B. Octenisept 1:1 mit Wasser verdünnt). In Absprache mit dem Arzt sind auch Abwaschungen mit Thymian-, Rosmarin- oder Salbei-Tee zu empfehlen. Als Dosierung für die Waschung sollte die dreifache Teestärke verwendet werden, den Aufguss 10 Minuten ziehen lassen.

> ➕ **Die antimikrobielle Eigenschaften von einigen pflanzlichen ätherischen Ölen, hier Teebaumöl (alternativ Majoran), Thymian, Pfefferminze und Lavendel, sind bestätigt (Wirksamkeit auf VRE und MRSA). Die gleichfalls juckreizstillende Wirkung von Thymian kann bei einem Bad genutzt werden.**

- Ggf. Mundspülungen mit einem Rachendesinfektionsmittel.
- 5-tägiger Sanierungszyklus mit Mupirocin-Nasensalbe (Turixin).
- Handschuhe (und ggf. Schutzkleidung) beim Umgang mit Ausscheidungen.

Soll die Sanierung Erfolg haben, darf es nicht zu einer erneuten Kontamination (Verunreinigung) kommen. Deswegen muss die Umgebung ebenfalls behandelt werden.

▪▪▪ **So geht's**
- Handtücher, Waschlappen, Schlafanzug/Nachthemd täglich wechseln.
- Waschschüssel, Toilettenstuhl, Steckbecken, Urinflasche usw. werden durch Sprühen desinfiziert.

- Brille, Hörgerät, Telefonhörer usw. werden durch wischen (z. B. Meliseptoltücher) desinfiziert.
- Die Zahnbürste kann ausgekocht werden.
- Das Geschirr kann in der Spülmaschine bei 65° gewaschen werden. Falls keine Spülmaschine vorhanden ist, Geschirr einsprühen (Kodanspray), wirken lassen, dann das Geschirr mit kochendem Wasser übergießen, wirken lassen, dann spülen.

> **Tipp**
>
> Vorübergehend Einmalgeschirr verwenden. Geht das nicht, dann möglichst immer das gleiche Geschirr für den Betroffenen verwenden.

- Bett, Nachttisch und andere kontaminationsgefährdeten Materialien (Türgriff) werden durch Flächendesinfektion wischdesinfiziert.
- Der Boden sollte (mindestens 1 mal pro Woche) mit Sagrotan gewischt werden.
- Mindestens 2-mal pro Woche ist die Bettwäsche mit einem geeigneten Verfahren (in Haushaltswaschmaschinen bei mind. 60° C – eher höher wenn möglich – mit einem geeigneten Vollwaschmittel z. B. von Sagrotan) zu waschen.

Die Pflegeperson hält zur eigenen Hygiene während der Sanierungsphase bestimmte Maßnahmen ein.

■■■ So geht's
- Händedesinfektion so oft als möglich (auch nach Tätigkeiten mit Handschuhen)!
- Kreuzkontaminationen vermeiden, z. B. »schnell mal« Nase putzen, über die eigene Kleidung (Sitzen auf dem Stuhl im Pflegezimmer), über die Türklinke.
- Im Rahmen des normalen Mienenspiels und der nonverbalen Kommunikation sind Hand- und Gesichtskontakte selbstverständlich. Machen Sie sich diese bewusst und vermeiden sie möglichst.
- Nach der Desinfektion der Gegenstände ist erneut eine hygienische Händedesinfektion durchzuführen.

❗ Daran sollten Sie denken
Händehygiene – also **Händedesinfektion** – ist die Grundlage der Standardhygiene und gleichzeitig die wichtigste Maßnahme zum Schutz vor Übertragung von Erregern überhaupt (◩ Abb. 16.10).

16.6.4 Die hygienische Händedesinfektion

Die **hygienische Händedesinfektion** ist die wichtigste Maßnahme zur Verhütung von Infektionen (◩ Abb. 16.9). Sie dient sowohl dem Schutz des Pflegebedürftigen als auch dem eigenen Schutz:

■■■ So geht's
Händedesinfektionsmittel (ca. 3 ml) in die **trockene** Hohlhand geben, auf beide Hände verteilen einschließlich Fingerzwischenräume, Fingerkuppen und Unterarme, mindestens 30 Sekunden Einwirkzeit einhalten.
1. Desinfektionsmittel Handfläche auf Handfläche verreiben.
2. Handfläche auf Handfläche mit verschränkten, gespreizten Fingern.
3. Handfläche auf Handrücken im Wechsel für beide Hände.
4. Außenseite der Finger auf der gegenüberliegenden Handfläche mit verschränkten Fingern.
5. Kreisendes Reiben hin und her mit geschlossenen Fingerkuppen in der Hohlhand für beide Hände.
6. Kreisendes Reiben der Daumen in der geschlossenen Handfläche für beide Hände.

16.7 Zusammenarbeit mit dem Hausarzt

Der Hausarzt hat in der Betreuung seiner Patienten mehrere Aufgaben:
- Er leistet direkte medizinische Hilfe in Notfallsituationen oder bei der Therapie einer Grunderkrankung.
- Er verordnet Medikamente und stellt über die Verordnungen die kontinuierliche Einnahme der Medikamente sicher.
- Er stellt Folgerezepte aus.

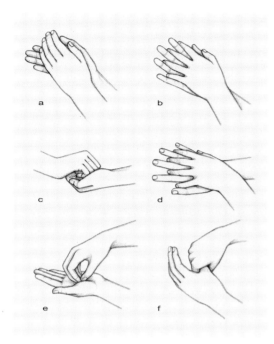

Abb. 16.9. Hygienische Händedesinfektion

- Er entscheidet über und verordnet benötigte Heil- und Hilfsmittel.
- Er verordnet die Behandlungspflege (z. B. Wundversorgung).

Als pflegende Angehörige sind Sie oft der direkte Ansprechpartner für den Arzt. Durch den täglichen Kontakt mit dem Pflegebedürftigen können Sie den Zustand Ihres betreuten Angehörigen und den Verlauf von Erkrankungen direkt beobachten. Dabei ist es wichtig, neu auftretende Erkrankungen bzw. Notfallsituationen schnellstmöglich dem Arzt zu melden.

16.7.1 Wann muss ich den Hausarzt benachrichtigen?

In vielen Fällen reicht es, den Hausarzt am zweiten oder dritten Tag hinzuzuziehen, in anderen Fällen ist eine sofortige Information sehr wichtig. In ◻ Tabelle 16.1 können Sie sehen, wann Sie sofort den Hausarzt benachrichtigen sollten (ggf. sogar, wenn der Hausarzt nicht erreichbar ist, je nach Dringlichkeit den ärztlichen Notfalldienst bzw. den Notarzt) und wann es genügt, ihn in den nächsten Tagen aufzusuchen bzw. um einen Hausbesuch zu bitten (◻ Tab. 16.1).

Wenn eine Behandlung zu Hause nicht mehr durchgeführt werden kann, stellt der Hausarzt eine Einweisung ins Krankenhaus aus.

◻ **Tab. 16.1.** Benachrichtigung des Hausarztes

Hausarzt sofort benachrichtigen bei

- Sturz mit körperlichen Beeinträchtigungen
- bedrohlichen Blutungen (bei Nasenbluten, wenn keine Stillung innerhalb von 20 Minuten möglich ist)
- Bewusstseinsstörungen
- Atemnot
- plötzlichen Geh- oder Sprechstörungen
- plötzlich aufgetretenen »blaue Lippen« (Lippenzyanose)
- extrem hohe Blutdruckwerte
- extrem hohe Blutzuckerwerte
- Verdacht auf einen Knochenbruch (Fraktur)
- Fieber > 39,0° C
- starken Schmerzen
- starken psychischen Auffälligkeiten (Wahn, neu aufgetretene Halluzinationen etc.)
- Einblutungen unter die Haut/verstärkte Neigung zu »blauen Flecken« (Hämatomen)
- Unfällen wie Verbrennungen oder Verätzungen

Information des Hausarztes innerhalb eines Tages bei

- neu aufgetretenen Wasseransammlungen im Gewebe (Ödeme)
- Fieber < 39°C
- stark riechendem oder verfärbtem Urin ohne Fieber oder Schmerzen
- starkem Husten

Information des Hausarztes nach 2-3 Tagen bei

- häufig erhöhten oder erniedrigten Blutdruckwerten
- häufig erhöhten oder erniedrigten Blutzuckerwerten
- Husten
- psychischen Auffälligkeiten, wie depressive Verstimmung oder zunehmenden Orientierungsstörungen
- wiederholtem Nasenbluten
- zunehmender Gangunsicherheit

16.8   Die Verlegung ins Krankenhaus

Eine Krankenhauseinweisung reißt den Pflegebedürftigen aus dem gewohnten Lebensbereich heraus und ist mit Sorgen für alle Beteiligten verbunden.

16.8.1   Die Einweisung

Mit Ausnahme der Notaufnahme benötigt das Krankenhaus eine Krankenhauseinweisung eines niedergelassenen Arztes. Außerdem sind folgende Unterlagen wichtig bzw. werden benötigt:
- Krankenversicherungskarte
- Personalausweis oder Pass
- Medizinische Unterlagen (z. B. Röntgenbilder, Laborbefunde, Ultraschalluntersuchungen)
- Allergiepass
- Blutgruppen-/Marcumar- und Impfausweis
- Medikamente, die täglich eingenommen werden (Einnahmeplan und Beipackzettel)
- Angaben über Ihre nächsten Angehörigen (Name, Adresse, Telefonnummer) und/oder Name und Telefonnummer des Pflegeheimes, des ambulanten Pflegedienstes, der gesetzlichen Betreuer o.Ä.

Richten Sie für den Pflegebedürftigen nur die persönlichen Gegenstände zur Mitnahme in das Krankenhaus, die er während des Aufenthaltes wirklich benötigt. Das sind im Besonderen:
- Nachtwäsche
- Bademantel
- Unterwäsche
- Hausschuhe
- Warme Socken
- Ggf. Handtücher und Waschlappen
- Toilettenartikel (Seife, Rasierzeug, Kamm, Zahnbürste, Zahnpasta)
- Eigene Hilfsmittel (z. B. Brille, Hörgerät, Prothesen)

❗ Daran sollten Sie denken
Bei Pflegebedürftigen mit MRSA sind Gegenstände, wie Kleidung, Taschen, Hörgeräte, Brillen, Zahnprothesen, Kulturbeutel, Röntgenaufnahmen usw., häufig kontaminiert. Es empfiehlt sich, diese Sachen einzutüten!

Bei der Pflegeüberleitung von zu Hause in ein Krankenhaus benötigt das Pflegepersonal Informationen über den Pflegebedürftigen. Wird er zu Hause von einem Pflegedienst versorgt, sendet die Einrichtung einen sog. **Pflegeüberleitungsbogen** an das Krankenhaus. Darauf sind alle Hilfebereiche (Waschen, Anziehen, Ausscheiden, Mobilität, usw.) des Pflegebedürftigen für das Pflegepersonal beschrieben. Sind Sie die Hauptpflegeperson, ist es für die Pflegekräfte des Krankenhauses wichtig, dass Sie über die häusliche Pflegesituation berichten. Nur so können sie sich ein vollständiges Bild über den Pflegebedürftigen machen.

16.8.2   Die Entlassung

Während des Aufenthaltes im Krankenhaus wird oft deutlich, dass nach der Entlassung im häuslichen Bereich Veränderungen stattfinden werden. Krankheit kann den Alltag grundlegend verändern. Fragen und Unsicherheiten kommen auf. Wie geht es nach dem Krankenhausaufenthalt weiter? Wer hilft nach der Entlassung aus dem Krankenhaus in der neuen Situation? Wo kann ich mich informieren?

Die Pflegeüberleitung

Da nicht alle Patientinnen und Patienten bzw. die Angehörigen nach der Entlassung aus dem Krankenhaus ohne pflegerische Unterstützung zurechtkommen können, gibt es die Pflegeüberleitung. Das Ziel der Pflegeüberleitung ist ein **optimal organisierter Übergang** vom Krankenhaus in den nachstationären Bereich, der auf den Wünschen und Vorstellungen der Betroffenen basiert. Bei Bedarf organisiert sie alles, was zur Fortführung der Pflege zu Hause nötig ist.
- Die Beantragung von Leistungen aus der Kranken- und/oder Pflegeversicherung
- Die Auswahl eines ambulanten Pflegedienstes mit entsprechenden Informationsweitergaben, damit die nahtlose pflegerische Versorgung zu Hause gewährleistet ist
- Klärung des Bedarfs an technischen Hilfsmitteln, z. B. Rollator, Toilettenstuhl etc., und die damit verbundene Organisation durch die entsprechenden Sanitätshäuser

- Beratung zur Einrichtung eines Hausnotrufsystems
- Bestellung von Essen auf Rädern
- Unterstützung weiterer häuslicher Hilfen, z. B. Familienpflege, Nachbarschaftshilfen, Besuchsdienste

Um die Krankenhausbehandlung im Sinne der Betroffenen fortzuführen, sind umfangreiche Informationen auch an den Hausarzt und andere beteiligte Berufsgruppen und Einrichtungen erforderlich. Diese Aufgaben werden im Rahmen der Pflegeüberleitung in Zusammenarbeit mit dem Krankenhaussozialdienst übernommen.

Der Krankenhaussozialdienst

Der Krankenhaussozialdienst ist Ansprechpartner für Patientinnen und Patienten sowie deren Angehörige, die noch nicht wissen, wie die pflegerische Versorgung zu Hause gestaltet werden kann. In einem persönlichen Beratungsgespräch werden konkrete Hilfsmöglichkeiten z. B. in folgenden Bereichen angeboten:

- Hilfen zur medizinischen Rehabilitation (Anschlussbehandlungen)
- Vermittlung von Heil- und Genesungsmaßnahmen (Kuren)
- Beratungen bei beruflicher Rehabilitation oder Schwerbehindertenverfahren
- Beratung der Patienten und deren Angehörigen in sozialrechtlichen Fragen
- Wirtschaftliche Hilfe (Anträge auf Sozialhilfe oder Pflegegeld)
- Informationen und Vermittlung von Beratungsstellen und Selbsthilfegruppen
- Beratung bei persönlichen Problemen
- Hilfe für unversorgte Mitbewohner des Haushaltes (z. B. Ehepartner)
- Beratung und Vermittlung von Therapien bei Abhängigkeiten
- Hilfe bei der Vorbereitung der Entlassung aus der stationären Behandlung

Platz für Ihre Notizen

17

Die Hausapotheke

❓ Meine Eltern sind beide chronisch erkrankt. Deswegen bekommen sie viele
unterschiedliche Medikamente. Wie kann ich hier den Überblick bewahren?

Der Umgang mit Medikamenten stellt häufig eine zentrale Aufgabe für pflegende Angehörige dar. Die Pflegenden übernehmen mit der Übernahme dieser Tätigkeit die Verantwortung für den sachgemäßen Umgang mit den Medikamenten. Die vom Arzt verordneten und vom Pflegebedürftigen regelmäßig einzunehmenden Medikamente gehören in die Hausapotheke. Darüber hinaus kann eine kleine, sinnvoll zusammengestellte Hausapotheke bei leichten Erkrankungen ermöglichen, selber zu behandeln und im Notfall Erste Hilfe zu leisten.

17.1 Wo bewahre ich die Hausapotheke auf?

Die Hausapotheke sollte an einem kühlen, vor Licht und Feuchtigkeit geschützten Ort (z. B. im Schlafzimmer) aufbewahrt werden. Feuchtigkeit und Wärme können zu erheblichen Veränderungen der Medikamente führen. Deswegen ist das Badezimmer (und auch die Küche) als Aufbewahrungsort eher ungeeignet.

Auch der Nachttisch ist für die Aufbewahrung von Medikamenten nicht zu empfehlen. Nur eine abschließbare spezielle Hausapotheke schützt vor unwissenden Kinderhänden. Auch verwirrte ältere Menschen haben so keinen Zugang zu den Medikamenten.

17.1.1 Auf was muss ich bei der Lagerung der Medikamente achten?

Um einen Überblick über die benötigten Medikamente zu bewahren, können einige Regeln für die Lagerung dienlich sein:

▪▪▪ **So geht's**
▬ Lagern Sie rezeptpflichtige Arzneimittel nur für die Dauer der Therapie in der Hausapotheke und entsorgen Sie Reste davon, wenn die Therapie abgeschlossen ist.
▬ Vermerken Sie auf jedem Arzneimittel das Einkaufsdatum.

▬ Notieren Sie bei Säften, Tropfen (besonders bei Augentropfen) das Öffnungsdatum auf der Packung.
▬ Bewahren Sie Arzneimittel nur in der Originalverpackung und mit dem Beipackzettel auf.
▬ Beschriften Sie Medikamente mit dem Namen, wenn mehrere Personen Medikamente einnehmen.

Lagerungstemperatur

Beachten Sie Aufbewahrungsvorschriften und Haltbarkeitshinweise des Herstellers. Wenn auf dem Beipackzettel nichts Besonderes vermerkt ist, werden Arzneimittel bei 18-20°C gelagert. Andernfalls können auf dem Beipackzettel folgende Hinweise angegeben sein:
▬ Raumtemperatur: d. h. bis zu 25°C
▬ kühl: d. h. unter 20°C
▬ im Kühlschrank: d. h. 2°C bis 8°C

➕ **Bewahren Sie nur die Medikamente im Kühlschrank auf, bei denen Kühlschranklagerung auf dem Beipackzettel vermerkt ist. Dies gilt meist für besonders empfindliche Medikamente und angebrochene Flüssigmedikamente wie Augentropfen oder Hustensaft.**

Überprüfung und Entsorgung

Überprüfen Sie die Hausapotheke zweimal im Jahr. Halten Sie einen festen Rhythmus ein, z. B. vor Eintritt der kalten Jahreszeit und vor den Sommerferien.

▪▪▪ **So geht's**
▬ Beseitigen Sie alle Medikamente, denen das Etikett oder die Gebrauchsanweisung fehlt.
▬ Beseitigen Sie alle überzähligen alten Flaschen, Tuben und Schächtelchen.
▬ Achten Sie darauf, dass diejenigen Materialien, die für einen Notfall notwendig sind, komplett vorhanden sind.
▬ Bringen Sie Medikamente, deren Haltbarkeitsdatum abgelaufen sind, zurück in die Apotheke.

- Auch Medikamente, deren Haltbarkeitsdatum zwar noch nicht abgelaufen ist, die sich aber äußerlich verändert haben (z. B. Tabletten, die bröckelig oder Lösungen, die trübe geworden sind) sollten zur Apotheke gebracht werden.

❗ Daran sollten Sie denken
Augentropfen sind nach Anbruch nur vier Wochen haltbar und müssen dann entsorgt werden.

17.2 Was gehört in die Hausapotheke?

Die persönliche Hausapotheke sollte optimal auf die Bedürfnisse der im Haushalt lebenden Personen abgestimmt werden. Neben Mitteln, die wegen chronischer Krankheiten eingenommen werden müssen, sollen Medikamente gegen die wichtigsten akuten Erkrankungen enthalten sein. Außerdem sollte man im Notfall Erste Hilfe leisten können. Folgende »Bausteine« sollten enthalten sein:

- Allgemeine Arzneimittel
- Individuelle Arzneimittel
- Erste Hilfe Artikel
- Verbandsmittel und Instrumente
- Andere empfehlenswerte Hilfsmittel

17.2.1 Allgemeine Arzneimittel

Medikamente werden nach innerer und äußerer Anwendung unterschieden.

Arzneimittel zum Einnehmen
Zum Einnehmen gibt es flüssige und feste Arzneiformen. Flüssige Medikamente sind Tropfen oder Säfte, unter festen Medikamenten versteht man Tabletten, Kapseln und Dragees. In die Hausapotheke gehören, z. B.:

- Schmerzmittel
- Fiebermittel
- Mittel gegen Verdauungsstörungen (Durchfall, Verstopfung, etc.)
- Erbrechen und Durchfälle (Elektrolytlösungen)
- Hustenmittel (Hustenlöser, Hustenstiller)
- Halspastillen
- Grippetabletten

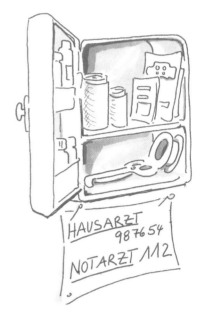

Arzneimittel zur äußerlichen Verwendung
Medikamente zur äußerlichen Anwendung sind Salben, Pasten, Cremes, Gelees, Lösungen und Sprays sowie Zäpfchen. Sinnvoll in der Hausapotheke sind:

- Gel für Insektenstiche
- Gel für Sonnenbrand
- Salben oder Gels für Prellungen oder Verstauchungen
- Salben/Gele zur Versorgung von Wunden, Abschürfungen und leichten Verbrennungen
- Präparat gegen Mundschleimhautentzündung
- Gurgelmittel
- Nasensprays bei Schnupfen
- Krampflösende Zäpfchen
- Desinfektionsspray

17.2.2 Individuelle Arzneimittel

Dies sind die Medikamente, die der Pflegebedürftige auf ärztliche Verordnung einnehmen muss.

17.2.3 Erste Hilfe

- Erste-Hilfe-Anleitung
- Erste-Hilfe-Kasten

Notfalladressen und Telefonnummern

> **Tipp**
>
> Tragen Sie die Rufnummer des für Sie zuständigen Giftnotfallzentrums (▶ Anhang) und andere wichtige Rufnummern, wie z. B. Nummer des Hausarztes in die Liste ein und kopieren Sie sie zusammen mit der Notrufmeldung aus dem Buch (◘ Tab. 17.1). Hängen Sie sie am besten in die Innentüre der Hausapotheke oder an anderer gut sichtbarer Stelle auf.

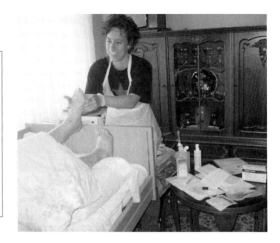

◘ Abb. 17.1. Verbandwechsel am Fuß

Notrufmeldung

Die genaue Notfallmeldung ist für die Rettungskräfte sehr wichtig, da sie sich anhand der Informationen genau auf den Notfall vorbereiten können. In einem Notfall sollte man knapp und präzise die folgenden fünf **W** beachten:

- **W**o ist der Notfall?
- **W**as ist geschehen?
- **W**ie viele Verletzte/Betroffene/Erkrankte sind zu versorgen?
- **W**elche Verletzungen oder Krankheitszeichen haben die Betroffenen?
- **W**arten auf Rückfragen der Rettungsleitstelle

◘ Tab. 17.1. Rufnummern für den Notfall

Notrufstelle	Telefonnummer
Polizei Notruf	110
Feuerwehr	112
Rettungsdienst/Notarzt	19222
Giftnotzentrale	
Hausarzt	
Facharzt	
Ärztlicher Notdienst	
Apotheke (Notdienst)	
Krankentransport	

17.2.4   Verbandsmittel und Instrumente

Verbandmaterial (◘ Abb. 17.1)

- Sterile Kompressen
- Mullbinden und elastische Binden
- Verbandpäckchen
- Brandwundenverbandpäckchen
- Heftpflaster
- Verbandwatte
- Verbandklammern
- Sicherheitsnadeln

Instrumente

- Splitterpinzette
- Verbandschere
- Klemme
- Zeckenzange

17.2.5   Andere empfehlenswerte Hilfsmittel

- Desinfektionsmittel für kleinere Verletzungen
- Wärmflasche
- Einmalhandschuhe
- Augenklappe
- Dreieckstuch
- Fieberthermometer
- Kühlkompresse (Aufbewahrung im Kühl-/Gefrierschrank)

17.3 Was muss ich beim Umgang mit Arzneimitteln beachten?

17.3.1 Der Beipackzettel

Der Beipackzettel (oder die Packungsbeilage/Patienteninformation) liegt als gefaltetes Papier in der Medikamentenpackung. Er enthält für den Verbraucher wichtige Informationen. Der Inhalt des Beipackzettels ist im Arzneimittelgesetz genau festgelegt. Er verfolgt den Zweck, Fragen nach Dosierung, Gegenanzeigen und Vorsichtsmaßnahmen (◘ Tab. 17.2) zu beantworten.

Oftmals löst der Inhalt des Beipackzettels (besonders die Angabe über Nebenwirkungen) Ängste aus, die dazu führen können, dass der Pflegebedürftige das Medikament nicht einnehmen möchte. Ist dies der Fall, sollten Sie sich nicht scheuen, sich mit dem Arzt oder Apotheker zu besprechen.

Grundsätzlich empfiehlt es sich, den Beipackzettel sorgfältig zu lesen, um eine korrekte Anwendung der Medikamente sicherzustellen (siehe unten »Verschiedene Arzneiformen«).

17.3.2 Verschiedene Arzneiformen

Welche Arzneiform vom Arzt gewählt wird, hängt von verschiedenen Dingen ab, nämlich:
- vom Zustand des Pflegebedürftigen,
- von der Löslichkeit des Arzneistoffs (löslich in wässriger Lösung oder fettlöslich),
- wann und wo die Wirkung eintreten soll und
- wie lange die Wirkung andauern soll.

◘ Tab. 17.3 gibt eine Übersicht über verschiedene Arzneimittelformen, die Vor- und Nachteile und die verschiedenen Einnahmearten.

17.3.3 Medikamente richten

Feste Arzneimittel können für den Tagesbedarf in einem entsprechenden Medikamentenspender oder Medikamentenbecher gerichtet werden, besonders wenn der Pflegebedürftige sie noch selbst einnehmen kann. Medikamentendosierer für sieben Tage (Wochenbedarf) sind empfehlenswert, wenn der Pflegebedürftige gut sehen kann und manuell noch geschickt ist. Alle Spender bzw. Becher sollten vor Licht und Wärme und unbefugten Händen geschützt werden.

▪▪▪ Das benötigen Sie dazu
- Die verordneten Medikamente (mit dem Namen des Pflegebedürftigen versehen).
- Den Medikamentenplan des Arztes mit Dosierungsbeschreibung (ggf. immer anfordern), z. B.: Menge morgens – Menge mittags – Menge abends – Menge nachts, und besondere Angabe wie z. B. »vor dem Essen« (◘ Abb. 17.2).
- Medikamentendosierer oder Medikamentenbecher.

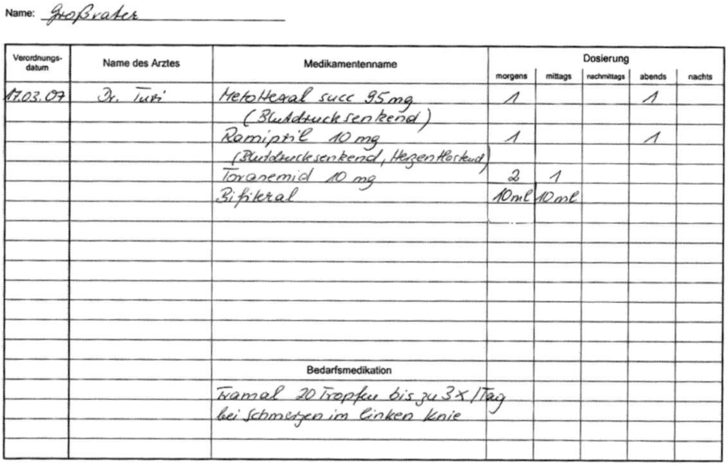
Name: Großbrater

Verordnungsdatum	Name des Arztes	Medikamentenname	Dosierung morgens	mittags	nachmittags	abends	nachts
17.03.07	Dr. Turi	MetoHexal succ 95 mg (Blutdruck senkend)	1			1	
		Ramipril 10 mg (Blutdrucksenkend, Herzen stärkend)	1			1	
		Torasemid 10 mg	2	1			
		Bifiteral	10 ml	10 ml			
		Bedarfsmedikation					
		Tramal 20 Tropfen bis zu 3× /Tag bei Schmerzen im linken Knie					

◘ **Abb. 17.2.** Medikamentenplan

☐ **Tab. 17.2.** Standardaufbau des Beipackzettels

- Bezeichnung des Arzneimittels
- Stärke, Darreichungsform, Zusammensetzung
- Wirkungsweise
- Anwendungsgebiete
- Gegenanzeigen
- Wechselwirkungen mit anderen Mitteln
- Besondere Warnhinweise
- Dosierung
- Nebenwirkungen
- Aufbewahrung, Haltbarkeit, Verfallsdatum

❗ Daran sollten Sie denken

Bei Patienten, die Marcumar einnehmen, muss immer nach dem aktuellen Marcumar-Plan vom Hausarzt gerichtet werden.

Der Umgang mit Medikamenten verlangt schon beim Richten sehr viel Sorgfalt. Es empfiehlt sich hierbei eine mehrfache Kontrolle, insbesondere wenn für mehrere Pflegebedürftige (z. B. beide Eltern) im Haushalt gerichtet werden muss.

☐ **Tab. 17.3.** Arzneiformen

Darreichungsform	Vorteile und Wirkung	Einnahme/Anwendung
Pulver	Enthält einen oder mehrere Wirkstoffe mit oder ohne Hilfsstoffe	Werden in Wasser eingenommen, auch Brausepulver
Tabletten	Wirkstofffreigabe durch den Überzug steuerbar, z. B. verzögert (Retard, Depot)	Mit Wasser einnehmen
Brausetabletten	Sehr schnelle Wirkung durch die gelöste Form der Wirkstoffe	In viel Wasser auflösen
Dragees	Überzug bewirkt, dass die Dragees erst im Magen oder Darmmilieu zerfallen. Überzug in mehreren Schichten bewirkt, dass der Wirkstoffe erst nach und nach abgeben wird	Lassen sich gut schlucken, mit Wasser einnehmen
Kapseln	Gute Einnehmbarkeit (geruchs- und geschmacksneutrale Hülle), Freisetzen des Wirkstoffs im Magen- und Darmsaft	Mit Wasser einnehmen
Tropfen	Flüssige Arzneizubereitungsform, dadurch schnelle Wirkung	Mit oder ohne Flüssigkeit einnehmen (keine warme Flüssigkeit), erst kurz vor der Einnahme vorbereiten
Ohrentropfen	Wirkung auf dem Trommelfell	Vor dem Einträufeln erwärmen, einbringen bei seitlich geneigtem Kopf, so dass sich die Flüssigkeit langsam verteilen kann
Augentropfen	Wirkung im Auge	Das Unterlid nach unten ziehen, Tropfen (1 Tropfen genügt) in die Bindehaut einträpfeln
Saft	Schnelle Wirkung, gut einzunehmen	Wird unverdünnt eingenommen
Suspensionen	Rasche Arzneistofffreigabe, gut für Menschen mit Schluckbeschwerden geeignet	Vor Gebrauch schütteln
Zäpfchen	Geben den Wirkstoff an die Darmschleimhaut ab	*Rektal* einführen, evtl. mit etwas Vaseline o. ä. einfetten
Vaginalzäpfchen	Geben den Wirkstoff an die Scheidenschleimhaut ab	*Vaginal* einführen
Salben	Hoher Fettanteil, haften deswegen wie ein schützender Film auf der Haut, dringen nicht oder kaum in die Haut ein	Auf die Haut auftragen, dient dem Schutz der Haut
Creme	Hoher Wasseranteil, dringen deswegen gut in die Haut ein, lässt sich leicht verteilen	Auf die Haut auftragen, zieht schnell ein
Gel	Hat einen kühlenden Effekt	Auf die Haut auftragen
Puder	Zur äußeren Anwendung auf der Haut	Auf die Haut aufstäuben und einreiben

▪▪▪ So geht's

1. Kontrolle beim Herausnehmen aus dem Schrank oder der Hausapotheke: Habe ich die richtige Packung?
2. Kontrolle bei der Entnahme aus der Original- packung: Habe ich das richtige Medikament?
3. Kontrolle bei der Dosierung: Ist die Menge richtig?
4. Kontrolle beim Zurückstellen der Packung, bei Medikamenten mehrerer Personen: Habe ich das Medikament an den richtigen Ort zurück gestellt?

➕ **Schrauben bzw. schließen Sie Deckel von Tropfflaschen und Säften sowie Röhrchen von Brausetabletten nach dem Richten sofort wie- der fest zu, da alkoholische Lösungen verduns- ten und Brausetabletten sich auflösen können.**

> **Tipp**
>
> Das Richten und/oder das Verabreichen der Medikamente kann der Arzt verordnen. Eine Pflegefachkraft übernimmt dann die Versor- gung mit den Medikamenten (◘ Abb. 17.3.)

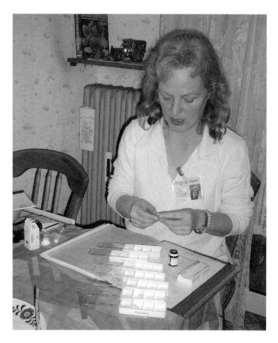

◘ **Abb. 17.3.** Medikamente richten

17.3.4 Medikamente verabreichen

Alle festen Arzneiformen zur inneren Anwendung sollten möglichst in aufrechter Haltung (nicht im Liegen) eingenommen werden, da sie dann am bes- ten durch die Speiseröhre gleiten. Bei verwirrten oder vergesslichen Menschen wird die eigenverant- wortliche Medikamenteneinnahme problematisch. Hier muss die Pflegeperson die medikamentöse Therapie überwachen (z. B. den richtigen Zeit- punkt der Einnahme) oder sogar die Medikamente verabreichen.

▪▪▪ So geht's

▭ Bringen Sie den Pflegebedürftigen in eine ge- eignete Lage (im Liegen das Bett hochstellen).
▭ Lassen Sie – wenn möglich – den Pflegebedürf- tigen die Medikamente selbst einnehmen (nur anreichen).
▭ Kontrollieren Sie ggf., ob der Pflegebedürftige die Medikamente geschluckt hat oder ob sie sich noch in der Wangentasche befinden.

▭ Reichen Sie ausreichend kalte Flüssigkeit (Zim- mertemperatur) zur Einnahme dazu.

> **Tipp**
>
> Bei Pflegebedürftigen mit Schluckstörungen kann man Medikamente zerkleinern (mörsern). Hier ist allerdings zu beachten:
> Retard- oder Depotmittel sowie Dragees und Kapseln mit einem magensaftresistenten Über- zug dürfen im Allgemeinen nicht gemörsert werden, da der Verzögerungseffekt dadurch aufgehoben wird.

Im Gegensatz zu festen Arzneimitteln, wie z. B. Tabletten, dürfen flüssige Darreichungsformen (Tropfen, Säfte) erst unmittelbar vor der Verabrei- chung gerichtet werden.

▪▪▪ So geht's

▭ Lassen Sie sich beim Abzählen der Tropfen nicht ablenken (◘ Abb. 17.4).
▭ Mischen Sie verschiedene Flüssigkeiten keines- falls miteinander.

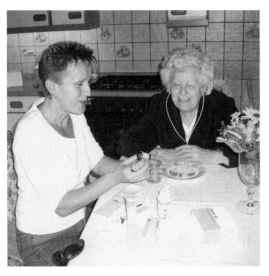

◻ **Abb. 17.4.** Tropfen richten

Wirkstoffhaltige Salben, Pasten u. Ä. sollten dünn aufgetragen werden. Tragen Sie dabei zum eigenen Schutz immer Handschuhe.

❗ **Daran sollten Sie denken**
Bei Durchfall oder bei Erbrechen werden Medikamente zum Teil ungenutzt wieder ausgeschieden. Deswegen ist bei gleichzeitiger Einnahme von Medikamenten (vor allem von Digitalis oder Marcumar) immer der Arzt zu benachrichtigen.

17.3.5 Neben- und Wechselwirkungen

Besonders ältere Menschen nehmen oft gleichzeitig eine Vielzahl von Substanzen verschiedenster Wirkprinzipien ein. Das kann besonders dann gefährlich werden, wenn der Arzt ihnen zusätzliche Mittel verschreibt oder sie weitere freiverkäufliche Arzneimittel zu sich nehmen. Bei der gleichzeitigen Einnahme unterschiedlicher Medikamente können diese sich gegenseitig in ihrer Wirkung abschwächen, verstärken oder verfälschen.

➕ Arzneimittelwechselwirkungen können auch mit Nahrungsmitteln (z. B. Alkohol, stark fetthaltige Speisen, Milch, bestimmte Tees, Lakritze, Grapefruitsaft) auftreten, die die Wirkungsweise der Arzneimittel unterschiedlich beeinflussen.

Deshalb ist es wichtig, immer den Hausarzt darüber zu informieren, welche Arzneimittel bereits schon eingenommen werden (auch freiverkäufliche Arzneimittel, wie z. B. Johanniskraut).

❗ **Daran sollten Sie denken**
Wer durch Arzneimittel unangenehme Veränderungen wahrnimmt, sollte im Beipackzettel nachlesen und ggf. den Arzt informieren.

17.3.6 Rechtzeitig für Nachschub sorgen

Achten Sie darauf, dass alle Medikamente, die der Pflegebedürftige regelmäßig einnehmen muss, stets in ausreichender Menge vorhanden sind. Denken Sie rechtzeitig daran:
- das Rezept beim Arzt anzufordern (vor allem vor dem Wochenende, in der Ferienzeit) und abzuholen und
- die Medikamente in der Apotheke zu besorgen.

> **Tipp**
> Die immer aktuelle Liste von zuzahlungsbefreiten Arzneimitteln finden Sie unter **www.die-gesundheitsreform.de/presse/ pressethemen/avwg/index.html**

Denken Sie auch an Tropfen, Säfte, Zäpfchen und Salben, die nicht in der Hausapotheke aufbewahrt werden, sowie an die Bedarfsmedikation, die nicht regelmäßig gerichtet und eingenommen wird.

> **Tipp**
> Sehen Sie ggf. auch immer im Kühlschrank nach ausgehenden Medikamenten.

Die Hausmedizin

? Meine Mutter gab mir als Kind Zwiebel-Honig-Saft, wenn ich erkältet war, bei Fieber legte sie mir Wadenwickel an. Heute pflege ich sie. Kann ich sie mit den gleichen Hausmitteln behandeln?

Schon seit dem Altertum werden Pflanzen zur Behandlung von Erkrankungen eingesetzt. Auch heute kann man viele Alltagsbeschwerden auf natürliche Weise und Dank bewährter Hausmittel lindern oder sogar heilen. Tinkturen, Tees, Kräuter sowie spezielle Nahrungsmittel helfen bei vielen Problemen oft besser als Medikamente und sind dabei meist bekömmlicher. Darüber hinaus gibt es noch viele andere Möglichkeiten, mit denen man sich ohne Arzneimittel selbst helfen kann, z. B. Wasseranwendungen (Bäder, Güsse, Wickel), Aromaöle, Bachblüten und anderes mehr.

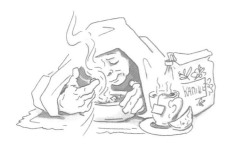

18.1 Heilkräfte der Natur

Die Natur bietet seit jeher eine Vielzahl an pflanzlichen Heilmitteln für beinahe alle Beschwerden. Doch ursprünglich wichtige Heilpflanzen gelten heute als Genussmittel (z. B. Tabak), als Küchen- oder Gewürzkraut (z. B. Thymian), als Gartenzierde (z. B. Rosen) oder schlicht als Nahrungsmittel (z. B. Apfel).

18.1.1 Heilmittel aus der Speisekammer

Alle Obst- und Gemüsesorten verfügen über Stoffe, die spezielle Heilwirkung besitzen (die sekundären Pflanzenstoffe). Sie haben einen nachgewiesen positiven Effekt auf die Gesundheit. Sie beugen Krebs vor, stärken das Immunsystem, senken den Cholesterinspiegel, wirken entzündungshemmend und blutzuckerregulierend. In der untenstehenden Tabelle finden Sie eine Auswahl an Pflanzen, deren vielseitigen Wirkungen bei vielen Erkrankungen genutzt werden (◘ Tab. 18.1).

◘ Tab. 18.1. Heilpflanzen

Name	Wirkung (Auswahl)	Anwendungsbeispiel
Knoblauch	Antibakteriell, antimykotisch, antisklerotisch, blutdrucksenkend, durchblutungsfördernd, fett- und cholesterinspiegelsenkend	**Heilwein als Kur zur Stärkung:** 2-3 Knoblauchzehen in Weißwein zerdrücken, einige Tage auslaugen lassen, dann vor dem Frühstück jeweils einen Löffel einnehmen
Zwiebel	Antibakteriell, fett- und blutdrucksenkend entzündungshemmend, Fibringerinnsel lösend, auswurffördernd, harntreibend	**Hustensaft, schleimlösend:** eine Zwiebel klein schneiden, mit 3 EL Honig mischen, in geschlossenem Glas 24 h ziehen lassen, dann den Saft teelöffelweise einnehmen
Kohl	Äußerlich: Auflage bei Wunden und Geschwüren sowie bei arthritischen Gelenkschmerzen Innerlich: Saft zur Heilung von Magengeschwüren, beugt Infektionen vor, hemmt die Krebsentstehung	**Kohlwickel** siehe unten
Apfel	Fördert und reguliert die Verdauung, wirkt beruhigend, blutreinigend, entschlackend, fettstoffwechselanregend	**Brei bei akuten Durchfällen:** geriebenen Apfel (mit Kerngehäuse) verabreichen
Fenchel	Hilft bei Magen- und Darmbeschwerden, gegen Erkältungen, schützt vor freien Radikalen, krampflösend, milchbildend, lindert Menstruationsbeschwerden	**Rohkost bei Blähungen:** rohen Fenchel als Vor- oder Nachspeise essen
Heidelbeeren	Wirken gegen Darmstörungen (z. B. Durchfall), verbessern die Sehschärfe, wirken antibakteriell	**Lösung bei Beschwerden im Mund- und Rachenraum:** Beeren in Wasser abkochen, gurgeln

18.1.2 Heilmittel aus dem Kräutergarten

Auf der Suche nach essbaren Pflanzen wurden Kräuter von Menschen aller Kulturen gefunden, gesammelt und dann versuchsweise bei Krankheiten eingesetzt. Aufgrund der detaillierten Beobachtungen und Beschreibungen der Wirkungsweise bestimmter Pflanzen entwickelte sich die Kräuterheilkunde. Heute findet man Heilpflanzen in der Natur (z. B. als Wildkräuter wie die Brennnessel, ◘ Abb. 18.1), bestellt sie im eigenen Kräutergarten (z. B. als Kulturpflanze wie der Salbei) oder kauft sie rezeptfrei getrocknet in der Apotheke, denn die Wirksamkeit und Verträglichkeit der meisten traditionell genutzten Heilpflanzen ist mittlerweile

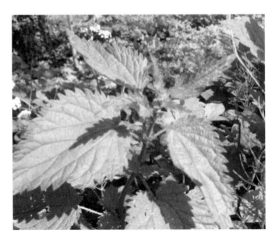

◘ **Abb. 18.1.** Brennnessel

◘ **Tab. 18.2.** Heilkräuter

Name	Wirkung (Auswahl)	Anwendungsbeispiel
Salbei	Verhindert das Wachstum von Bakterien und Pilzen, krampflösend, gallentreibend, entzündungshemmend, hemmt die Schweißabsonderung	**Schweißreduzierende Waschung** (▶ Kap. 15 »Wenn Sie mehr tun wollen«)
Pfefferminze	Krampflösend, entblähend, erhöht die Gallenproduktion, erste Hilfe bei Brechreiz und Übelkeit	**Aufguss zur Anregung der Verdauung:** ein EL (1,5 g) Blätter werden mit einer Tasse kochendem Wasser übergossen, abgedeckt 10 min ziehen lassen; mehrmals täglich eine Tasse zwischen den Mahlzeiten trinken
Kamille	Wundheilungsfördernd, beruhigend, krampflösend, entzündungshemmend, hat bakterien- (bakterizide) und pilztötende (fungizide) Eigenschaften, lindert Magen-Darm-Beschwerden	**Kamillendampfinhalation** bei erkältungsbedingten Halsschmerzen: 1 gehäufter EL Kamille mit 1 l kochendem Wasser überbrühen, unter dem Handtuch 10-15 min inhalieren, danach ruhen
Thymian	Wirkt in den Bronchien krampflösend, fördert den Auswurf, antibakteriell; verdauungsregulierend	**Aufguss bei Erkrankungen der Luftwege:** ein TL Kraut (ggf. mit Spitzwegerich zu gleichen Teilen) mit 250 ml kochendem Wasser übergießen, 10 min ziehen lassen, mehrmals täglich eine Tasse schluckweise trinken
Schafgarbe	Gallenanregend, antibakteriell, krampflösend, astringierend (zusammenziehend), heilt Hämorrhoiden und lindert Beschwerden der Wechseljahre	**Sitzbad** bei Hämorrhoiden: 100 g Schafgarbenkraut in kaltem Wasser über Nacht ansetzen, dann bis zum Kochen erhitzen und dem Badewasser zufügen
Lavendel	Antiseptisch, beruhigend, blähungstreibend, harntreibend, krampflösend	**Beruhigungsbad** mit Lavendel: eine gute Hand voll Lavendelblüten 1 l Wasser aufbrühen, etwa 15 min ziehen lassen, absieben und dem Badewasser zugeben
Brennnessel (◘ Abb. 18.1)	Harntreibend, leicht abführend, blutzuckersenkend, entzündungshemmend z. B. bei Rheuma, Samen der Brennnessel vitalisieren den Körper, lindern quälenden Harndrang und häufiges nächtliches Wasserlassen und entstauen die Prostata	**Aufguss als blutreinigende Frühjahrs- und Herbstkur** besonders bei Rheuma und Gicht: zwei gehäufte TL des getrockneten Krauts mit 250 ml kochendem Wasser übergießen, 5 min ziehen lassen, abseihen und mäßig warm schluckweise trinken; morgens und abends je 1 Tasse, höchstens aber 3-5 Tassen pro Tag, ca. 4 Wochen lang

durch die moderne Arzneipflanzenforschung bestätigt. In ◘ Tab. 18.2 finden Sie eine Auswahl an Heilkräutern, die in der Pflanzenheilkunde eine große Rolle spielen.

Können auch altbewährte Hausmittel Nebenwirkungen haben?

Grundsätzlich gilt, dass jede wirkungsvolle Heilpflanze auch ihre Nebenwirkungen hat. Die z. T. hochwirkungsvollen Substanzen der Heilpflanzen können bei falscher Anwendung auch zu Schädigungen führen. Deswegen müssen bei jeder Selbstmedikation oder Verabreichung einige grundsätzliche Regeln beachtet werden:

- Pflanzen eignen sich zur Stärkung geschwächter Organe oder zur Vorbeugung von Krankheiten.
- Heilen mit Kräutern empfiehlt sich, um leichte Beschwerden zu behandeln.
- Nur Krankheitssymptome, die man bei sich kennt und eindeutig als Zeichen einer »harmlosen« Erkrankung einstufen kann (z. B. leichte Schlafstörungen, Erkältungen, Kopfschmerzen), selbst behandeln. Bei der Verabreichung ist hier immer eine genaue Abstimmung mit dem Pflegebedürftigen wichtig.
- Halten Beschwerden länger als 3 Tage an oder verstärken sich zunehmend, sollte man den Arzt aufsuchen.
- Wenn Nebenwirkungen oder Unverträglichkeiten auftreten, den Arzt oder Apotheker befragen.
- Von einigen Pflanzen weiß man, dass sie bei Dauergebrauch erhebliche Nebenwirkungen haben können (z. B. Schafgarbentee). Deswegen Pflanzen nur kurzfristig anwenden.
- Bei Vorliegen einiger Erkrankungen dürfen bestimmte Pflanzen nicht angewendet werden (z. B. kein Pfefferminztee bei Magengeschwüren, kein Brennnesseltee bei Ödemen im Bein).

18.2   Wasser als Heilmittel

Die Linderung oder Heilung von Beschwerden und Krankheiten durch natürliche Mittel wird neben der Verwendung von Heilpflanzen auch durch die Heilwirkung des Wassers erzielt. Einer der bekann-

testen »Wasserbehandler« war Pfarrer Sebastian Kneipp. Zu seinen Anwendungsformen mit Wasser zählt man z. B. Güsse, Wickel, Packungen, Waschungen oder Bäder.

18.2.1   Wie wirken Wasseranwendungen?

Das Wasser dient als Vermittler von Temperaturreizen. Die Reizstärke der Temperatur ist abhängig von ihrem Abstand zur Körpertemperatur. Der Reiz wirkt umso stärker auf den Körper, je weiter die Wassertemperatur von der Körpertemperatur entfernt ist. Bei einer Kneippanwendung kommt das Heilmittel Wasser kalt (10-16°C) und warm (um 40° C) zur Anwendung. Im Körper werden durch die Reize Reaktionen im Bereich der Blutgefäße, des Stoffwechsels und der Muskulatur bewirkt. Die Wirkungen sind:

- verbesserte Durchblutung,
- Entschlackung,
- allgemeine Entspannung.

Wiederholte Anwendungen bewirken einen Trainingseffekt. Dieser führt zur Abhärtung und vermindert somit die Infektanfälligkeit. Ein allgemeines Wohlbefinden wird erreicht. Wasseranwendungen, wie z. B. Kneippgüsse, erfordern nicht viel Zeit und können ohne große Anschaffungen im Badezimmer durchgeführt werden.

Der Knieguss

Der Knieguss (◘ Abb. 18.2) ist eine sehr wirksame Anwendung. Er eignet sich als Training und zur Abhärtung bei Neigung zu kalten Füßen. Auch für Pflegebedürftige, die unter venösen Durchblutungsstörungen und Krampfadern leiden, ist der kalte Knieguss besonders gut geeignet (◘ Tab. 18.3).

> **Tipp**
>
> Abends, unmittelbar vor dem Schlafengehen, ist der Knieguss eine gute Einschlafhilfe.

❗ Daran sollten Sie denken
Begießen Sie niemals kalte Füße oder Beine mit kaltem Wasser. Die Beine müssen bei der Anwendung stets warm sein!

▣ **Tab. 18.3.** Der Knieguss

Das können Sie erreichen

- Bessere Durchblutung bei leichten Durchblutungsstörungen
- Erfrischung bei müden Beinen

Das benötigen Sie dazu

- Duschschlauch, bei dem der Brausekopf abgeschraubt ist. Alternativ kann auch ein schlankes, mit Wasser gefülltes Gefäß (z. B. Gießkanne) benutzt werden

Dies sollten Sie vorbereiten

- Sorgen Sie dafür, dass das Badezimmer angenehm temperiert ist
- Wenn die Füße des Pflegebedürftigen kalt sind, müssen sie vorher aufgewärmt werden

So geht's

- Temperatur des kalten Wassers: ca. 10-16 °C. Zwischen Schlauchmündung und der Haut sollen etwa 12-15 cm Entfernung sein
- Man beginnt an den Zehen des rechten Fußes führt den Wasserstrahl vom Fußrücken aufwärts bis etwa handbreit übers Knie; dort verweilt man fünf Sekunden; das Wasser sollte dabei den Unterschenkel wie ein Mantel umhüllen; dann führt man den Wasserstrahl an der Innenseite wieder zurück zur Ferse bis zu den Zehen
- Das linke Bein wird ebenso begossen
- 1 mal wiederholen, wieder am rechten Bein beginnen; dasselbe am linken Bein; zum Schluss beide Fußsohlen kurz abgießen
- Die Beine nicht abtrocknen, sondern das Wasser nur mit den Händen abstreifen; danach Strümpfe anziehen und durch Gymnastik oder Umhergehen die Durchblutung wieder anregen, bis ein angenehmes Wärmegefühl eintritt; als Einschlafhilfe: danach direkt ins Bett gehen

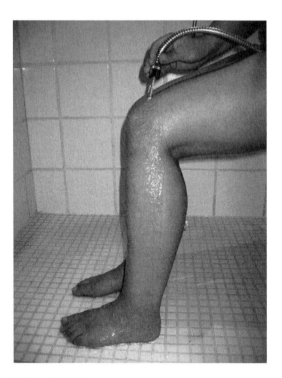

▣ **Abb. 18.2.** Knieguss

🛇 **Daran sollten Sie denken**
Bei Durchblutungsstörungen (Raucherbein) zuvor ärztlichen Rat einholen!

18.2.2   Wickel und Auflagen

Wickel und Auflagen gehören zu den erfolgversprechendsten Wasseranwendungen. Als einfaches und sehr wirkungsvolles Hausmittel kann man sie zur Behandlung von Krankheiten ohne sehr großen Zeitaufwand in den Pflegealltag integrieren.

Je nach Erkrankung wendet man warme oder kalte Wickel an. Zusätze und Substanzen, die in ihnen enthalten sind, unterstützen die heilende Wirkung. Wickel können an allen Körperteilen angelegt werden. Häufige Anwendungen sind z. B.:

- **Der Halswickel:** Er hüllt den gesamten Hals ein. Er darf nicht zu dicht anliegen, damit der Pflegebedürftige keine Beklemmungen bekommt.
- **Der Brustwickel:** Er reicht vom Halsansatz bis eine Handbreit unter den Rippenbogen – die Arme dabei nicht mit einwickeln.
- **Der Ohrenwickel:** Er wird wie ein tief sitzendes Stirnband über die Ohren gewickelt.
- **Der Lendenwickel:** Er reicht vom unteren Rippenbogen bis ca. eine Handbreit unterhalb der Leiste.
- **Der Wadenwickel:** Er reicht von der Ferse bis zur Kniekehle (▣ Abb. 18.3)
- **Andere Wickel:** Sie bedecken den Ort, an dem der Wickel wirken soll, großzügig (z. B. Gelenke, entzündete Stellen). Auflagen wie Öl- oder Quarkkompressen werden örtlich aufgelegt (z. B. im Brustbereich auf das Brustbein).

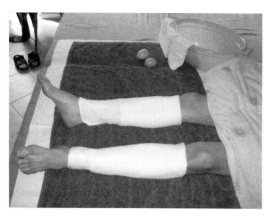

◘ **Abb. 18.3.** Der Wadenwickel

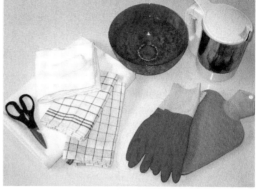

◘ **Abb. 18.4.** Wickelutensilien

Was benötige ich, um einen Wickel anzulegen?

Für die Wickel sollten reine Naturfasern verwendet werden, damit die Atmungsaktivität der Haut nicht behindert wird und unter dem Wickel kein Hitzestau entsteht. Ein Wickel oder eine Kompresse besteht in der Regel aus drei Schichten.

▪▪▪ Das brauchen Sie dazu

- **Feuchtes Innentuch** (Stoff- oder Mullwindeln, Geschirrtuch). Das Innentuch wird mit einer Flüssigkeit (Wasser, Tee) getränkt oder mit einer Füllung (Quark, Leinsamen) versehen.
- **Trockenes Zwischentuch** (Frottier(bade)tuch, Flanell- oder Moltontuch). Das Zwischentuch fängt die überschüssige Feuchtigkeit auf und schützt die Kleidung oder das Bettzeug.
- **Wärmendes Außentuch** (Wollschal, dickes Badetuch, Stirnband). Das Außentuch dient dem Warmhalten und/oder dem Befestigen des Wickels.
- **Befestigungsmaterial** (alte Binden, alte Strumpfhosen) für Kompressen und Auflagen.
- **Zusätzliche Utensilien** (◘ Abb. 18.4)
  - Schüssel
  - Wasserkocher
  - Wärmflasche(n)
  - Haushalts- oder Gummihandschuhe
  - Schere, Klebeband, Pflaster
  - Verschiedene Zusätze wie ätherische Öle (z. B. Lavendelöl), Kräuter (z. B. Schafgarbe),

  Quark, Gemüse und Obst (z. B. Kohl, Zitronen), Aufguss (z. B. aus Pfefferminze)
  - Butterbrotpapier oder Alufolie (für Ölwickel)

Wie werden Wickel durchgeführt?

▪▪▪ So geht's

- Bitten Sie den Pflegebedürftigen, vorher noch einmal zur Toilette zu gehen.
- Bereiten Sie das Zimmer und das Bett oder die Couch vor:
  - Ggf. Bettschutz einlegen, Außen- und Zwischentuch einlegen
  - Zimmer gut durchlüften.
- Sorgen Sie für Ruhe und schalten Sie störende Einflüsse aus (z. B. Fernseher).

➕ **Bei allen Wickeln, warmen wie kalten, müssen die Füße des Pflegebedürftigen warm sein.**

- Die beiden äußeren Wickeltücher werden ins Bett unter den zu wickelnden Körperteil gelegt.
- Das Innentuch wird mit kaltem oder heißem Wasser (oder Heilkräutertee) angefeuchtet, ausgewrungen bzw. mit der Füllung belegt oder bestrichen (z. B. mit Quark, zerquetschten Pellkartoffeln oder Zitronenscheiben). Dann wird es um den zu wickelnden Körperteil gelegt.

Bewährte Wickel und Auflagen

Wickel können Zusätze mit den verschiedensten Heilsubstanzen, wie Heilerde, Leinsamen, frische

Heilkräuter, ätherische Öle, Bienenwachs, Quark, Zwiebeln oder Zitronen, enthalten.

Auflage eines heißen Wickels

■■■ **So geht's**

- Innentuch in der benötigten Größe zu einer Rolle formen und längs auf ein Geschirrtuch (dient als Auswringtuch) legen und einrollen.
- Gummihandschuhe anziehen.
- Rolle in sehr heißes Wasser tauchen, voll saugen lassen und dann kräftig auswringen; je weniger nass das Innentuch ist, umso heißer wird es auf der Haut vertragen und desto besser hält es die Wärme.
- Rolle in eine Wärmflasche einschlagen und so zum Pflegebedürftigen bringen.

Warme Ölkompresse

Eine heiße Ölkompresse wirkt wunderbar wärmend und entspannend, z. B. bei Muskelverspannungen im Schulter-Nacken-Bereich, in der Lenden- oder der Nierengegend. Ein Lavendelölwickel als Brustauflage wirkt beruhigend und ist ganz einfach herzustellen.

■■■ **So geht's**

- Baumwolltuch (z. B. großes Männertaschentuch) einmal gefaltet, auf ein Stück Alufolie legen und mit einem Esslöffel guten Pflanzenöls (ggf. vermischt mit 4 Tropfen ätherischem Öl wie z. B. Lavendel) beträufeln.
- Dann die Alufolie zu einem Päckchen schließen.
- Eine mit heißem Wasser halb voll gefüllte Wärmflasche in der Mitte knicken und das Alu-Wickel-Päckchen dazwischen legen.
- Kompresse 3-5 Minuten anwärmen lassen, dann die Kompresse (ohne Alufolie) rasch direkt auf die Haut legen.
- Vorbereitetes Zwischen- und Außentuch umlegen (ggf. die Wärmflasche außen zusätzlich auflegen).
- Mindestens 20-30 Minuten wirken lassen.

❗ **Daran sollten Sie denken**
Bei Neigung zu Hautallergien zuerst die Verträglichkeit des Öls mit geringer Menge testen.

Quarkwickel

Mit einem Quarkwickel lassen sich verschiedene Hauterkrankungen wie Neurodermitis, Sonnenbrand oder Insektenstiche behandeln. Besonders gut wirkt er auch bei akuten Entzündungen im Hals- und Rachenbereich. Die Milchsäure im Quark wirkt entzündungshemmend. Außerdem ist der Quarkwickel abschwellend, schmerzlindernd und angenehm kühlend.

■■■ **So geht's**

- Mit einem Messer den Quark auf das Innentuch etwa fingerdick (ca. 0,5 cm) verteilen und von den Seiten her wie ein Päckchen einschlagen.
- Mit der einlagigen Seite auf die Behandlungsfläche legen.
- Zwischen- sowie Außentuch umlegen.

➕ **Der Quark sollte etwa zimmerwarm und in keinem Falle zu kalt sein.**

Kohlwickel

Beim Kohlwickel nutzt man die Heilkräfte dieser alten Gemüsepflanze. Sie eignet sich insbesondere bei entzündeten Gelenken und rheumatischen Beschwerden.

■■■ **So geht's**

- Schneiden Sie die Mittelrippe der frischen Weißkohlblätter (biologischer Anbau) und evtl. weiter hervorstehende Blattrippen heraus; nun die Blätter mit einer Glasflasche gut quetschen damit die Blattrippen aufbrechen und der Saft austreten kann.
- Legen Sie nun das Blatt direkt auf die Haut; bei großen Stellen mehrere Blätter dachziegelartig übereinander legen.
- Umwickeln Sie die Blätter mit einem Leinen- oder Baumwolltuch (kein Plastik!) und befestigen Sie das Ganze mit einer abgeschnittenen Strumpfhose oder einer Binde.
- Nun können die Heilkräfte der Pflanze längere Zeit einwirken, auch über Nacht; ein wärmendes Außentuch ist beim Kohlwickel nicht nötig, da hier der Pflanzenwirkstoff im Vordergrund steht

➕ **Wickelzutaten im Restmüll entsorgen (Gemüse und Obst nicht in den Kompost geben!)**

VI

Teil VI Abschied nehmen

Rechtzeitig vorsorgen

? Bei meinem Ehemann hat der Arzt eine Alzheimer-Erkrankung diagnostiziert. Schon heute ist er sehr vergesslich. Kann ich rechtlich gesehen für ihn entscheiden?

Jeder möchte bis ins hohe Alter geistig und körperlich mobil bleiben. Doch keiner weiß, wie
lange er imstande sein wird, seine Angelegenheiten selbstständig zu besorgen. Derzeit stehen ca.
eine Million Bürger unter rechtlicher Betreuung,
d. h. ihre Angelegenheiten werden durch einen
vom Gericht bestellten Betreuer geregelt. Eine
rechtliche Betreuung kann durch eine Vorsorgevollmacht weitgehend vermieden werden.

19.1 Welche rechtlichen Möglichkeiten zur Vorsorge gibt es?

Aufgrund einer akuten Erkrankung, wie z. B. eines Schlaganfalls, müssen manchmal plötzlich
viele Entscheidungen für einen Angehörigen
(z. B. die Eltern, den Ehemann) getroffen werden.
Doch das deutsche Recht sieht nicht vor, dass
an Stelle des entscheidungsunfähigen Betroffenen automatisch Ehepartner, Kinder oder Eltern
die erforderlichen Willenserklärungen abgeben
können. Wenn also keine ausreichende Vollmacht
vorliegt, wird durch das Vormundschaftsgericht
ein rechtlicher Betreuer bestellt. Durch die rechtlichen Instrumente der
- Vorsorgevollmacht,
- Betreuungsverfügung und
- Patientenverfügung

kann jedermann frühzeitig gewährleisten, dass
auch in einem solchen Fall seine Interessen best-
möglich durch vertraute Personen gewahrt werden.

> **Tipp**
>
> Hilfreiche Broschüren mit Formulierungsvor-
> schlägen für Vorsorgevollmachten, Betreuungs-
> und Patientenverfügungen sind kostenlos zu
> bestellen unter: **www.bmj.bund.de.**
> Auf den Internetseiten der Hospize finden Sie
> viele Informationen und Hilfen zu Patientenver-
> fügungen. Die Kontaktadressen zur Hospizbe-
> wegung (D, A, CH) finden Sie im Anhang.

19.1.1 Die Vorsorgevollmacht

Mit einer Vorsorgevollmacht können Familienangehörige vorsorglich bevollmächtigt werden für
den Fall, dass man aufgrund einer psychischen Erkrankung, einer körperlichen, geistigen oder seelischen Behinderung selbst nicht mehr rechtlich entscheiden kann. Sie ist eine private Vorsorge für die
eigene Entscheidungsunfähigkeit. Vorteile sind:
- Sie bestimmen selbst Inhalt und Umfang der Vollmacht.
- Ein sofortiges Handeln ist in jedem Fall mög-lich.
- Sie haben immer ein Widerrufsrecht.
- Eine rechtliche Betreuung wird vermieden.

Welche Form muss eine Vollmacht haben?

Gesetzlich ist für die Vorsorgevollmacht keine besondere Form vorgeschrieben. Aus Gründen der
Beweissicherheit sollte die Schriftform gewählt werden (Hand- oder Maschinenschrift). Bei höchstper-
sönlichen Angelegenheiten, wie z. B. der Gesund-
heitsfürsorge und der Aufenthaltsbestimmung, ist
die Schriftform verpflichtend (◘ Abb. 19.1).

In der Vollmacht sollte festgehalten werden, für
welche Bereiche die Vollmacht gilt. Dazu gehören
- persönliche Angelegenheiten, wie die Gesund-heitsfürsorge,
- die Aufenthaltsbestimmung und
- Vermögensangelegenheiten.

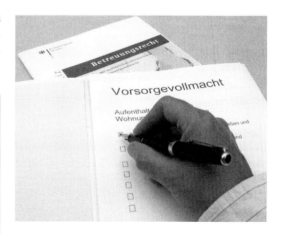

◘ **Abb. 19.1.** Vorsorgevollmacht

Man kann eine oder mehrere Personen insgesamt bevollmächtigen oder die Befugnisse auf verschiedene Personen aufteilen.

Persönliche Angelegenheiten und Gesundheitsfürsorge

Die befugte Person kann im Rahmen der Gesundheitsvorsorge z. B.

- über alle Angelegenheiten der Gesundheitssorge, wie z. B. Einzelheiten einer ambulanten oder (teil-)stationären Pflege, entscheiden,
- den in einer Patientenverfügung festgelegten Willen durchsetzen,
- in sämtliche Maßnahmen zur Untersuchung des Gesundheitszustandes und der Heilbehandlungen einwilligen,
- die Krankenunterlagen einsehen und deren Herausgabe an Dritte bewilligen und
- über freiheitsentziehende Maßnahmen (z. B. Bettgitter, Medikamente) entscheiden.

Aufenthalt und Wohnungsangelegenheiten

Die befugte Person kann z. B.

- den Aufenthalt bestimmen, Rechte und Pflichten aus dem Mietvertrag über die Wohnung einschließlich einer Kündigung wahrnehmen sowie den Haushalt auflösen,
- einen neuen Wohnungsmietvertrag bzw. Heimvertrag abschließen und kündigen sowie
- bei Behörden, Versicherungen, Renten- und Sozialleistungsträgern vertreten.

Vermögensangelegenheiten

Die befugte Person kann z. B.

- das Vermögen verwalten und hierbei alle Rechtshandlungen und Rechtsgeschäfte vornehmen und
- Zahlungen und Wertgegenstände annehmen.

Zusätzliche Vollmachten

Zusätzlich zur Vollmacht sollte man eine Bankvollmacht (bei der Bank) für alle Konten und evtl. Schließfächer und eine Postvollmacht (bei der Post) erteilen.

➕ **Eine Vorsorgevollmacht geht im Unterschied zur gesetzlichen Betreuung über den Tod des Vollmachtgebers hinaus.**

Muss eine Vollmacht beglaubigt sein?

Eine Bestätigung sollte auf jeden Fall erfolgen, z. B. durch den Hausarzt bzw. behandelnden Arzt, durch den Bürgerdienst oder die Hausbank. Eine notarielle Beglaubigung/Beurkundung wird bei größerem Vermögen, wenn mit Rechtsstreitigkeiten in der Familie zu rechnen ist und bei Zweifeln an der Geschäftsfähigkeit empfohlen. Sie muss auf jeden Fall bei allen Rechtsgeschäften, bei denen ein Formzwang besteht, z. B. bei Grundstücksverfügungen, Erbschaftsausschlagung, erfolgen.

- Bei der Beglaubigung bestätigt der Notar die Gültigkeit der Unterschrift.
- Bei der Beurkundung stellt der Notar fest, dass keine Bedenken hinsichtlich der Geschäftsfähigkeit bestehen.

Wo sollte die Vollmacht aufbewahrt werden?

Eine Vollmacht ist aufgrund des Originals oder einer Ausfertigung der Urschrift nachzuweisen. Man kann sie zu Hause oder bei der Bank aufbewahren.

Tipp

Die Vorsorgevollmacht kann beim Zentralen Vorsorgeregister gemeldet werden. Die Eintragung im Register hilft, Vorsorgevollmachten im Betreuungsfall zu finden: **www.vorsorgeregister.de** (Adresse: ▶ **Anhang**).

19.1.2   Die Betreuungsverfügung

Anders als mit einer Vorsorgevollmacht wird durch eine Betreuungsverfügung die Einschaltung des Gerichts nicht vermieden. Doch der Betroffene kann durch die Betreuungsverfügung dem vom Vormundschaftsgericht zu bestellenden Betreuer seine Wünsche mitteilen. Sie ist Grundlage für den gerichtlichen Beschluss, falls eine rechtliche Betreuung nach dem Betreuungsgesetz für den Betroffenen erforderlich werden sollte. Die Schriftform sollte gewählt werden.

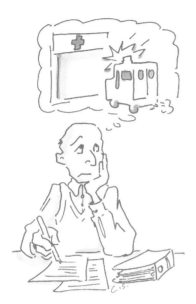

Vorsorgen

Für wen ist die Betreuungsverfügung geeignet?

Sie ist geeignet für eine Person, die
- keine Vertrauensperson hat, der sie eine Vollmacht erteilen kann,
- im Bedarfsfall eine gerichtliche Kontrolle vorzieht oder
- eine bevollmächtigte Person hat, die die Vollmacht nicht mehr ausüben kann oder will.

Was soll in einer Betreuungsverfügung geregelt werden?

In einer Betreuungsverfügung sollen konkrete Wünsche für den Betreuungsfall so exakt und genau wie möglich beschrieben sein, wie z. B.:
- Wer soll zum Betreuer bestellt werden?
- Wo soll der Wohnsitz sein und was geschieht mit der Wohnung?
- Welches Alten- oder Pflegeheim kommt u. U. in Frage?
- Was passiert mit dem Haustier?
- Wie viel Taschengeld wird vom Betreuer ausgezahlt?
- Welcher Arzt soll die medizinische Betreuung übernehmen?
- Ist eine Patientenverfügung ausgestellt?

Wo sollte die Betreuungsverfügung aufbewahrt werden?

Die Betreuungsverfügung kann beim Vormundschaftsgericht hinterlegt werden, dies ist jedoch nicht zwingend erforderlich. In jedem Fall sollte sie leicht auffindbar, etwa in einer Dokumentenmappe, abgelegt sein (siehe ergänzend auch § 1901a BGB »Schriftliche Betreuungswünsche«).

19.1.3 Die Patientenverfügung

Mit einer Patientenverfügung können medizinische Behandlungswünsche (welche Behandlung man in einer konkreten Situation möchte bzw. nicht möchte) für den Fall festgehalten werden, dass man sich wegen Bewusstlosigkeit oder längerem Koma nicht mehr selbst ausdrücken kann. Sie trägt also dazu bei, die eigene Selbstbestimmung am Lebensende sicherzustellen und ist dabei den behandelnden Ärzten sowie den Bevollmächtigten oder Betreuern eine große Hilfe. Voraussetzung ist, dass der Betroffene bei der Abfassung entscheidungsfähig ist.

❗ **Daran sollten Sie denken**
Die Schriftform, das Datum der Ausstellung und die eigenhändige Unterschrift sind zwingend vorgeschrieben.

Was soll in einer Patientenverfügung geregelt werden?

Folgende Punkte sollte eine selbst verfasste Patientenverfügung oder auch ein vorgefertigtes Formular enthalten, damit es rechtswirksam befolgt werden kann:
- Name und Anschrift des Betroffenen
- Beschreibung der konkreten Situation, in der die Verfügung gelten soll, z. B.:
  – wenn der Sterbeprozess eingesetzt hat,
  – wenn ein irreversibler Ausfall von lebenswichtigen Funktionen oder Organen des Körpers vorliegt oder
  – wenn eine tödlich verlaufende Erkrankung vorliegt, die mit an Sicherheit grenzender Wahrscheinlichkeit in absehbarer Zeit zum Tode führt

– Beschreibung bzw. Aufzählung der gewünschten und der nicht gewünschten Maßnahmen, z. B.:
  – Schmerztherapie
  – Behandlung bei Übelkeit und Erbrechen
  – Atemnot
  – Intensivtherapie
  – Wiederbelebung
  – Maschinelle Beatmung
  – Bluttransfusion
  – Hämodialyse (Blutwäsche)
  – Ernährung durch eine PEG-Magensonde als Dauermaßnahme
  – Antibiotika bei fieberhaften Begleitsymptomen (z. B. bei Lungenentzündung)
  – Andere medikamentöse Behandlungen mit dem Ziel der Lebensverlängerung (◘ Abb. 19.2)
– Bestätigung eines Arztes, dass ein Aufklärungsgespräch über den Inhalt der Verfügung geführt wurde. Der Arzt unterschreibt als Zeuge, dass die Unterschrift des Betroffenen eigenhändig geleistet wurde und bestätigt die vorhandene Einwilligungsfähigkeit des Betroffenen.

❗ **Daran sollten Sie denken**
Wichtig ist, dass aus der persönlichen Patientenverfügung hervorgeht, dass der Betroffene sich über die Konsequenzen der Entscheidung bewusst ist, und die konkreten medizinischen Situationen eingehend beschrieben sind.

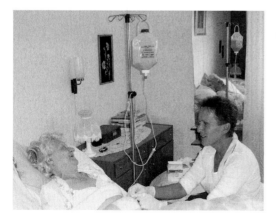

◘ **Abb. 19.2.** Lebenserhaltende Maßnahmen: Die künstliche Ernährung

Wo sollte die Patientenverfügung aufbewahrt werden?

– Das Original sollte auffindbar abgelegt zu Hause verbleiben. Kopien sind an den behandelnden Arzt und an die Bevollmächtigten oder Betreuer auszuhändigen.

> **Tipp**
>
> Es empfiehlt sich, eine Patientenverfügung regelmäßig erneut zu unterschreiben, damit ihre Aktualität nicht in Frage gestellt werden kann. Alternativ kann zur Unterschrift folgender Zusatz angefügt werden: »Diese Patientenverfügung hat ab Ausstellungsdatum für alle Zeiten ihre Gültigkeit, sofern ich sie nicht selbst widerrufe.«

19.2   Die Betreuung

Die Betreuung ist eine gerichtlich angeordnete Unterstützung für eine volljährige, hilfsbedürftige Person, die wegen einer psychischen Erkrankung oder einer geistigen, seelischen oder körperlichen Behinderung ihre Angelegenheiten nicht oder nicht mehr zu besorgen vermag und deshalb auf die Hilfe anderer angewiesen sind (in Österreich: Sachwalterschaft). In der Mehrzahl der Fälle sind dies ältere, oft hoch betagte Menschen. Auch die Betroffenen selbst können eine Betreuung für sich beantragen (siehe ▶ Betreuungsverfügung).

➕ Eine Betreuung soll nur dann beantragt werden, wenn andere Hilfsmöglichkeiten nicht mehr ausreichen.

Wo wird die Betreuung beantragt?

Zuständig für die Errichtung einer Betreuung ist das Amtsgericht (Vormundschaftsgericht), in dessen Zuständigkeitsbereich der zu Betreuende lebt. Das Vormundschaftsgericht prüft in Zusammenarbeit mit Ärztinnen und Ärzten und der örtlichen Betreuungsbehörde, in welchen Bereichen und in welchem Umfang eine rechtliche Betreuung notwendig ist.

Welche Aufgaben hat der Betreuer?

Der Betreuer wird für bestimmte Aufgabenkreise bestellt, die sich nach den individuellen Bedürfnissen des Betroffenen richten. Bereiche, die die Betroffenen eigenständig erledigen können, dürfen dem Betreuer nicht übertragen werden. Aufgabenkreise für Betreuer sind z. B.

- Aufenthaltsbestimmung,
- Vermögenssorge (z. B. Einteilung, Verwendung und Verwaltung der Einkünfte und Ausgaben),
- Gesundheitsfürsorge (z. B. Zustimmung zu Operationen),
- Entscheidung über freiheitsentziehende Maßnahmen (z. B. Bettgitter),
- Vertretung gegenüber Behörden, Klinikleitung, Gerichten,
- Wohnungsangelegenheiten und
- Entgegennahme und Öffnen der Post.

❗ **Daran sollten Sie denken**
Die Geschäftsfähigkeit entfällt durch die Einrichtung der Betreuung nicht.

Der Betreuer erhält eine Ausfertigung des Beschlusses und einen Betreuerausweis. Die Betreuung ist vom Vormundschaftsgericht aufzuheben, wenn ihre Voraussetzungen (siehe oben) wegfallen. Spätestens nach fünf Jahren muss über die Aufhebung oder Verlängerung der Betreuung entschieden werden.

Platz für Ihre Notizen

Abschied nehmen

❓ Meine Frau hat Krebs, unheilbar und im fortgeschrittenen Stadium. In letzter
Zeit ist sie stark abgemagert und hat mehr Schmerzen. Auch ist sie hoffnungslos.
Wie kann ich ihr beistehen?

In jedem Leben wird es einmal Zeit, sich auf Herbst und Winter, auf das Ende irdischen Lebens einzurichten. Würdig sterben zu können, ist sicher der persönliche Wunsch eines jeden Menschen. Nach einem erfüllten, langen Leben soll der Tod möglichst schnell und schmerzlos kommen. Leider ist dies nicht jedem vergönnt. Für viele ist die letzte große Aufgabe – Abschied nehmen vom Leben – die schwerste. Und nicht jedem wird die Zeit geschenkt, in Frieden und voller Vertrauen auf den Tod ihn als Teil des Lebens anzunehmen. Manche Menschen werden unerwartet aus der Fülle des Lebens gerissen. Für viele andere bedeutet Sterben schwere Krankheit, Schmerzen und Leiden, Hilflosigkeit und Hoffnungslosigkeit.

Jeder stirbt seinen eigenen Tod. Für den Sterbenden ist es eine bedeutsame Hilfe, wenn Menschen ihn auf seinem Weg beistehen, ihn begleiten und mit ihm Abschied nehmen. Für die Begleiter bedeutet Sterbebegleitung die Begleitung eines Weges, den ein Anderer geht. Man kann nur ein Stück des Weges mitgehen, kann und darf aber in die Länge oder Richtung des Weges nicht eingreifen. Deshalb ist es wichtig zu erkunden, was den Sterbenden geprägt hat und was ihm Trost geben könnte (◘ Abb. 20.1).

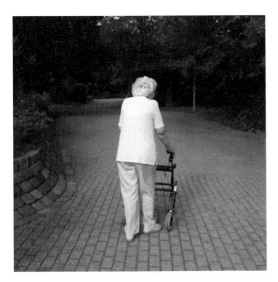

◘ **Abb. 20.1.** Ein Weg, den ein anderer geht

20.1 Phasen des Sterbens und der Trauer

Sterbeforscher, wie z. B. die Psychologin und Ärztin Elisabeth Kübler-Ross, untersuchen, ob und wie sich sterbende Menschen mit dem Tod auseinander setzen. Oft wird dabei der Sterbeprozess als Entwicklung beschrieben, die bei verschiedenen Menschen ähnlich verläuft. Das Sterben eines Menschen muss jedoch immer individuell betrachtet werden. Modelle dienen nur dem grundlegenden Verständnis von Abläufen.

Nach den Gesprächen von Elisabeth Kübler-Ross mit mehr als 200 Sterbenden verläuft die psychische Verarbeitung des Sterbens bei Menschen, die ausreichend unterstützt werden, in fünf Phasen.

20.1.1 Phase 1: Nicht-Wahrhabenwollen und Isolierung (Nicht ich!)

Der todkranke Mensch kann seine schwere, unheilbare Erkrankung innerlich noch nicht anerkennen. Für ihn kann das alles überhaupt nicht wahr sein. Er fordert neue Untersuchungen, glaubt an eine Verwechslung oder beschuldigt die behandelnden Ärzte der Unfähigkeit. Manchmal wird dieses »Nicht-Wahrhabenwollen« durch die Unterdrückung oder Isolierung der Gefühle ersetzt. Der Betroffene spricht über seinen bevorstehenden Tod so, als ob er damit nichts zu tun hätte. Die Verleugnung mildert seinen Schock. Seine Verhaltensweisen helfen ihm, eine für ihn im Moment unerträgliche Realität zu bewältigen. Er gewinnt Zeit, Kraft zu sammeln, um mit der Wahrheit fertig zu werden.

Auch die Angehörigen trifft die Nachricht wie ein Schock. Sie werden in dasselbe »Nicht-Wahrhabenwollen« verstrickt. Sie durchleben ebenfalls ein Wechselspiel von Hoffnung und Verzweiflung. Eine Möglichkeit der Bewältigung dieser Situation ist, sich Informationen über die Krankheit und deren Behandlung zu besorgen. Das Aneignen von Kenntnissen über die Zusammenhänge hilft, die Situation des Kranken zu verstehen und sich selbst besser zu orientieren. So können Sie Ihrem Angehörigen in dieser Phase helfen:

▪▪▪ Das können Sie tun
- Zeigen Sie Verständnis für die Schutzmechanismen des Kranken.
- Akzeptieren Sie sein Verhalten, halten Sie es aus und bleiben Sie bei ihm.
- Vermeiden Sie es, wütend oder belehrend zu reagieren.
- Lassen Sie dem Kranken Zeit. Wenn er sich sicher fühlt und sich von Ihnen verstanden weiß, gibt er diese Abwehrhaltung in der Regel wieder auf.

20.1.2 Phase 2: Zorn und Flut der Gefühle (Warum ich?)

Hat der Betroffene die tödliche Krankheit anerkannt, wird er zornig (»Warum ausgerechnet ich, warum nicht die anderen?«). Es kommt zu einer Flut negativer Gefühle, die den Sterbenden mit sich fortreißen können. Er gibt anderen Menschen die Schuld an seiner Erkrankung oder an seiner Situation und reagiert oft gereizt oder wütend. Dies kann sich in Unzufriedenheit mit dem Essen, mit Ihrer Pflege und der Behandlung der Ärzte äußern.

In dieser Phase hat es die Familie besonders schwer, Anschuldigung und Wutausbrüche nicht persönlich zu nehmen. Doch gerade jetzt braucht der Kranke Begleiter, die sich nicht von seinem negativen Gefühlsstrom mitreissen lassen.

▪▪▪ Das können Sie tun
- Versuchen Sie, die Zornausbrüche hinzunehmen. Widersprechen Sie nicht, auch wenn die Anschuldigungen nicht stimmen. Negative Gefühlsäußerungen sind meist nicht persönlich gemeint.
- Helfen Sie dabei, dass der Kranke auch die negativen Gefühle aussprechen kann. Es hilft dem Betroffenen, wenn er seinen Ärger nicht hinunterschlucken muss.
- Halten Sie aus und hören Sie zu.

20.1.3 Phase 3: Verhandeln (Vielleicht doch nicht ich?!)

In dieser Phase wird der bevorstehende Tod als unvermeidbar anerkannt. Der Sterbende versucht

durch »Verhandeln« einen Aufschub, also mehr Lebenszeit, zu erreichen. Er feilscht mit den Ärzten (z. B. um andere Therapien) oder mit Gott (z. B. durch Ableisten von Gelübden).

➕ **Der Sterbende ist in dieser Phase sehr verletzlich.**

▪▪▪ Das können Sie tun
- Lassen Sie dem Betroffenen die Hoffnung, aber machen Sie ihm keine falsche Hoffnung (z. B. auf eine Heilung), indem Sie sich am Verhandeln beteiligen. Hoffnung auf ein Sterben in würdevoller Umgebung mit Selbstbestimmung so lange und so gut wie möglich, auf Schmerzfreiheit/-armut und Genuss soweit wie möglich (z. B. bloß keine einschränkenden Diäten mehr!) ist immer angemessen.
- Bleiben Sie wahrhaftig. Wenn der Sterbende genaue Fragen stellt, sollten Sie nicht lügen oder abschwächen. Jeder braucht die Wahrheit, um sich mit ihr auseinander setzen zu können.
- Fragt der Kranke nicht genau nach, so sollte er auch nicht gezwungen werden, sein Schicksal aktiv anzunehmen, sich mit der »Wahrheit« auseinander zu setzen.

20.1.4 Phase 4: Depression oder Phase der Traurigkeit (Was bedeutet das für mich?)

Das Fortschreiten der Erkrankung lässt weiteres Verdrängen oder Ausweichen nicht mehr zu, »der Körper sagt die Wahrheit«. Den Sterbenden überwältigt das Gefühl eines entsetzlichen Verlustes. Er bereut zurückliegende Versäumnisse und trauert um all das, was er verlieren wird: Partner, Kinder und Freunde. Er sorgt sich um Probleme, die er nicht mehr lösen kann (z. B. finanzielle Sorgen der Familie), und begreift, dass er begangene Fehler nicht mehr gut machen kann. Die Phase dient der Vorbereitung auf die endgültige Annahme des Todes. Er kann sich nun umfassend mit der Realität seines Todes auseinander setzen. So unterstützen Sie den Sterbenden:

▪▪▪ Das können Sie tun
- Unterstützen Sie ihn bei der Erledigung unerledigter Dinge.

- Helfen Sie ihm dabei, familiäre Probleme zu lösen. Manchmal können jahrelang verhärtete Positionen noch verlassen werden, z. B. Aussöhnung mit einem verfeindeten Bruder.
- Unterstützen Sie ihn dabei, wirtschaftliche und finanzielle Angelegenheiten testamentarisch zu regeln oder ein Geschäft zum Abschluss zu bringen.
- Weichen Sie Sinnfragen nach dem Leben nicht aus, sondern nehmen Sie sie ernst. Lassen Sie Gespräche darüber zu.

20.1.5 Phase 5: Zustimmung (Ja, ich kann!)

Die Depression kann in eine Phase vorbereitender Trauer übergehen. Der Sterbende bereitet sich auf den nahen Tod vor. Er wird stiller und zieht sich zurück. Er löst Bindungen und lässt die Dinge der Welt hinter sich. Der Sterbende hat seinen Frieden mit der Welt gefunden und akzeptiert den nahenden Tod. Fast frei von Gefühlen erwartet er ruhig und mit Zustimmung das Ende. Jetzt müssen auch die Angehörigen Abschied nehmen und lernen, mit dem Verlust zu leben.

Der Sterbende ist in dieser Phase müde und schwach, schläft viel und möchte meist nicht gestört werden. Seine Konzentration nimmt ab, und es kann sein, dass der Sterbende Personen nicht mehr erkennt. Er verständigt sich oft nur noch mit Gesten oder wenigen Worten und verliert zunehmend den Bezug zur Realität.

▪▪▪ Das können Sie tun

- Lassen Sie den Sterbenden mit sich allein, aber lassen Sie ihn nicht im Stich. Geben Sie ihm die Sicherheit, dass die Sterbestunde nicht allein erlebt werden muss.
- Helfen Sie ihm mit Ihrer eigenen Bereitschaft, den Sterbenden loszulassen, sich selbst loszulassen.
- Auch bei scheinbarer Teilnahmslosigkeit kann der Sterbende noch hören und fühlen. Seien Sie ihm durch besondere Zuwendung nahe:
  - Berühren Sie ihn und reden Sie mit ihm.
  - Beten Sie mit ihm.
  - Spielen Sie evtl. vertraute Musik.

➕ Oft verläuft der Sterbeprozess nicht starr in der angegebenen Reihenfolge von Phasen oder Stadien. Er ist ein dynamischer Prozess. Das Überspringen einzelner Phasen, Schwankungen oder andere seelische Entwicklungen sind möglich. Auch die Annahme des nahenden Todes kann nicht als Norm für alle Menschen gesehen werden. Die Beschreibung der Phasen soll für Sie lediglich eine Orientierungshilfe bieten.

20.2 Sterbende begleiten

Menschenwürdiges Sterben zu ermöglichen, erfordert von pflegenden Angehörigen ein hohes Maß an Kraft, Sensibilität, Wahrnehmung und Flexibilität. Indem sich Angehörige zu Hause für ein sterbendes Familienmitglied engagieren, geraten sie oft in eine fast paradoxe Situation. Sie müssen zum einen den normalen privaten (und in der Regel zusätzlich beruflichen) Alltag aufrechterhalten, gleichzeitig werden sie in einen Ausnahmezustand versetzt. Mit dem kontinuierlichen körperlichen Verfall des Sterbenden erleben Angehörige eine sich andauernd verändernde Situation und müssen sich fortwährend auf neue und unbekannte Sachverhalte einstellen. Vor diesem Hintergrund sehen Sie sich einer Vielzahl von Aufgaben, Anforderungen und Tätigkeiten gegenüber, die es für den sterbenden Menschen zu erbringen gilt. Ihre Sterbebegleitung soll alle Maßnahmen beinhalten, die der Erhaltung der Lebensqualität des Sterbenden dienen. Die individuellen Bedürfnisse des Sterbenden stehen dabei im Vordergrund. Sie müssen diese Bedürfnisse wahrnehmen und das pflegerische Handeln danach ausrichten.

20.2.1 Unterstützung Sterbender durch Pflege

Der Sterbende braucht zur Unterstützung der Lebensaktivitäten, die er selber nicht mehr wahrnehmen kann, unsere Hilfe. Der Körper zeigt Zeichen des Zerfalls, wie Müdigkeit, Mattigkeit, Beschwerden beim Liegen, Atemnot, Beklemmungsgefühle. Für die körperliche Pflege gibt es keine festen Regeln. Das Sterben ist unterschiedlich. Der Hilfebedarf ist individuell. Die wahrnehmende Pflegeperson erspürt, was der Sterbende braucht. Einige Orientierungsmöglichkeiten sind:

Aufrechterhaltung der Lebensgewohnheiten

Halten Sie den Tagesrhythmus so ein wie gewohnt, um nicht das Gefühl des Abgeschriebenseins aufkommen zu lassen. Gehen Sie auf die Wünsche des Sterbenden so gut wie möglich ein.

Körperpflege

Eine aufmerksame Körperpflege ist bei Schwerkranken und Sterbenden besonders wichtig. Behutsame Bewegungen und liebevolle Berührungen vermitteln Wärme und Geborgenheit. Durch eine liebevolle Körperwäsche erfahren Sterbende Körperkontakt und Zuwendung, gleichzeitig wird Schwitzen, trockene Haut oder Juckreiz gelindert.

■ ■ ■ Das können Sie tun

- Reduzieren Sie alle Pflegemaßnahmen, wie die Ganzkörperwäsche, auf ein Minimum.
- Setzen Sie alle unnötigen Maßnahmen ab (z. B. aufwändige Lagerungsmaßnahmen zur Dekubitusprophylaxe, wenden Sie eher 1/4–1 stdl. Mikrolagewechsel für das Wohlbefinden an).

Ausscheiden

Ein prall gefüllter Darm oder ein gefülltes Rektum können zu Beschwerden führen, die starke Unruhe beim Sterbenden verursachen können. Deswegen ist das Abführen eine Verrichtung, die häufig bis zum Schluss notwendig bleibt (▶ Kap. 9 »Wahrnehmen – Wie geht es Dir heute – Ausscheiden«).

■ ■ ■ Das können Sie tun

- Sorgen Sie für Möglichkeiten zur Blasen- und Darmentleerung (Inkontinenzslips, evtl. Katheter, Fliesunterlagen im Bett).
- Ein Klysma bis wenige Stunden vor Eintritt des Todes kann u. U. notwendig sein.

Mundpflege

Wenn der Sterbende nicht mehr essen und trinken kann oder will, ist eine gute Mundpflege besonders wichtig. Die Mundschleimhaut sollte feucht gehalten werden, damit sich keine Borken bilden oder die Schleimhaut anschwillt und so die Atmung erschwert. Dazu gibt es viele verschiedene Möglichkeiten:

■ ■ ■ Das können Sie tun

- Tränken Sie einen Tupfer mit Lieblingsgetränken (Tee, Sprudel, Wein, Fruchtsaft etc.) und befeuchten damit die Lippen und die Zunge.
- Träufeln Sie mit einer Spritze tropfenweise Flüssigkeit auf die Zunge.
- Stellen Sie kleine Eiswürfel (Sekt, Saft, Tee, Fruchtstückchen) her und lassen Sie diese lutschen.
- Kleine Sprühflasche mit »Lieblingsflüssigkeit« füllen und häufig (2–4-mal pro Stunde) die Mundhöhle damit befeuchten.
- Reinigen Sie vorsichtig die Mundhöhle (Gaumen, Wangen, Zahnfleisch), z. B. mit Tupfer und Salbeitee, und halten Sie mit einem Flocken Butter, Olivenöl oder Rosenhonig aus der Apotheke die Mundhöhle feucht.
- Fetten Sie die Lippen ein.

Essen und Trinken

Sterbende haben meist weder Appetit noch Durst. Ist ein Durstgefühl da, wird dieses gleichzeitig mit guter Mundpflege (siehe oben) gelindert. Ob darüber hinaus noch eine Flüssigkeitsgabe, z. B. durch eine Infusion nötig ist, sollte jeder für sich selbst (▶ Kap. 19 »Rechtzeitig vorsorgen – Patientenverfügung«) oder die Angehörigen in Absprache mit dem Arzt für den Sterbenden entscheiden.

Schlaf

Der Tag- und Nachtrhythmus ist meistens gestört. Den Schlaf einfach zulassen, wenn er kommt.

20.2.2 Schmerzlindernde Behandlung

Damit ein sterbenskranker Mensch seine sozialen, psychischen und spirituellen Bedürfnisse überhaupt wahrnehmen kann, ist die Befriedigung des Bedürfnisses nach körperlichem Wohlbefinden Voraussetzung. Ein Plan zur palliativen Behandlung des

Sterbenden mit einer kompetenten Schmerztherapie sollte frühzeitig und gemeinsam mit dem behandelnden Arzt erstellt werden. Der Plan sollte die Behandlung von bekannten und möglichen Beschwerden (Schmerzen oder andere quälende Beschwerden, wie Atemnot, Übelkeit, Erbrechen, Verstopfung) in den letzten Tagen und Stunden enthalten.

Durch diese Maßnahmen können die Beschwerden in den meisten Fällen behoben oder auf ein erträgliches Maß reduziert werden.

Positionierung

Auf eine bequeme Positionierung achten und an die besondere Gefahr von Druckgeschwüren (individuell handhaben) denken (ggf. gute Weichlagerungsmatratze besorgen und 20–30°-Lagerungen durchführen, ▶ Kap. 14 »Vorbeugung von Zweiterkrankungen«).

Atem

Bei Atemnot oder erschwerter Atmung Oberkörper hochpositionieren.

➕ Nicht angemessen ist die Gabe von Sauerstoff (außer, wenn eine Lungenerkrankung vorliegt), da die Atemnot meist durch erhöhten Kohlendioxydgehalt im Blut und nicht durch einen reduzierten Sauerstoffgehalt des Blutes hervorgerufen wird.

Medikamente

Alle unnötigen Medikamente sollten abgesetzt werden, z. B. Diuretika, Abführmittel, Digitalis, Antibiotika, d. h. alle Medikamente, die dem Sterbenden keinen Nutzen mehr bringen.

Schmerzen

Es gibt mittlerweile sehr gute Möglichkeiten, Schmerzen zu lindern. Der Arzt wird sie mit einer eindeutigen Handlungsanweisung für Sie verordnen.

■■■ **Das können Sie tun**
- Es gibt Morphin-Pflaster, die alle 3 Tage auf den Rücken oder die Brust geklebt werden und kontinuierlich Morphin abgeben.
- Zusätzlich können noch bestimmte Schmerzmittel, z. B. Novalgin-Tropfen vor belastenden pflegerischen Maßnahmen wie Umpositionierungen gegeben werden.
- Wenn das nicht ausreicht, gibt es auch Schmerzpumpen, die über 24 Stunden laufen und vom Betroffenen selbst mitgesteuert werden können.
- Auch angstlösende Medikamente helfen Schmerzen zu lindern.

20.2.3 Menschliche Zuwendung

Der Sterbende soll sich in seiner letzten Lebensphase nicht alleine gelassen fühlen und von diesem Leben, von Angehörigen und Freunden in Frieden Abschied nehmen können. Schaffen Sie für ihn gute Rahmenbedingungen.

■■■ **Das können Sie tun**
- Sorgen Sie für eine ruhige und entspannende Atmosphäre (gedämpftes Licht, offener Blick in den Raum zu eintretenden Personen; Blumen, Bilder, Musik und Düfte nach Wunsch und Stimmung).
- Durch die Schwäche und das Wissen um den Verlust friert ein Sterbender innerlich und äußerlich. Deswegen stellen Sie die Raumtemperatur eher höher, 21–22°C (Vorsicht bei Fieber).
- Helfen Sie anderen Angehörigen und Freunden (evtl. von weiter her), den Sterbenden abschiednehmend zu begleiten. Denken Sie an Bewirtung und Übernachtungsmöglichkeiten.
- Offene Gespräche tragen zur Sicherheit bei. Bringen Sie den Mut auf, zuzuhören, wenn der Sterbende das Bedürfnis hat, über schwierige Themen zu sprechen.
- Aktives Zuhören: mit eigenen Worten wiedergeben, was Sie gehört haben, und überlegen,

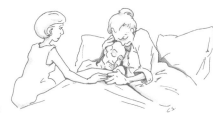

Trauern

ob Sie es richtig verstanden haben. Durch Hin- und Anhören zeigen Sie, dass Sie erfahren wollen, was er Ihnen zu sagen hat und dass Sie Interesse haben.

- Aufmerksam Gesten und Körpersprache des Sterbenden verfolgen, um ihn auch ohne Worte zu verstehen. Gespräche mit den Händen führen, Hände halten, Hände auflegen, Handmassage, Blickkontakt.
- Sprechen Sie mit dem Sterbenden, auch wenn er nicht mehr reagiert. Der Hörsinn ist bis zum Schluss erhalten. Auch nimmt der Sterbende alles wahr und fühlt, was um ihn herum geschieht.
- Schweigen können – als intensivste Formen der zwischenmenschlichen Kommunikation.
- Lassen Sie auf Wunsch einen Seelsorger kommen und treffen Sie ggf. Vorbereitungen für die Krankensalbung, Beichte oder das Abendmahl.
- Halten Sie Wache.

Das Sterben ist unterschiedlich. Der Hilfebedarf ist individuell. Weitere Angehörige und ehrenamtliche Helfer, z. B. Hospizbegleiter, sollten einbezogen werden, wenn ein großer zeitlicher Aufwand zu erwarten ist. Denken Sie als Hauptpflegeperson an sich selbst und organisieren Sie für sich Erholung, Essen, Schlaf- und Auszeiten.

20.3   Die Hospizarbeit

Hospiz (lat. »hospitium«) war im Mittelalter der Name von kirchlichen oder klösterlichen Herbergen für Pilger, Bedürftige, Fremde oder Kranke. Im heutigen deutschen Sprachraum wird mit Hospiz meist eine spezielle Pflegeeinrichtung bezeichnet, die sterbenskranke Menschen ein Sterben in Würde mit größtmöglicher Lebensqualität sowie Beschwerdefreiheit ermöglicht. In der Hospizarbeit spielen die Schmerztherapie und Trauerbegleitung für die Angehörigen eine große Rolle. Lebensverlängernde Maßnahmen gibt es keine, nur eine bedürfnisorientierte Pflege.

➕ **Hospizarbeit meint Sterbebegleitung im Sinne von Hilfen im Sterben geben, nicht Hilfe zum Sterben.**

Doch Hospiz ist nicht nur eine konkrete Institution, sondern ein Konzept der ganzheitlichen Sterbe- und Trauerbegleitung. Man unterscheidet stationäre und ambulante Hospize.

20.3.1   Stationäre Hospize

Stationäre Hospize sind eigenständige Häuser, die meist von Hospizgruppen getragen werden. Hier können sterbenskranke Menschen, bei denen eine Krankenhausbehandlung nicht erforderlich, eine Betreuung zu Hause jedoch nicht möglich ist, ihre letzte Lebenszeit verbringen (◻ Abb. 20.2). Die Kosten des Hospizaufenthaltes werden anteilig von der gesetzlichen Krankenkasse, der gesetzlichen Pflegeversicherung und einer Eigenleistung des Hospizes getragen. Darüber hinaus zahlt der Kranke einen Eigenanteil, entsprechend der jeweiligen Pflegestufe.

20.3.2   Ambulante Hospizarbeit

In der ambulanten Hospizarbeit haben sich verschiedene Formen von Angeboten entwickelt. Geschulte ehrenamtliche Hospizhelferinnen und -helfer begleiten schwerstkranke und sterbende Menschen und ihre Angehörigen zu Hause (aber auch in Heimen und Krankenhäusern), z. B. durch Besuchsdienste oder Sitzwachen. Mittlerweile koordinieren hauptamtliche Pflegekräfte mit **Palliative-Care**-Ausbildung die Zusammenarbeit der an der Versorgung von Schwerkranken beteiligten Berufsgruppen (Pflegedienste, Hausärzte, Hospizhelfer etc.) und bieten **palliativ**-pflegerische Beratung an.

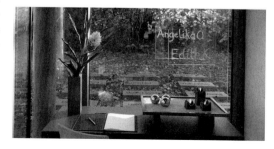

◻ **Abb. 20.2.** Verabschiedungsraum Hospiz Elias, Ludwigshafen

20.3.3 Sterbehilfe

Das Leben ist häufigen Veränderungen unterwor-
fen, vor allem, wenn ein neuer Lebensabschnitt beginnt. Das Sterben als letzter Abschnitt des Lebens
kann sich angesichts der existenziellen Gefährdung
oft kritisch und bedrohend gestalten und die Frage
nach Sterbehilfe aufwerfen.

Sterbehilfe im Sinne von Hilfe im Sterben

Mit dem Begriff »Sterbehilfe« kann zum einen die
Hilfe im Sterben, d. h. Sterbebeistand oder Sterbe-
begleitung (siehe ► Hospizarbeit), gemeint sein.
Unter Sterbehilfe in diesem Sinne versteht man alle
Maßnahmen, die der Erhaltung der Lebensqualität
des Sterbenden dienen.

Sterbehilfe im Sinne von Hilfe zum Sterben

Zum anderen kann mit Sterbehilfe aber auch die
Hilfe zum Sterben gemeint sein. Sterbehilfe meint
dann das Töten oder Sterbenlassen eines sterbenden, schwer kranken oder leidenden Menschen
aufgrund seines eigenen, ausdrücklichen oder mut-
maßlichen Willens (► Kap. 19 »Rechtzeitig vorsorgen
– Patientenverfügung«).

❗ **Daran sollten Sie denken**
Unter Hilfe zum Sterben versteht man u. a.
auch **aktive Sterbehilfe**. Sie bedeutet, jemand
auf dessen ausdrücklichen Wunsch ein Medikament zu beschaffen oder zu verabreichen,
welches zum Tode führt. Dies ist nach dem
deutschen Gesetz »Tötung auf Verlangen«
und strafbar.

20.4 Der nahe Tod

Kurz vor Eintritt des Todes sind Sterbende häufig
sehr schläfrig. Sie schlafen immer wieder, auch nach
Ansprache, ein. Es tritt eine Bewusstlosigkeit oder
Koma ein, welches mehrere Tage anhalten kann.
Mögliche Zeichen des nahenden Todes sind:

- Das Gesicht verändert sich vor dem Sterben.
  Es »fällt ein« und wird »spitz«. Die Haut wird
  gelblich und »durchscheinend wie Porzellan«.
- Um den offenen Mund herum zeichnet sich ein
  helles Dreieck ab.
- Die Augen sind offen oder halboffen und fallen
  tief in die Augenhöhlen zurück. Der Blick wird
  in die Ferne gerichtet. Die Pupillen reagieren
  kaum noch.
- Der Puls ist kaum tastbar.
- Arme und Beine werden kälter und verfärben
  sich bläulich-marmoriert.
- Bei manchen Sterbenden tritt in den letzten
  Stunden ein Rasselgeräusch beim Atmen auf.
  Zuletzt wird der Atem unregelmäßig (► Kap. 9
  »Wahrnehmen – Wie geht es Dir heute – Atmung«),
  dann auch mit kürzeren oder längeren Pausen.
  Zum Schluss folgt ein längeres Ausatmen.

20.5 Versorgung des Toten

Mit dem Zeitpunkt des Todes kann eine besondere
Atmosphäre einhergehen. Wenn Ruhe und Frieden
im Raum sind, kann diese besondere Atmosphäre
wirken. Nach dem Eintritt des Todes ist zunächst
überhaupt keine Handlung notwendig. Nehmen
Sie sich die Zeit zum Abschiednehmen, die Sie
brauchen. Wenn der Tod in der Nacht eintritt, ist es
nicht notwendig, nachts bereits den Arzt zu rufen,
um den Totenschein ausstellen zu lassen.

➕ **Ein Mensch gilt rechtlich erst dann als »tot«,
wenn ein Arzt den Tod festgestellt hat.**

20.5.1 Wie kann ich den Tod des Angehörigen feststellen?

Wenn die Herztätigkeit, die Lungenfunktion und
das Zentralnervensystem vollständig ausfallen,
stirbt der Mensch. Der eingetretene Tod ist an den

Todeszeichen zu erkennen. Als unsichere Anzeichen für den Tod eines Menschen gelten:

- Atemstillstand,
- Pulslosigkeit,
- Abkühlung des Körpers und
- reaktionslose Pupillen.

Sichere Todeszeichen sind:

- Totenflecken an den unten liegenden Körperteilen und
- Totenstarre.

■ ■ ■ **Daran sollten Sie denken**

- Notieren Sie den Zeitpunkt des Todes.
- Informieren Sie einen Arzt. Dieser ist verpflichtet, den Toten zu untersuchen und eine Todesbescheinigung auszustellen.
- Ein Bestattungsinstitut muss informiert werden. Zu diesem Zeitpunkt sollte die ärztliche Todesbescheinigung vorliegen.
- Informieren Sie über das Versterben des Angehörigen auch:
  - den Hausarzt (falls dieser nicht die Leichenschau durchführte),
  - weitere Angehörige und
  - den Seelsorger.

20.5.2   Das Ritual der Totenwaschung

Nachfolgende Maßnahmen zur Versorgung des Verstorbenen sollten in den ersten Stunden nach Eintritt des Todes erfolgen, da dann die Leichenstarre eintritt, die die Handlungen erschwert.

■ ■ ■ **So bereiten Sie sich vor**

- Legen Sie frische Bettlaken bereit.
- Richten Sie alle Utensilien für eine Körperwäsche (ggf. auch für eine Rasur).
- Stellen Sie die Zahnprothese bereit.
- Richten Sie die vorgesehenen Kleider und Schuhe her.
- Stellen Sie andere Utensilien bereit (Öle, Parfüm, Blumen, Schmuck, etc.).

■ ■ ■ **Das können Sie tun**

- Ziehen Sie Einmalhandschuhe an.
- Entfernen Sie sämtliche Lagerungshilfen.

- Entfernen Sie alle technischen Geräte und Materialien, wie Katheter, Drainagen. Achtung: würde an der Austrittsstelle massiv Körperflüssigkeit austreten, belassen Sie die Drainagen.
- Waschen und säubern Sie den Toten nur an den nötigen Körperstellen, z. B. wenn sich nach dem Tod Blase und Darm entleert haben.
- Alternativ: waschen Sie den Toten ganz mit einem Tuch ab (Totenwaschung, im Islam ein Muss).

➕ **Beim Drehen des Toten kann Luft aus den Lungen entweichen kann, was ein unerwartetes Geräusch (»Seufzen«) verursacht.**

- Um späteren Harn- und Stuhlaustritt aufzufangen, versorgen Sie den Toten mit Inkontinenzmaterial.
- Schließen Sie evtl. die Augenlider mit feuchten Tupfern.
- Eine vorhandene Zahnprothese wird wieder eingesetzt.
- Die Haare sollten gekämmt und frisiert werden.
- Männer können rasiert werden. Ggf. wird Rasierwasser aufgetragen.
- Bei Frauen kann Parfüm genutzt werden.
- Reiben Sie ggf. den Verstorbenen mit einem wohlriechenden Öl ein (für eine Totensalbung in unserer Zeit bieten sich zum Einreiben Gesicht, Arme und Hände des Verstorbenen an).
- Bekleiden Sie den Verstorbenen mit den vorgesehenen Kleidungsstücken. Falls der Verstorbene Kleidungsstücke benannt hat, die er nach dem Todeseintritt tragen möchte, so werden ihm diese angezogen (in nicht-christlichen Glaubensgemeinschaften gelten andere Kleiderregeln).
- Auf Wunsch des Verstorbenen wird der Ehering aufgesetzt bzw. entfernt.
- Das Bettlaken wird ggf. gewechselt.
- Der Tote wird mit leicht erhöhtem Oberkörper gelagert, damit sich das Gesicht nicht verfärbt.
- Zum Schließen des Mundes gibt es mehrere Möglichkeiten:
  - Unterstützung des Kinns mit zusammengerollten Handtüchern.
  - Die Industrie bietet hierzu auch Hilfsmittel an, z. B. Kinnstützen.

➕ **Mullbinden, die um den Kopf gewickelt werden, sollte man nach Möglichkeit nicht benutzen, da sie meist das Gesicht verzerren. Das Handtuch kann nach Einsetzen der Totenstarre entfernt werden.**

— Die Hände werden übereinander gelegt und der Verstorbene wird zugedeckt.
— Das Zimmer wird durchgelüftet.

20.5.3 Das Ritual der Aufbahrung

— Sollten Sie sich für die Aufbahrung zu Hause entscheiden, kann der Verstorbene 36 bis max. 72 Stunden im vorgesehenen Abschiedsraum bleiben. Dann muss er in eine Leichenhalle überführt werden.
— Sorgen Sie für eine friedliche Atmosphäre (Blumen, Kerzenlicht, Musik, vielleicht auch ein Foto des Verstorbenen, etc.).
— Im Aufbahrungsraum kann auch eine Aussegnung stattfindet.

> **Tipp**
> Verwesungsgerüche im Aufbahrungsraum können mit Duftkerzen o. Ä. überdeckt werden; der Raum sollte kühl gehalten werden.

20.6 Formalitäten

Wenn ein Angehöriger stirbt, müssen viele organisatorische Hürden genommen werden. Vor allem muss der Tod bei den verschiedensten Institutionen gemeldet werden. Viele dieser Formalitäten lassen sich mit einem Telefonat oder Brief erledigen. Bei Angelegenheiten, bei denen es um Geld geht, ist allerdings häufig ein Erbschein erforderlich.

20.6.1 Welche Institutionen müssen vom Tod des Verstorbenen erfahren?

Folgende Institutionen müssen – teilweise mit kurzen Fristen – informiert werden.

Standesamt

Spätestens am ersten Werktag nach dem Todestag muss das Standesamt informiert werden. Ist der folgende Werktag der Samstag, so ist spätestens am Montag Anzeige zu erstatten.

■■■ **Das benötigen Sie**
Folgende Unterlagen sind mitzubringen:
— Den eigenen Personalausweis
— Personalausweis oder Pass des Verstorbenen
— Totenschein, ausgestellt vom Arzt, der die Leichenschau durchgeführt hat
— Sterbefallanzeige (ggf. zusätzlich Geburtsurkunde oder Abstammungsurkunde, Heiratsurkunde oder beglaubigte Abschrift aus dem Familienbuch)

➕ **Hatte der Verstorbene zum Zeitpunkt seines Todes einen Betreuer, muss die Urkunde des Vormundschaftsgerichts auch vorgelegt werden.**

Wenn alle erforderlichen Unterlagen vorliegen, wird der Sterbefall in das Sterbebuch eingetragen und dem Anzeigenden die Sterbeurkunde ausgehändigt. Bei allen weiteren nachfolgend aufgeführten Benachrichtigungen ist eine beglaubigte Abschrift der Sterbeurkunde beizufügen.

Krankenversicherung

Mit dem Tod des Versicherungsnehmers endet die Mitgliedschaft in der gesetzlichen oder privaten Krankenversicherung. Falls Sie oder Ihre Angehörigen über die Familienhilfe mitversichert waren, können Sie die Krankenversicherung fortsetzen.

Arbeitgeber

Melden Sie dem Arbeitgeber des Verstorbenen den Todesfall. Von dort erhalten Sie die Personalpapiere (z. B. Lohnsteuerkarte, ggf. ändert sich jetzt Ihre Lohnsteuerklasse).

Rentenversicherung

War der Verstorbene Rentenempfänger, müssen Sie die Rente bei der zuständigen Rentenrechnungsstelle abmelden. Denken Sie an das sogenannte Sterbevierteljahr und die Hinterbliebenenrente. Sterbevierteljahr oder Sterbeübergangzeit bedeuten, dass eine Witwen- oder Witwerrente für die auf den Todesmonat folgenden **drei Kalendermonate** in voller Höhe gezahlt und erst ab dem 4. Monat verringert wird. Gleichzeitig wird eigenes Einkommen der Witwe oder des Witwers auf die Hinterbliebenenrente nicht angerechnet.

Weitere Meldungen

- Zuständige Dienstbehörde bei Beamtenversorgung
- Versicherungen (wie Rechtsschutz, Haftpflicht und Hausrat, Lebensversicherung und Unfallversicherung)
- Vermieter und Energieversorger
- Bank
- Post wegen Nachsendeauftrag
- Telekom oder private Anbieter
- Zeitungsverlage
- Vereine
- Kfz-Versicherung (Auto um- oder abmelden)
- Benachrichtigung des Pfarrers, damit ein kirchliches Begräbnis stattfinden kann

> **Tipp**
>
> Ein Bestattungsunternehmer kann Ihnen viele notwendige Schritte abnehmen. Er weiß, welche Formalitäten zu erledigen sind und welche Unterlagen benötigt werden.

20.6.2 Bestattung

Ein Verstorbener darf frühestens nach 48 Stunden bestattet werden. Wenn der Verstorbene keine formgerechte Willenserklärung hinterlassen hat, wie seine Bestattung sein soll, entscheiden die Angehörigen, wie sie durchgeführt wird. Zur Erleichterung der Entscheidung, wie und wo der Verstorbene seine letzte Ruhe finden soll, können Sie sich folgende Fragen stellen.

■■■ Daran sollten Sie denken
- Soll der Leichnam in einem Sarg beerdigt werden (z. B. Erdbestattung)?
- Für welchen Zeitraum soll die Grabstätte erhalten bleiben?
- Ist eine Grabpflege möglich oder erwünscht?
- Soll der Leichnam eingeäschert werden (Urne, z. B. bei Erd- oder Seebestattung)?
- Soll die Grabstätte für Hinterbliebene zugänglich sein oder anonym bleiben (z. B. im Gräberfeld)?
- Liegt eine besondere Verbundenheit z. B. zur See oder zur Natur vor (z. B. Baum- oder Seebestattung)?

➕ **Gräber sind Orte, an denen Menschen trauern können.**

20.6.3 Begräbnis- und Trauerfeier

Jede Gesellschaft und ihre Menschen hat das Bedürfnis nach Ritualen zu allen Lebensübergängen. Dies bringt sie in Begräbnis- und Trauerfeiern zum Ausdruck, in deren Mittelpunkt das Leben und die Persönlichkeit des verstorbenen Menschen stehen (◘ Abb. 20.3). Auch soll die Trauerfeier den Angehörigen Trost geben und Mut machen. Gegenwärtig befindet sich die Trauerkultur im Umbruch. Neben alten Traditionen sind neue Ausdrucksformen im Entstehen begriffen. Sie sind in der Regel individualistischer als die recht starren Muster, die es manchmal noch gibt.

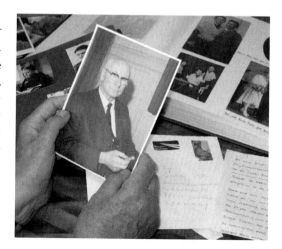

◘ **Abb. 20.3.** Was bleibt, sind Erinnerungen

Teil VII Und bei alldem –
Wie geht es Ihnen?

21

Bleiben Sie gesund!

? Seit 3 Jahren pflege ich meine *MS*-kranke Mutter. Die Pflege wird immer zeitintensiver und aufwendiger. Wie kann ich das alles nur schaffen, ohne selbst krank zu werden?

Irgendwann kommt die Zeit, wo der Lebensweg im Alter zunehmend zum Leidensweg gerät, wo der Alltag nur noch überfordert, die Tätigkeiten im Haushalt und die eigene Pflege zur Last wird. Gut, wenn man dann von Angehörigen unterstützt oder gepflegt werden kann. Doch ist heute bekannt, dass pflegende Angehörige nach wenigen Jahren – ähnlich wie viele professionelle Pflegekräfte – an ihre eigenen Grenzen kommen. Deshalb ist es wichtig, dass sich Angehörige Entlastungssituationen schaffen – sowohl in zeitlicher, in personeller als auch in psychischer Hinsicht.

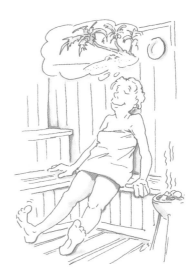

Auszeit nehmen

21.1 Warum ist Selbstpflege so wichtig?

Wenn der Hilfebedarf steigt, möchten manche Pflegebedürftigen den pflegenden Angehörigen am liebsten ständig um sich herum haben. Dadurch kommt es jedoch zu einer zunehmenden Isolation der Hauptpflegeperson, verbunden mit einer wachsenden psychischen und körperlichen Erschöpfung. Doch aus den eigenen Bedürfnissen heraus kann der Pflegebedürftige irgendwann nicht mehr erkennen, wie erschöpft die Hauptpflegeperson ist.

Eines Tages ist dann der Moment da, wo die Pflegeperson merkt, dass ihr für sich selbst, für die übrige Familie, für die Pflege von Beziehungen zu Freunden und Bekannten immer weniger Zeit zur Verfügung steht. Auch hat sie im Verlauf der Pflegebeziehung den Blick für ihre persönlichen Bedürfnisse verloren und durch die ständige Anspannung nicht mehr gespürt, dass sie nur noch funktioniert. Durch die zunehmende soziale Isolation hat sie mögliche Kraft- und Erholungsquellen verloren.

Hierunter leidet am Ende nicht nur der pflegende Angehörige, sondern auch der betreute Angehörige. Wenn das Gleichgewicht zwischen Pflege und Selbstpflege kippt, kommen Schuldgefühle auf, die einen plagen und die Pflegebeziehung belasten. Wenn man sich selbst nichts mehr gönnt und dadurch auch die Beziehungen zu anderen Menschen leiden, dann kommt man selbst leicht in einen Kreislauf ständiger Überforderung und die Pflegebeziehung wird instabil. Damit ist niemandem geholfen. Deswegen ist es für die Hauptpflegeperson wichtig, sich die Pflegeverantwortung frühzeitig zu teilen und Hilfsangebote zu nutzen. Dies wirkt sich auch positiv auf den Pflegebedürftigen aus.

21.2 Was versteht man unter Selbstpflege?

Es ist wichtig, dass die pflegenden Angehörigen ihre eigenen Bedürfnisse nicht vernachlässigen. Nach dem Psychologen Abraham Maslow gibt es folgende grundlegende Bedürfnisse des Menschen:
- nach Schlaf,
- nach geregelten Mahlzeiten,
- nach Sicherheit (z. B.: Sind wir trotz Pflegefall finanziell abgesichert?) und
- das Bedürfnis nach sozialen Kontakten.

Ein Mensch, der besonders viel für einen anderen tut, ihm viel von sich gibt, braucht noch mehr: Er braucht:
- die Wertschätzung seiner (Pflege)Arbeit zum einen vom Pflegebedürftigen, zum anderen von der Umwelt, die das Getane oft als selbstverständlich ansieht, und

— darüber hinaus hat jeder Mensch das Bedürfnis nach Selbstverwirklichung: auch ein pflegender Angehöriger braucht Zeit für sich, um sich selbst etwas Gutes zu tun.

Alle diese Bedürfnisse sollten weitgehend befriedigt sein. Dann sind auch die Ressourcen für eine langdauernde, stabile Pflegebeziehung vorhanden.

21.2.1 Selbstpflege durch zeitliche Arbeitsteilung

Niemand kann den Pflegealltag alleine meistern. Sobald eine Pflegesituation eintritt, sollte man eine Familienkonferenz einberufen, um eine zeitliche Arbeitsteilung zu organisieren.

■■■ So geht's
— **Hauptpflegezeiten.** Überlegen Sie als Hauptpflegeperson, wie viel Hilfe Sie geben können. Wie viel Zeit können Sie investieren?
— Wer kann welche weiteren anstehenden Aufgaben übernehmen?
— **Pflegefreie Stunden.** Kann ein Familienmitglied einmal pro Woche, z. B. einen Abend übernehmen, damit Sie zu Ihrem Sportabend kommen?
— Können Nachbarn, Freunde oder Ehrenamtliche zeitweise Hilfen übernehmen (z. B. Einkaufen, (Mit-)Kochen, Beschäftigungen wie Vorlesen, Spielen)?
— Bauen Sie ein Hilfssystem für Notfälle auf (Angebote der Nachbarschaft für solche Fälle nutzen – oft bringt das Wissen um ein solches Hilfssystem schon Entlastung).
— **Pflegefreie Tage.** Pflegende Angehörige sollten sich ab und zu ein paar »pflegefreie« Tage gönnen und zum Beispiel am Wochenende wegfahren, allein oder mit dem Partner, mit Freunden oder Bekannten. Forscher haben festgestellt, dass Kurzzeiturlaube effektiv mit Energie aufladen. Klären Sie, wer an pflegefreien Tagen die Pflege übernehmen kann (Familienangehörige, professionelle Pflegedienste)?
— **Urlaub.** Planen Sie schon zu Beginn der Pflege Ihren Urlaub. Gibt es Betreuer für Urlaube?

21.2.2 Selbstpflege im Rahmen der Pflegeversicherung

Entlastung durch die Einbeziehung professioneller Helfer

■■■ So geht's
— Nehmen Sie für sich die Möglichkeit der Verhinderungspflege bzw. Kurzzeitpflege in Anspruch (▶ Kap. 4 »Pflegeversicherung«).
— Fragen Sie nach niederschwelligen Betreuungsangeboten durch ehrenamtliche Helfer und Helferinnen, d. h. Angebote, in denen die ehrenamtlich Tätigen, die entsprechend qualifiziert wurden, unter pflegefachlicher Anleitung die Betreuung in Gruppen oder im häuslichen Bereich übernehmen und pflegende Angehörige entlasten und beratend unterstützen.
— Teilen Sie sich die Pflege mit professionellen Pflegekräften. Welche Hilfen im individuellen Fall sinnvoll und förderlich sind, lässt sich am besten in einem persönlichen Gespräch bei einer Pflegeberatung klären (▶ Kap. 6 »Zusammenarbeit mit dem Pflegedienst, ◻ Abb. 21.1).

Entlastung durch angemessene Hilfsmittelversorgung

Technische Hilfsmittel können den Pflegealltag sehr erleichtern und dazu beitragen, dass viele Ab-

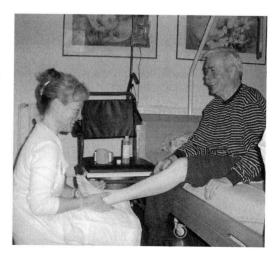

◻ **Abb. 21.1.** Die Pflegekraft übernimmt für Sie die Pflege

läufe schonender für den Pflegebedürftigen und die Pflegeperson gestaltet werden können. Hilfsmittel gibt es mittlerweile in so reichlicher Auswahl, dass in der Datenbank REHADAT zur Zeit (2007) mehr als 22.600 Produkte aufgeführt sind (▶ Kap. 7 »Ich pflege Dich zu Hause«).

> **Tipp**
>
> REHADAT sammelt und veröffentlicht Informationen zu den Themen Behinderung, Integration und Beruf. Informationen zu Hilfsmitteln und das komplette Hilfsmittelverzeichnis der Gesetzlichen Krankenversicherung finden Sie im Internet unter **www.rehadat.de**.

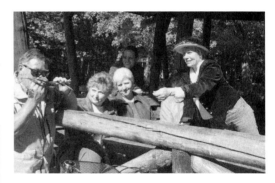

◻ **Abb. 21.2.** Geselliges Beisammensein mit Freunden

21.2.3 Entlastung durch ergänzende Hilfsdienste

Ergänzende Hilfsdienste der ambulanten Versorgung, wie Essen auf Rädern, hauswirtschaftliche Versorgung oder Besuchsdienste, können helfen, eine eigenständige Lebensführung des Pflegebedürftigen aufrecht zu erhalten und auf diese Weise die Angehörigen zu entlasten, z. B. während des Urlaubs, oder der pflegefreien Tage (▶ Kap. 5 »Wer kann sonst noch helfen«).

21.2.4 Körperliche Selbstpflege

Wenn Sie gelernt haben, Hilfen und Helfer anzunehmen bzw. sie ggf. einzufordern, dann ist es wichtig, die (wiedergewonnenen) Freiräume nicht alsbald komplett mit anderweitigen »Pflichten« zu füllen, sondern sie für Ihre Selbstpflege zu verwenden.

■■■ **So geht's**
- Machen Sie Spaziergänge in der Natur und suchen Sie die Sonne. Sonnenlicht kann leere Batterien wieder füllen.
- Körperliche Bewegung ist eine ideale Möglichkeit, Stress abzubauen, da Belastung Belastung verlangt. Gehen Sie täglich 30 Minuten, am besten ohne Zeitdruck und entspannt, spazieren (◻ Abb. 21.2).

- Gegen die körperlichen Belastungen der Pflegetätigkeit hilft am besten eine ausgleichende Sportart, die dem Rücken gut tut und entspannt, wie Schwimmen, Yoga oder gezieltes Rückentraining.
- Melden Sie sich zu einem Entspannungstrainingskurs an (Autogenes Training, Progressive Muskelrelaxation).
- Pflegen Sie eigene Ausdrucksmöglichkeiten (Singen, Musizieren, Bewegung, Tanz, ggf. auch mit dem Pflegebedürftigen gemeinsam).
- Nehmen Sie regelmäßig ein warmes Entspannungsbad (z. B. mit natürlichen ätherischen Ölen wie Lavendelöl). Es tut unheimlich gut, lockert die Muskulatur, lässt überreizte Sinne sanft zur Ruhe kommen und vor dem Schlafengehen das innere Gleichgewicht wiederfinden.
- Essen Sie gesund und leicht und vor allem fünfmal am Tag Obst und Gemüse mit viel Vitamin C.
- Trinken Sie täglich mindestens 2 l Wasser. Es ist das Elixier, welches die Folgen von Stress (saure Ablagerungen, Schlacken) aus dem Körper spült.

21.2.5 Psychische Selbstpflege

Die körperliche und organisatorische Belastung wird oft nicht als so groß empfunden wie die psychische Belastung. Da sich die Pflegebeziehung hauptsächlich zwischen zwei Personen abspielt, erleben diese entstehende Konflikte oft als gravierend und persönlich verletzend.

▪▪▪ So geht's

▬ Eine sehr wertvolle Hilfe sind Gespräche aller Art. Sie sind die beste Stressverarbeitung, selbst wenn man mit sich selbst spricht.

▬ Nutzen Sie Gruppen pflegender Angehöriger. Sie haben die Funktion der Beichte, des Aussprechens, der gegenseitigen Unterstützung und des gegenseitigen Verstehens. Das Gefühl, in seiner Situation nicht allein zu sein, stärkt ungemein.

▬ Treffen Sie sich regelmäßig mit Freunden oder Kollegen, eine soziale Isolation wird dann verhindert.

▬ Machen Sie Dinge mit dem Pflegebedürftigen, die auch Ihnen selbst Spaß machen. Das gibt dem Gepflegten das Gefühl, auch dem Angehörigen etwas Gutes tun zu können (◘ Abb. 21.3).

▬ Verschweigen Sie keinesfalls eigenes Nicht-Mehr-Können vor den anderen, wie der Familie, vor Freunden und vor allem nicht vor dem Arzt (► Kap. 5 »Wer kann sonst noch helfen«).

> **Tipp**
>
> Wenn Anspannung und Stress überhandnehmen, kann eine psychologische Betreuung erwogen werden.

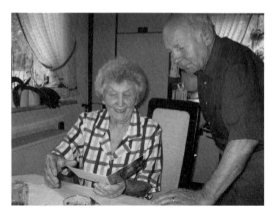

◘ **Abb. 21.3.** Gemeinsam Bilder betrachten

funden und sind nur schwer messbar. Für Rückenschmerzen gibt es kein einheitliches Krankheitsbild. So haben Begriffe wie »Lumbago«, »Hexenschuss«, »Ischias«, oder »Bandscheibenprobleme« jeweils unterschiedliche Ursachen. Wahrscheinlich ist aber, dass Rückenschmerzen meist durch Muskelverspannungen ausgelöst werden.

21.3.2 Welche Ursache für Rückenschmerzen gibt es?

Rückenschmerzen können durch vielfältige Ursachen entstehen:

▬ Regelmäßige Fehlhaltung (Pflegen unter ergonomisch ungünstigen Beugehaltungen, z. B. bei fehlendem Pflegebett!)

▬ Einseitige Belastungen (z. B. schweres Heben und Tragen oder Umlagern von Pflegebedürftigen ohne oder mit unzureichenden Hebehilfen)

▬ Sitzende Tätigkeit

▬ Körperliche Schwerarbeit

▬ Falsche Hebetechniken, z. B. Heben und Tragen mit gebeugtem Rücken

▬ Bewegungsmangel

▬ Übergewicht

▬ Psychische Belastungen
  – Stress, z. B. durch hohen Arbeitsdruck
  – Familiäre Probleme
  – Belastungen durch die Pflege schwerkranker, sterbender oder auch verhaltensschwieriger Angehöriger

21.3 Rückenschmerzen – ein Problem von Pflegepersonen

In der heutigen Zeit leiden immer mehr Menschen unter Rückenschmerzen. Sie sind die häufigste Ursache für Arbeitsunfähigkeiten und damit für Fehltage in den Betrieben. Bei Beschäftigten in der Kranken- und Altenpflege liegt das Risiko für Rückenbeschwerden deutlich höher als in anderen Berufsgruppen. Dies gilt auch für pflegende Angehörige.

21.3.1 Was versteht man unter Rückenschmerzen?

Unter Rückenschmerzen versteht man Schmerzen im unteren Teil des Rückens (Lendenwirbelsäule). Sie werden individuell sehr unterschiedlich emp-

- Wirbelsäulenverkrümmung
- Verrenkungen, z. B. durch Sturz, plötzliche Dreh- oder Bückbewegungen
- Bandscheibenschaden oder Bandscheibenvorfall
- Verschleißerkrankungen oder Osteoporose
- In einzelnen Fällen können auch andere Erkrankungen, wie Entzündungen oder Tumore, für die Rückenschmerzen verantwortlich sein.

21.3.3 Was können Sie gegen die Rückenschmerzen unternehmen?

Je nach Ursache der Rückenschmerzen sind die Maßnahmen, die Sie unternehmen können, unterschiedlich. Zunächst gilt es jedoch, den Teufelskreis aus Belastung, Schmerz und Muskelverspannung zu durchbrechen (⬛ Abb. 21.4).

Rückenschonende Arbeitsweise

Durch eine Veränderung der Arbeitsweise in der Pflege mit rückenschonenden Verhaltensweisen wird Rückenschmerzen vorgebeugt (▶ Kap. 10 »Pflegeprinzipien«).

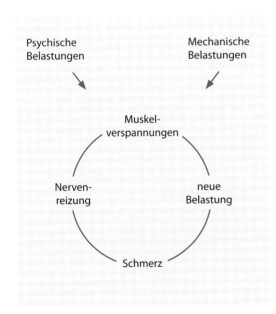

⬛ Abb. 21.4. Teufelskreis der Rückenschmerzen

■■■ So geht's
- Beim Bücken in die Knie gehen.
- Beim Heben darauf achten, dass nicht der Rücken, sondern die Oberschenkel die Hauptarbeit leisten. Lesen Sie dazu auch ▶ Kapitel 10: Prinzipien der Pflege – Rückenschonende Arbeitsweise.
- Pflegebedürftige nach kinästhetischen Gesichtspunkten bewegen (▶ Kap. 15 »Wenn Sie mehr tun wollen«).

Veränderung der Lebensweise in der Freizeit

Nutzen Sie die pflegefreien Stunden, sich in einer Rückenschule anzumelden. Fragen Sie dazu auch Ihre Krankenkasse.

■■■ So geht's
- Regelmäßig Rückengymnastik durchführen.
- Bewegen Sie sich mehr und finden Sie heraus, welche Art der Bewegung Ihnen am meisten Spaß macht. Rückenschonend sind Schwimmen, auch Gehen und Fahrrad fahren (kein Tennis oder Squash).
- Auch beim Schlafen den Rücken nicht vergessen (bandscheibengerechte Matratze, Nackenstützkissen verwenden).

> **Tipp**
> In speziellen Kursen (z. B. »Rückenschule«) kann rückengerechtes Verhalten erlernt werden.

Ernährung umstellen

Die häufigsten Fehler bei falscher Ernährung sind mittlerweile allgemein bekannt: zu viel Zucker und zu viel Fett (vor allem tierische Fette). Lesen dazu auch ▶ Kapitel 12 »Hat es Dir geschmeckt«.

■■■ So geht's
- Übergewicht abbauen, denn es belastet die Wirbelsäule und verändert die Wirbelsäulenstatik
- Ernährungsweise umstellen (für zu harte Muskeln ist vorwiegend falsche, übersäuerte und zu salzige Ernährung und zu wenig Flüssigkeit verantwortlich).
- Rauchen einstellen, den es schädigt die Bandscheiben (Durchblutungsstörung).

Stressabbau bei psychischen Belastungen

Zu den häufigsten Ursachen für eher schleichend beginnende Rückenschmerzen zählt eine lang anhaltende Anspannung der Rückenmuskulatur durch Stress. Hier hilft Stressabbau.

■ ■ ■ **So geht's**

Entspannen Sie sich mit

▬ Progressive Muskelrelaxation nach Jakobson
▬ Yoga
▬ Autogenes Training
▬ Verfahren zur psychologischen Stressbewältigung

– Zeit- und Selbstmanagement (hierzu gibt es unzählige Bücher, auch für das Zeitmanagement zu Hause, wie z. B. »Die doppelte Zeitfalle« von Mackenzie, Richard)
– Gesprächsgruppen (▶ Kap. 4 »Was Sie über das SGB XI wissen sollten – Gesprächskreise«)

> **Tipp**
>
> Erkundigen Sie sich bei Masseuren nach einer wohltuenden Wirbelsäulenmassage, bei der Johanniskraut-Öl in den Bereich der Wirbelsäule eingearbeitet wird.

Platz für Ihre Notizen

Serviceteil – Suchen und finden

Gewusst was – Lexikon medizinisch-pflegerischer Fachbegriffe

A

Abduktion. Bewegung eines Körperteils von der Körperachse weg

abklopfen. Pflegetechnik, bei der mit der Faust oder mit der Kleinfingerkante der komplette Rücken des Pflegebedürftigen massiert wird; das A. dient der Schleimlockerung, dazu muss die Maßnahme aber über mehrere Minuten fortgesetzt werden, darf nicht bei Patienten mit Herzinfarkt, Lungenembolie, Kopf- und Wirbelsäulenerkrankung durchgeführt werden!

absorbieren. Die Eigenschaft, andere Materialien anzuziehen und an der Oberfläche zu halten

Adduktion. Bewegung einer Extremität (Arm oder Bein) in Richtung Körperachse

adipös. Fettsüchtig, fettreich; Bezeichnung für Fettgewebe;

Adipositas. Fettsucht; übermäßige Bildung von Fettgewebe, Fettleibigkeit

adstringierend. Zusammenziehen; das Zusammenziehen von Gewebe durch verschiedene Substanzen, z. B. Zitronensaft lässt die Mundschleimhaut zusammenziehen

Aerosol. Hier: bei der Inhalation verwendetes, unter Druck stehendes Gas, das ein vernebeltes Medikament enthält und eingeatmet wird, z. B. Asthmaspray

afebril. Hieberfrei

agonal. Tod und Sterben betreffend

aktives Zuhören. Aktivität, verbalen und nonverbalen Mitteilungen von Menschen konzentrierte Aufmerksamkeit zu schenken und sie ernst zu nehmen

aktivieren. Eine Aktivität einleiten oder verlängern, eine Leistung optimieren

akustisch. Geräusche bzw. das Gehör betreffend

akut. Krankheitssymptom betreffend: abrupter Beginn mit hoher Intensität und nach relativ kurzer Zeit wieder abklingend; heftig bzw. ernsthaft

Alternativmedizin. Verschiedene Systeme der medizinischen Diagnose und Behandlung, deren Techniken sich von der sog. Schulmedizin unterscheiden, z. B. Akupunktur, Aromatherapie, Traditionelle Chinesische Medizin

Alveolen. Lungenbläschen; Wandausstülpung an den kleinsten Verzweigungen des Bronchialbaumes; durch ihre Membran (▶ dort) erfolgt der Austausch von Sauerstoff und Kohlendioxid zwischen Atemluft und Blut

Alzheimerkrankheit. Eine Form der Demenz; fortschreitender geistiger Verfall durch eine Degeneration der Großhirnrinde; sie ist von Verwirrtheit, Gedächtnislücken, Orientierungsstörung, Ruhelosigkeit, Sprachstörungen etc. gekennzeichnet

Aminosäure. Einfachster Baustein von Eiweißkörpern

Analgetika. Schmerzmittel

Anämie. Blutarmut; Verringerung des Hämoglobinspiegels im Blut; Symptome: Müdigkeit, Kurzatmigkeit bei Anstrengung, Schwindel, Konzentrationsstörungen, Kopfschmerz, Blässe

Anamnese. Krankengeschichte

Angina pectoris. Meist durch Sauerstoffmangel im Herzmuskel verursachte Schmerzen in der Brust, die bis in den linken Arm oder das Kinn ausstrahlen können; oft mit Erstickungsgefühl und Todesangst begleitet

Antazida. Arzneimittel, das die Magensäure puffert, neutralisiert oder absorbiert; werden 1--2 Stunden nach dem Essen und nicht mit anderen Medikamenten zusammen eingenommen

antibakteriell. Eigenschaft einer Substanz, Bakterien zu töten oder deren Wachstum und Vermehrung zu hemmen

Antidekubitusmatratze. Matratze, die der Verhütung oder Therapie von Dekubiti (Druckgeschwüren) durch Verringerung des Auflagedrucks dient

Antidiuretika. Die Urinausscheidung hemmende Wirkstoffe; sie unterdrücken die Urinbildung, indem die Resorption von Wasser in der Niere stimuliert wird; bei der Einnahme von D. muss darauf geachtet werden, dass der Blutdruck regelmäßig kontrolliert wird

antimykotisch. Gegen Pilzerkrankungen wirkend

antiseptisch. Hemmung oder Vernichtung von krankmachenden Erregern

antisklerotisch. Gegen eine Sklerose, d. h. eine Verengung der Gefäße wirkend

Anus praeter. Künstlicher Darmausgang

Aorta. Die Aorta oder die Hauptschlagader (große Körperschlagader) ist ein großes Blutgefäß, das direkt aus der linken Seite des Herzens entspringt; sie leitet das Blut aus der linken Herzkammer (Ventrikel) in die Gefäße des großen Blutkreislaufs

apathisch. Teilnahmslos, empfindungslos

Aphasie. Sprachstörung bzw. Sprechunfähigkeit aufgrund von Verletzungen in Bereichen der Hirnrinde

Aphasiker. Mensch, der aufgrund einer Aphasie (► dort) nicht sprechen kann

Apoplex. Auch: Schlaganfall, Gehirnschlag; durch eine Blutung oder einen Gefäßverschluss im Gehirn verursachte Durchblutungsstörung des Gehirns.;

Leitsymptome können sein: Schwindel, Erbrechen, Sehstörungen, Gesichtslähmung, Lähmung einer Körperhälfte; Risikofaktoren: Bluthochdruck, koronare Herzkrankheit (KHK, ► dort) und Diabetes mellitus

applizieren. Verabreichen, durchführen

Arthrose. Chronisch degenerative Gelenkveränderung

Aspiration. (1) Aspiration mittels einer Spritze ist das Zurückziehen des Stempels um auszuschließen, dass versehentlich ein Gefäß punktiert (es kommt kein Blut) wurde. (2) Mit Aspiration – oder umgangssprachlich Verschlucken – bezeichnet man das Einatmen von körpereigenen Sekreten (wie z. B. Schleim) sowie körperfremden, festen oder flüssigen Substanzen in die Atemwege

Aszites. Auch: Bauchwassersucht; Flüssigkeitsansammlung in der freien Bauchhöhle bei Lebererkrankungen

Atrophie. Rückbildung oder Verminderung der Größe oder der Aktivität eines Körperteils aufgrund einer allgemeinen Mangelernährung oder spezieller Krankheitszustände

auditiv. Das Gehör betreffend; auditiv ausgerichtete Menschen orientieren sich an akustischen Reizen, die sie auch mit Bewegungs- und Zeitabläufen verbinden

Außenrotation. Auswärtsdrehung, von der Körpermitte weg, z. B. wenn ein Fuß nach außen gedreht wird

Authentizität. Glaubwürdigkeit, Echtheit, Zuverlässigkeit, Stimmigkeit

Autogenes Training. Unterstützung bei der Eigensuggestion von Gefühlen der Schwere und Wärme zum Zweck der Entspannung

AVK. Arterielle Verschlusskrankheit

axillar. Unter der Achsel

Azeton. Farbloser, obstartig riechender Stoff, der in kleinen Mengen im normalen Urin und in der Atemluft vorkommt; in größeren Mengen findet man ihn bei Diabetikern, die längere Zeit unter Nahrungsmangel leiden und unterzuckert sind

B

bakterizid. Bakterien zerstörend, keimtötend

Basale Stimulation. Patienten werden durch Stimulation der basalen (grundlegenden) Wahrnehmung in ihrem Bewusstseinszustand gefördert; Angehörige lassen sich dabei optimal einbeziehen

BE (Broteinheit). Berechnungseinheit für den Anteil von Kohlenhydraten in der Nahrung. 1 BE entspricht 10–12 g Kohlenhydrate

Behandlungspflege. Mithilfe bei ärztlich angeordneten diagnostischen und therapeutischen Maßnahmen, dazu gehört u.a. die Unterstützung bei der Medikamenten- oder Wundversorgung, bei Blutzuckerkontrollen oder der Pflege von Kathetern

Betreuungsrecht. Gesetzliche Grundlage, die die Aufgaben von Betreuern für die ihnen vom Vormundschaftsgericht zugeteilten Personen regelt

Bioverfügbarkeit. Die Menge eines Nährstoffs, die tatsächlich aus dem Lebensmittel in den Körper aufgenommen und für diesen verfügbar gemacht wird

Blutzucker-Tagesprofil. Bestimmung des Blutzuckers mehrmals täglich, um Schwankungen im Tagesverlauf beurteilen zu können

Body-Mass-Index (BMI). Formel zur Beurteilung des Körpergewichtes und zur Bestimmung von Fettleibigkeit; wird berechnet, indem das Gewicht einer Person in Kilogramm durch das Quadrat der Körpergröße in Metern geteilt wird

Bradykardie. Verlangsamter Herzschlag, liegt i.d.R. unter 60 Schlägen/min

Brennnesselkraut. Pflanzlicher Extrakt mit harntreibender Wirkung

Bronchien. Äste der Luftröhre in der Lunge, durch die ein- und ausgeatmete Luft strömt

Bronchiolen. Feine Verzweigungen der Bronchien

Bronchitis. Akute oder chronische Entzündung der Schleimhaut der Luftröhre mit Husten, Auswurf, Fieber und evtl. Rückenschmerzen

Burnout. Allgemeine Bezeichnung für einen mentalen oder physischen Belastungszustand nach einer Phase von chronischem berufsbedingtem Stress, manchmal mit körperlichen Symptomen einhergehend

C

Cheyne-Stokes-Atmung. Unphysiologische Atemform; der Atemzyklus beginnt mit langsamen flachen Atemzügen, die sich zu einer abnormen Tiefe und Schnelligkeit steigern mit anschließender kurzer Atempause

Cholesterin. Gehört zur Gruppe von tierischen Fetten; es ermöglicht den Transport und die Absorption von Fettsäuren; kann in der Gallenblase zu Gallensteinen kristallisieren

Colitis ulcerosa. Chronische, episodenhaft auftretende Entzündungskrankheit des gesamten Dickdarms mit Geschwürbildung; ausgiebige, wässrige Durchfälle, teilweise mit Blut versetzt begleitet von Bauchschmerzen, Fieber, Schüttelfrost, Anämie, Gewichtsverlust

Corium. Lederhaut

D

Débridement. Abbau von Organeiweiß durch freigewordene Zellenzyme findet z. B. bei der Gangrän, der Selbstzerstörung von körpereigenem Gewebe statt; chirurgisches D.: sparsame, aber sorgfältige Entfernung von nekrotischem Gewebe an Wundrändern mittels Skalpell; enzymatisches D.: Entfernung von abgestorbenen Gewebeteilen einer Wunde mit Hilfe nicht reizender, ungiftiger Enzyme; physikalisches D.: Wundrevision mittels physikalischer Maßnahmen, z.B. Spülung

DEGAM. Deutsche Gesellschaft für Allgemeinmedizin und Familienmedizin

Dehydratation, dehydrieren. Austrocknung; übermäßiger Wasserverlust aus dem Körpergewebe, z.B. durch Schwitzen, mit Störung des Elektrolythaushaltes; Symptome: gerötete trockene Haut, »stehende« Hautfalten, trockene Schleimhaut, evtl. mit Verwirrtheit

Dekubitus, Dekubiti (pl.). »Wundliegen«, Druckgeschwür; verursacht durch Minderdurchblutung des Gewebes, die durch einen längere Zeit auf diesen Punkt wirkenden Druck entstanden ist; unterteilt in 4 Stadien: 1. Rötung, 2. Hautdefekt mit Blasenbildung, 3. Hautschädigung mit Tiefenwirkung, 4. Nekrosen, Gewebetod

Dekubitusprophylaxe. Vorbeugende Maßnahmen gegen Druckgeschwüre, vor allem durch Druckentlastung, Mobilisation, Hautpflege (▶ Kap. 14)

Dekubitusprophylaxematratze. ▶ Antidekubitusmatratze

dement. Eine mentale Störung betreffend, bei der die kognitiven Fähigkeiten, z.B. lernen, erinnern, Aufmerksamkeit, Kreativität, beeinträchtigt sind

Demenz(erkrankung). Fortschreitende organisch, mentale Störung mit chronischen Veränderungen der Persönlichkeit, Verwirrtheit, Desorientierung (▶ dort), Stupor (▶ dort), Verlust der kognitiven Fähigkeiten, Gedächtnisverlust etc.

demografisch. Beschreibung der wirtschafts- u. sozialpolitischen Bevölkerungsbewegung

denaturieren. Lebensmittel so verändern, dass sich ihre ursprüngliche Struktur verändert, z. B. durch Erhitzen

Depression, depressiv. 1. Gefühle der Traurigkeit, Verzweiflung und Mutlosigkeit, die im direkten Verhältnis zu einem persönlichen Verlust oder einer Tragödie stehen; 2. abnormaler emotionaler Zustand mit unangemessenen Gefühlen der Traurigkeit, Antriebslosigkeit, Leere und Hoffnungslosigkeit

Desorientierung. Zustand der geistigen Verwirrtheit mit Wahrnehmungsstörungen von Raum, Zeit, Identität

Diabetes mellitus. »Zuckerkrankheit«, Störung des Kohlenhydrat-, Fett und Eiweißstoffwechsels, meist durch mangelnde bzw. fehlende Insulinausschüttung durch die Bauchspeicheldrüse

Diastole, diastolisch. Phase zwischen den Kontraktionen der Herzkammer; Entspannungs- und Füllungsphase des Herzens; bei der Blutdruckmessung der untere Wert

Diuretika. Arzneimittel, die die Harnbildung und -ausscheidung anregen

Dokumentation. ▶ Pflegedokumentation

Dranginkontinenz. Ungewöhnlich häufiger, plötzlich und stark auftretender Harndrang mit unwillkürlichem Harnabgang

Dysphagie. Schluckstörung; Patienten können meist keine feste Nahrung schlucken, hervorgerufen durch eine Verengung der Speiseröhre

Einreibung, atemstimulierende. Rhythmische Einreibung am Rücken oder Brustbereich des Patienten, um dessen Atmung zu beruhigen und zu vertiefen; im Atemrhythmus werden am Rücken beide Hände in Schulterblatthöhe neben die Wirbelsäule gelegt und kreisförmig nach unten und wieder nach oben bewegt

Emotion. Gemütsbewegung

Empathie. Einfühlungsvermögen

endogen. Im Körper entstanden, nicht von außen zugeführt

Epidermis. Oberhaut

Ergonomie, ergonomisch. Wissenschaft von der Erforschung und Analyse der menschlichen Arbeit und der individuellen anatomischen, psychologischen und anderen menschlichen Eigenschaften, die die Ausführung von Arbeit beeinflussen

essenziell. Lebensnotwendig, wesentlich, unentbehrlich

Eukalyptus. Pflanzlicher Extrakt, der den Sekrettransport fördert und das Abhusten erleichtert

Euphorie, euphorisch. 1. Glücksgefühl, Hochstimmung, positives Lebensgefühl; 2. übertriebenes Glücksgefühl, das vorgetäuscht und unangemessen ist

EUROFAMCARE. Untersuchung über die Situation pflegender Angehöriger im europäischen Vergleich

Exanthem. Hautausschlag

exogen. Von außen zugeführt

Exspiration. Ausatmung

Extrasystole. Zusätzlicher, unphysiologischer Herzschlag außerhalb des regulären Grundrhythmus des Herzens

Fallpauschale. Kostenerstattungsverfahren der Krankenhäuser; werden zur Vergütung einzelner definierter Leistungskomplexe, z.B. Leisten-, Gallen-, Blinddarmoperation, angewendet

Fettsäure. Gesättigte: bestimmte organische Säuren meist tierischer Herkunft, aber auch in wenigen Pflanzenfetten wie Kakaobutter oder Palmöl; ungesättigt: bestimmte organische Säuren, kommen in Nahrungsmitteln vor; einige ungesättigte F. sind für den Menschen essentiell (▶ dort), da der Körper sie nicht selbst bilden kann; die DGE empfiehlt, ca. 30% des tägl. Energiebedarfs mit Fett zu decken; 10% gesättigten Fettsäuren, 10 bis 13% mit einfach ungesättigten, der Rest mit mehrfach ungesättigten

Fieber. Krankheitsbedingte Erhöhung der Körpertemperatur über 38°C; bei Infektionskrankheiten hat es eine physiologische Funktion, indem der Stoffwechsel um 7% pro Grad Celsius erhöht wird, um Krankheitserreger gezielt zu bekämpfen; der Verlauf ist abhängig von Ursache und Allgemeinzustand des Patienten und der Behandlung

Fingerfood. Kleine Snacks, die man ohne Teller und Besteck und möglichst mit einem Bissen essen kann

forderndes Verhalten. Symptom im Spätstadium der Demenz mit mangelndem kooperationsvermögen, Aggressivität, Unruhe und Weglaufdrang

fungizid. Pilze abtötend

Gangrän. Nekrose oder Gewebetod, meist durch mangelnde Blutversorgung oder nach bakteriellem Befall

Gerontopsychiatrie. Untersuchung und Behandlung der psychiatrischen Erkrankungen in Verbindung mit dem Alterungsprozess und den mentalen Störungen älterer Menschen

Gestik. Kommunikative Bewegungen insbesondere der Arme und Hände

Gingivitis. Erkrankung, bei der die Zahnfleischränder um die Zähne rot und geschwollen sind und leicht bluten

Glukagon. Wird in der Bauchspeicheldrüse gebildet und stimuliert den Umbau von Glykogen in Glukose

Glukose. Traubenzucker; einfacher Zucker, der in vielen Nahrungsmitteln enthalten ist und eine der wesentlichen Energiequellen für den Menschen ist

gustatorisch. Den Geschmackssinn betreffend; Menschen mit ausgeprägtem Geschmackssinn setzen zum Erfassen eines Gegenstandes gerne Mund und Zunge ein

H

Harninkontinenz. Unwillkürlicher Harnabgang

Hausnotrufsystem. Basisgerät am Telefon und Funkgerät, das durch Betätigung dazu dient, nach einem Sturz o.Ä. Hilfe zu holen

Hemiplegie. Lähmung einer Körperhälfte

Heparin. Verhindert bzw. reduziert die Gerinnung, Verklumpung des Blutes

Hepatitis. Entzündung der Leber mit Gelbfärbung der Skleren (▶ dort), Appetitlosigkeit, Magen-Darm-Beschwerden, Stuhlentfärbung, Dunkelfärbung des Urins

Herzinsuffizienz. Nicht ausreichende Pumpleistung des Herzens mit Verringerung des vom Herzen ausgestoßenen Blutes

High Tech Home Care. Technikintensive häusliche Pflege und Versorgung

Hospiz. Konzept der ganzheitlichen Sterbe- und Trauerbegleitung, unheilbar Kranke erhalten in ihrer letzten Lebensphase eine respektvolle, umfassende und kompetente Betreuung, v.a. Schmerztherapie, Trauerbegleitung für die Angehörigen wird angeboten

Hypertonie. Erhöhter Blutdruck, über 140/90 mmHg

Hypotonie. Niedriger Blutdruck, unter 100 mmHg

I

ideopathisch. Primär und selbstständig entstanden, oft ohne offensichtliche Ursache

Indikation. Der Grund, warum eine Therapie durchgeführt wird

Inkontinenz, inkontinent. Unfähigkeit Urin-/Stuhlausscheidung zu kontrollieren

Inspiration. Einatmung

Insuffizienz. Funktionsschwäche, mangelhafte Leistungsfähigkeit z.B. von Körperorganen

Insulin. 1. natürliches Hormon, das in der Bauchspeicheldrüse gebildet wird zur Regulation des Blutzuckerspiegels; 2. als Medikament hergestellt zur Behandlung von Diabetes

intermittierend. In bestimmten Abständen auftretend

K

Kältetherapie. Lokale Anwendung von Kälte bei Entzündungen, Schmerzen und Ödemen; darf nicht angewendet werden bei Durchblutungsstörungen, Sensibilitätsstörungen u.a.

Kamille. Naturheilmittel mit entzündungshemmender Wirkung

Kapillaren. Kapillaren (Haargefäße) sind die Blutgefäße über die der Stoffaustausch zwischen Blut und Gewebe stattfindet; sie gliedern sich in einen arteriellen und einen venösen Teil

kardiogen. Vom Herzmuskel ausgehend

Kinästhetik. Lehre von der Bewegungsempfindung; beschreibt und analysiert die Aspekte von Bewegung und Funktion; Ziel ist es, Pflegebedürftige bei der Gesundheitsförderung, der Entwicklung von Fähigkeiten zur Mobilisation zu unterstützen

Klistier. Flüssigkeit, die zur Reinigung oder zu therapeutischen Zwecken in das Rektum eingeführt wird

Klysma. ▶ Klistier

kognitiv. Funktionen des Menschen, die mit Wahrnehmung, Lernen, Erinnern und Denken, also der menschlichen Erkenntnis- und Informationsverarbeitung in Zusammenhang stehen

Koma, komatös. Zustand tiefer Bewusstlosigkeit, fehlende Augenreflexe, fehlende Reaktion auf

Schmerzreiz; komatöser Patienten kann nicht erweckt werden

Kompensation. Ausgleich einer beschädigten Körperfunktion

Komplikation. Erkrankung oder Verletzung, die sich während der Behandlung einer bereits bestehenden Störung bzw. Krankheit entwickelt

Komprimierung. Zusammenpressung, Verdichtung

Kontinent. Bezeichnung für die Kontrolle zur Blasen- und Darmfunktion

Kontingent. Festgelegte Menge

Kontraktur. dauerhafte Gelenkversteifung in einer unphysiologischen gebeugten oder gestreckten Position

Kontrakturprophylaxe. Pflegemaßnahme, um die Entwicklung einer Kontraktur (▶ dort) zu verhindern; Maßnahmen: Mobilisation, Bewegungsübungen, Durchbewegen des Patienten u. a. (▶ Kap. 14)

Koordination. Harmonisches Funktionieren aller Körperteile, die an der Bewegung beteiligt sind

Körperbild. Wahrnehmung der eigenen körperlichen Erscheinung, die realistisch oder aber auch unrealistisch sein kann

Kussmaulatmung. Unphysiologische tiefe Atemform bei fast normaler Frequenz; oft Merkmal bei diabetischem Koma um die Azidose abzuatmen

Langzeitpflege. Gewährleistung von pflegerischen, medizinischen, sozialen und persönlichen Leistungen, die Personen mit chronischen Erkrankungen dauerhaft oder wiederholt erhalten

Lavendel. Pflanzliches Extrakt mit beruhigender Wirkung als Duft- oder Körperöl

Leistungskomplex-(system). System zur Vergütung ambulanter Pflegeleistungen gem. SGB XI

Leitlinien. Verbindlich festgelegte Grundsätze, die z.B. einen Qualitätsmaßstab der Pflege innerhalb einer Einrichtung definieren; werden oft im Pflegeleitbild formuliert, an das sich alle Mitarbeiter einer Institution halten

Lippenbremse. Atemtechnik, bei der mit geschlossenem Mund durch die Nase eingeatmet wird und bei der Ausatmung die Luft durch den Mund entweicht, wobei die Lippen ohne Druck aufeinander liegen, sodass nur ein kleiner Spalt vorhanden ist; der Druck in den Atemwegen wird künstlich erhöht und das Alveolarsystem (▶ Alveole) erweitert

long distance care. Pflege, die über eine größere Distanz organisiert werden muss, z.B. weil die Angehörigen nicht in der Nähe wohnen

Mazeration, mazerieren. Aufweichen der Haut durch längerfristigen Kontakt mit Feuchtigkeit (lat. macerare / einweichen)

Medizinischer Dienst der Krankenkassen (MDK). Ermittelt die Pflegebedürftigkeit und überprüft die erbrachten Krankenhausleistungen auf ihre Notwendigkeit (▶ Pflegegesetz)

Miktion. Aktive und willkürlich ausgelöste Harnblasenentleerung

Mimik. Teil der nonverbalen Kommunikationsmöglichkeit durch sichtbare Bewegungen der Gesichtsoberfläche

mmHg. Millimeter Quecksilbersäule; Maß bei der Blutdruckmessung

Mobilisation, mobilisieren. »in Bewegung setzen bzw. bewegen« des Patienten oder bestimmter Körperteile

Mobilität. Beweglichkeit

Modul. Baustein, Element

Morbus. Krankheit oder Krankheitsbezeichnung, z. B. M. Crohn

Morbus Crohn. Akute, unspezifische Entzündung des unteren Dünndarms und des Dickdarms; Symptome: Durchfälle, Unterbauchschmerzen, Gewichtsverlust

moribund. Bezeichnet die Phase kurz vor dem Tod oder das Sterben selbst

Motorik. Zur willkürlichen Bewegung gehörend; Bezeichnung für den Körperapparat, der für alle Bewegungen zuständig ist

MRSA. Methicillin-resistenter Staphylococcus aureus; gegen bestimmte Antibiotika resistente Bakterien

Multiple Sklerose (MS). Progressive, d.h. fortschreitende Entmarkung der Nervenfasern in Gehirn und Rückenmark; Symptome: unphysiologische Körperempfindungen wie Händekribbeln, Muskelschwäche, Schwindel, Sehstörungen bis emotionale Labilität, Störung der Muskelbewegung (Ataxie) u.a.

multiresistent. Erreger, die auf viele Wirkstoffe, z.B. Antibiotika, nicht mehr ansprechen

Nahrungskarenz. Verzicht auf jegliche oral zugeführte Nahrung, i.d.R. vom Arzt verordnet

Neglect. Mit Neglect bezeichnet man in der Neurologie eine generelle Wahrnehmungsstörung einer Körperseite (z. B. nach Schlaganfall) (lat. neglegere / nicht wissen)

Nekrose. Örtlicher Gewebetod, Absterben von Körperzellen

nicht essenziell. Nicht lebensnotwendig

objektiv. Sachlich, neutral, unvoreingenommen

Oberkörperhochlagerung. Das Kopfteil des Bettes ist um 30° erhöht; der Pat. ist in sitzender bzw. halbsitzender Position; bei beweglichen Patienten zur Nahrungsaufnahme, Schlucktraining, Mundpflege, besseren Orientierung und Beweglichkeit, atemerleichternd; Nachteil: starker Druck auf das Gesäß, Scherkräfte, Sturzgefahr

Obstipation. »Verstopfung«; Schwierigkeit beim Stuhlgang, zu wenig oder unregelmäßiger und harter Stuhlgang

Ödem. »Wassersucht«; Einlagerung von Wasser im Gewebe; drückt man mit dem Finger auf die Haut, bleibt für kurze Zeit eine Delle zurück

Ohnmacht. Vorübergehender Verlust des Bewusstseins

olfaktorisch. Zum Geruchssinn gehörend

Onkologie. Fachbereich der Medizin, der sich mit Untersuchung von bösartigen Krebserkrankungen befasst

oral. Zum Mund gehörend

Orangenöl. Öl mit ausgleichender und stimmungsaufhellender Wirkung

ORSA. Oxacillin-resistenter Staphylokokkus aureus (► MRSA)

Palliative Care. Pflege von unheilbar kranken Menschen; Linderung von Leid, Schmerztherapie, Unterstützung im psychosozialen und religiösem Bereich, Begleitung der Angehörigen,

para-. Vorsilbe: neben, abweichend

Paraparese. Teilweise, unvollständige Lähmung, die im Allgemeinen gleichmäßig beide unteren Extremitäten betrifft

paraphrasieren. Etwas, das der andere gesagt hat, mit anderen Worten wiederholen

Patientenlifter. Mit einem P. können pflegebedürftige Personen mit geringstem Kraftaufwand umgehoben werden

parenterale Ernährung. Ernährung unter Umgehung des Verdauungstraktes, i.d.R. intravenös

PEG. Perkutane endoskopische Gastrostomie; Anlage einer Ernährungssonde durch die Bauchwand in den Magen

PEN. Injektionshilfe in Form eines dicken Kugelschreibers

peripher. Am Rande liegend, zur äußeren Seite

Pfefferminzöl. Erfrischende, anregende Wirkung; als Waschzusatz fiebersenkend

Pflegebedürftigkeit. Notwendigkeit der pflegerischen Versorgung, meist durch Krankheit, Behinderung oder hohes Alter bedingt; der MDK (▶ dort) stellt die Pflegebedürftigkeit zu Hause oder in stationären Einrichtungen fest und teilt diese in Pflegestufen (▶ dort) ein, die über die Höhe der finanziellen und materiellen Leistungen entscheidet

Pflegedokumentation. Schriftliches Festhalten aller pflegespezifischen Maßnahmen und Überlegungen einer Pflegekraft die zu einem Patienten in Verbindung stehen

Pflegegeld. Finanzielle Leistung im Rahmen der Pflegeversicherung (▶ dort); die Höhe richtet sich nach der Pflegestufe (▶ dort) und der Pflegebedürftigkeit (▶ dort)

Pflegeleitbild. Schriftlich formulierte Festlegung der wesentlichen Pflegeziele einer Pflegeeinrichtung (s.a. ▶ Leitbild)

Pflegeplan. Planvolle und systematische Arbeitsweise aller beteiligten Pflegekräfte durch 1. Informationssammlung, 2. Bestimmung des Pflegeproblems und der Ressourcen, 3. Formulierung des Pflegeziels, 4. Festlegung der Pflegemaßnahmen, 5. Durchführung der Pflege und 6. Überprüfung des Pflegeplans

Pflegestandard. Richtlinien zur Leistung qualitativ guter Pflege

Pflegestufe. Regelung zur Höhe der Leistungen der Pflegeversicherung (▶ dort) durch Einstufen der Patienten in verschiedene Grade der Pflegebedürftigkeit, ▶ Kap. 4

Pflegeversicherung. 1994 als Zweig der Sozialversicherung gegründet mit dem Ziel, Pflegebedürftigen Hilfe zu leisten, nicht nur durch die Verbesserung der finanziellen Lage, sondern auch durch eine bessere Lebenssituation; die P. ist eine Pflichtversicherung

Pflegevisite. Regelmäßige Gespräche zwischen den beteiligten Pflegepersonen und dem Patienten; dient der Feststellung von Pflegeproblemen und Ressourcen, der Festlegung von Pflegezielen und der Überprüfung der Pflegemaßnahmen

Pneumonie. Lungenentzündung; akute Entzündung der Lunge

Pneumonieprophylaxe. Pflegemaßnahmen, um die Entwicklung einer Lungenentzündung bei gefährdeten Pat. zu verhindern; Maßnahmen u. a.: Mobilisation, atemstimulierende Einreibung (▶ dort), Lagerung, Atemgymnastik, ausreichende Flüssigkeitszufuhr etc. (▶ Kap. 14)

Polyarthritis. Entzündung mehrerer Gelenke, kann akut oder chronisch sein

Port. Subkutaner (▶ dort), dauerhafter Zugang zum venösen oder arteriellen Blutkreislauf oder in die Bauchhöhle

Prävention. Maßnahmen, die eine Krankheit verhindern oder die Gesundheit fördern sollen

Progressive Muskelrelaxation. Nach Jacobson; Verfahren, bei dem durch die willkürliche und bewusste An- und Entspannung bestimmter Muskelgruppen ein Zustand tiefer Entspannung des ganzen Körpers erreicht wird

Prophylaxe, prophylaktisch. Verhütung, Verhinderung von Folgeschäden und Zweiterkrankungen durch rechtzeitiges Erkennen von Risikofaktoren und vorbeugende Maßnahmen

Psychopharmaka. Arzneimittel, die eine Wirkung auf das zentrale Nervensystem haben und in die Psyche des Patienten eingreifen und Stimmungen und Emotionen beeinflussen

Psychose, psychotisch. Mentale Erkrankung organischen oder emotionalen Ursprungs; starke Störung des Realitätsbezuges; Inhalte der Wahrnehmung werden vom Patienten falsch gedeutet

Q

Quarkwickel. Als kühlende Auflage oder leicht erwärmt bei Reizhusten, Bronchitis oder Entzündungen

R

Radikale, freie. Wichtig bei einer Vielzahl biologischer Prozesse, können aber auch Zellschäden hervorrufen, die u. a. zur Entstehung von Krebserkrankungen beitragen

Reanimation. Wiederbelebung, Wiederherstellung der lebensnotwendigen Funktionen des Menschen durch Herzmassage und Beatmung

Rekonvaleszenz. Erholungsphase nach einer Krankheit, Verletzung, Operation

rektal. Den Mastdarm betreffend

Rektum. Mastdarm; letzter Darmabschnitt, der bis zum After reicht

resigniert. Entsagen, verzichten, aufgeben

Resorption, resorbieren. Resorption bezeichnet die Fähigkeit von Organismen einen Stoff aufzunehmen (zu »resorbieren«, lat. resorbere / aufsaugen)

Ressource. Fähigkeiten oder mögliche Hilfsreserven eines Patienten, die bei der Pflege oder der Heilung förderlich sein können

Rollator. Gehwagen

Rosmarinöl. Belebende, aktivierende Wirkung, stoff- und kreislaufanregend; als Waschzusatz oder als Duftöl

Rückenlagerung. Der Pat. liegt flach auf dem Rücken; wird von Herzkranken und Pat. mit Lungenerkrankungen nicht toleriert

S

Saccharide. Gruppe von Kohlenhydraten, inklusive Zucker und Stärke

Sachleistung. Pflegeleistung durch ambulante Pflegedienste im Rahmen der Pflegeversicherung (▶ dort); Umfang richtet sich nach der Pflegestufe (▶ dort)

Salbenverband. Mit Salbe bestrichene Kompresse

Schaufensterkrankheit. Krampfartige Wadenschmerzen durch mangelhafte Blutversorgung bei Arteriosklerose; die Betroffenen bleiben nach kurzer Wegstrecke stehen und warten, häufig vor Schaufenstern, bis die Schmerzen nachlassen

Schulter-Hand-Syndrom. Komplikation bei Schlaganfall: die betroffene Hand neigt aufgrund der Veränderungen von Muskeltonus und Innervation zum ödematösen Anschwellen; Schwellung bildet sich bei richtiger Lagerung des Armes zurück

SGB. Sozialgesetzbuch; hier sind die wesentlichen Bereiche dessen geregelt, was heute dem Sozialrecht, z.B. Pflegeversicherung, zugerechnet wird

Skleren. Feste Hülle des Augapfels

somatisch. Den Körper betreffend

somnolent. Bewusstseineingetrübt

Soorinfektion. Pilzerkrankung der Mundschleimhaut, der Scheide oder der Speiseröhre; entsteht oft durch mangelhafte Mundpflege bei bewusstlosen Patienten oder bei Mangel- und Fehlernährung

Spitzfuß. Pathologische Streckstellung des Fußes, die Achillessehne ist dauerhaft verkürzt

Spitzfußprophylaxe. Vorbeugende Maßnahme gegen den Spitzfuß durch Mobilisation, Einlegen von weichen Gegenständen ans Fußende zum Gegentreten (nicht bei Schlaganfallpatienten!)

Sputum. Ausgehustete Absonderung der Atemwegsschleimhaut

Stoma. Künstlicher Darmausgang

Stressinkontinenz. Unwillkürlicher Harnabgang beim Husten, Heben schwerer Gegenstände, Anstrengung

Stuhlinkontinenz. Unwillkürlicher Abgang von Stuhl

Stupor. Körperliche und geistige Regungslosigkeit, kann bei neurologischen und psychischen Störungen auftreten

subfebril. Leicht erhöhte Körpertemperatur, noch unter 38°C

subjektiv. Persönlich, aus eigener Sicht

Subkutis; subkutan. Unterhaut; unter der Haut

sublingual. Unter die Zunge

Synkope. Kurzzeitige Ohnmacht (▶ dort) durch vorübergehende Sauerstoffunterversorgung des Gehirns

Synthese. Vereinigung von mehreren Elementen zu einer neuen Einheit

Systole, systolisch. Zusammenziehen des Herzens, wodurch das Blut in den Körper ausgestoßen wird; erster Ton bei der Blutdruckmessung

Tachykardie. Erhöhter Puls mit über 100 Schlägen/min in Ruhe

taktil. Tasten, berühren, den Tastsinn betreffend

taktil-haptisch. Wahrnehmungsbereich des Menschen: tasten, halten, greifen; relevant in der Basalen Stimulation

Teebaumöl. Antiseptisch, erfrischend, reinigend; übt einen positiven Einfluss auf das Immunsystem aus; als Körperöl, Waschwasserzusatz oder Duftöl

Thrombose. Gefäßverschluss; Bildung eines Blutpfropfs (Thrombus) bzw. Blutgerinnsels in einem Gefäß, der dieses ganz oder teilweise verschließen kann

Thromboseprophylaxe. Pflegemaßnahme zur Verhinderung einer Thrombose (▶ dort) durch Mobilisation, Lagerung, Venenkompression durch Antithrombosestrümpfe, Gymnastik, Heparinisierung (▶ Kap. 14)

Tracheostoma. Operativ angelegte Luftröhrenöffnung nach außen

Transfer. Fortbewegung eines Menschen von einem Ausgangspunkt (z.B. Bett) zu einem Zielpunkt (z. B. Stuhl)

Trauma, psychisches. Emotionaler Schock oder Stresssituation, die dauerhafte Eindrücke hinterlässt, insbesondere im Unterbewusstsein

Triglyzeride. Triglyzeride (Neutralfette) gehören – wie auch das Cholesterin – in die Gruppe der Nahrungsfette; sie dienen als Energiespeicher

urämisch. Vermehrtes Vorkommen von Harnstoff und anderen harnpflichtigen Substanzen im Blut, z.B. bei chronischer Niereninsuffizienz

V

vaginal. Die weibliche Scheide betreffend

Validation. Kommunikationsmethode mit desorientierten, älteren Menschen; die Motive und Gefühlswelt des desorientierten Menschen wird dabei akzeptiert und verstanden, um eine Vertrauensbasis herzustellen; validieren ist das vorbehaltlose Akzeptieren von verwirrten Menschen, deren Gefühle zu erkennen und sie in annehmender Weise zu bestätigen

Varikose. Krampfaderleiden

vaskulär. Zu den Blutgefäßen gehörend, die Blutgefäße betreffend

Verhinderungspflege. Ist die Pflegeperson wegen Erholungsurlaubes, Krankheit oder aus anderen Gründen an der Pflege gehindert, kann die Pflegekasse unter festgelegten Voraussetzungen die Kosten einer notwendigen Ersatzpflege übernehmen

vestibulär. Den Gleichgewichtssinn betreffend

Vibrax. Massagegerät zur Sekretlockerung im Rahmen der Pneumonieprophylaxe

visuell. Den Sehsinn betreffend

VRE. Vancomycin-resistente Enterokokken; Bakterien, die gegen das Antibiotikum Vancomycin resistent sind; sie sind vor allem als Ursache für Harnwegsinfekte, Sepsis und Endokarditis verantwortlich

W

Wadenwickel. Maßnahme zur Fiebersenkung, ▶ Kap. 10

Wechseldruckmatratze. Matratze, die zur Verhütung oder Therapie von Dekubiti (Druckgeschwüren) durch Verringerung des Auflagedrucks dient

W-Fragen. Fragen, die mit »W« beginnen: Wer, was, wann, wo, womit etc.

Wundmanager. Zusatzqualifikation für Fachkräfte im Gesundheitswesen; in ihren Aufgabenbereich fällt der praktische Umgang mit Wunden, Antiseptika, Wunddokumentation und Überleitungskonzepte

Z

Zeitkorridor. Der zeitliche Aufwand, den eine Laienpflegekraft durchschnittlich für die Durchführung von Pflegeverrichtungen braucht, z.B. Zähneputzen: 5 min

zerebral. Das Gehirn betreffend

zertifizieren. Bescheinigen, beglaubigen eines festgelegten Qualitätsstandards

Zitronenöl. Erfrischende, aktivierende Wirkung; bei Inhalation hustenlindernd, als Waschzusatz fiebersenkend

Zwiebelwickel. Sinnvoll bei Husten, Bronchitis, Pneumonie, Ohrenentzündung, Kopfschmerz und Verspannung; vor Erstanwendung Verträglichkeitstest

Zystitis. Harnblasenentzündung; Symptome: Schmerz beim Wasserlassen, Harndrang, Blutbeimengung im Urin (Hämaturie)

Gewusst wer – Wichtige Adressen

Kapitel 1: Sie sind nicht allein

Deutschland

EUROFAMCARE

Universitätsklinikum Hamburg-Eppendorf (UKE),
Institut für Medizin-Soziologie
Arbeitsgruppe Sozialgerontologie
Martinistr. 52, 20246 Hamburg
Tel.: 040 42803-4267
Internet: www.uke.uni-hamburg.de/extern/
eurofamcare-de/

Gesundheitsberichterstattung

Graurheindorfer Straße 198, 53117 Bonn
Tel.: 01888/644 8121 und 03018/644 8121
Fax: 01888/644 8996 und 03018/644 8996
Internet: www.gbe-bund.de

DEGAM Deutsche Gesellschaft für Allgemein-
medizin und Familienmedizin
Georg-August-Universität
Humboldtallee 38, 37073 Göttingen
Tel.: 0551/392638, Fax: 0551/399530
Internet: www.degam.de

Selbsthilfeforum

Internet: www.selbsthilfe-forum.de/

**Deutsche Arbeitsgemeinschaft Selbsthilfe-
gruppen e.V.**

c/o Friedrichstrasse 28, 35392 Gießen
Tel.: 0641/99 456 12, Fax: 0641/99 456 19
E-Mail: dagshg@gmx.de
Internet: www.dag-shg.de

Österreich

Dienststelle für Selbsthilfegruppen
Dr.-Streiter-Gasse 4, 39100 Bozen
Tel.: 0471/312424, Fax: 0471/324682
E-Mail: ma-sh@social-bz.net
Internet: www.ma-sh.social-bz.net

Schweiz

Stiftung KOSCH
Koordination und Förderung von Selbsthilfe-
gruppen in der Schweiz
Laufenstrasse 12, 4053 Basel
Tel. 061/333 86 01, Fax 061/333 86 02
E-mail: gs@kosch.ch
Internet: www.kosch.ch/kontakt.html

Kapitel 2: Entscheidungen zur Pflege

Deutschland

**Bundesarbeitsgemeinschaft für Alten- und
Angehörigenberatungsstellen BAGA e.V**

Huntestrasse 21, 48431 Rheine
Tel.: 0171/1877 455

**Bundesarbeitsgemeinschaft SELBSTHILFE von
Menschen mit Behinderung und chronischer
Erkrankung und ihren Angehörigen e.V. (BAG
SELBSTHILFE) e. V.**

Kirchfeldstr. 149, 40215 Düsseldorf
Tel.: 0211/31006-0, Fax: 0211/31006-48
Internet: www.bag-selbsthilfe.de

**Ministerium für Arbeit, Soziales, Gesundheit,
Familie und Frauen**

des Landes Rheinland-Pfalz
Bauhofstr. 9, 55116 Mainz
Tel.: 06131/16-2053, Fax: 06131/16-2019
Internet: www.menschen-pflegen.de

Schweiz

Schweizerisches Rotes Kreuz

Rainmattstrasse 10, CH-3001 Bern
Tel.: 031/387 71 11, Fax: 031/387 71 22
Internet: www.redcross.ch/activities/social/care/
index-de.php

Kapitel 3: Wegweiser durch die Gesetze
Deutschland
Die Beauftragte der Bundesregierung für die Belange der Patientinnen und Patienten
Friedrichstraße 108, 10117 Berlin
Te.l: 030/18 441-34 20, Fax: 030/18 441-34 22
Internet: www.patientenbeauftragte.de

Schweiz
sozialinfo.ch GmbH
Postfach 7925, CH-3001 Bern
Tel.: 031/382 24 77, Fax: 031/382 11 25
Internet: www.sozialinfo.ch/

Kapitel 4: Was Sie über das Pflegeversicherungsgesetz wissen sollten
Deutschland
Bundesministerium für Gesundheit (BMG)
11055 Berlin
Tel.: 030/18441-0 (bundesweiter Ortstarif)
Fax: 030/18441-1921
Internet: www.bmg.bund.de

Medizinischer Dienst der Spitzenverbände der Krankenkassen e. V. (MDS)
Lützowstraße 53, 45141 Essen
Tel.: 0201/8327-0, Fax: 0621/8327-100
Internet: www.mds-ev.de

Österreich
Bundesministerium für Soziales und Konsumentenschutz
Stubenring 1, A-1010 Wien
Telefon: 01/71100-0
Internet: www.bmsk.gv.at

Kapitel 5: Wer kann sonst noch helfen
Deutschland
ZAV Internationale Arbeitsvermittlung
53107 Bonn
Tel: 0228/713 1414, Fax: 0228/713 270 1415
Internet: www.arbeitsagentur.de
(Service von A-Z, Vermittlung, Ausländerbeschäftigung, Haushaltshilfen)

Österreich
Bundesministerium für Soziales und Konsumentenschutz
Stubenring 1, A-1010 Wien
Tel.: 01/71100-0, Fax: 01/71100-16332
Pflegetelefon: Tel: 0800/20 16 22
Internet: www.bmsk.gv.at

Schweiz
Schweizerischer Verband der Behindertenfahrdienste handi - cab suisse
Schwarztorstr. 32, Postfach, 3000 Bern 14
Tel: 031/387 5565, Fax: 031/382 0155
Internet: www.handi-cap.ch

Kapitel 8: Ich verstehe dich nicht
Deutschland
Deutscher Bildungsserver
E-Mail: : dbs@dipf.de
Internet: www.bildungsserver.de/zeigen.html?seite=1057

Löb- System
Gerberstr. 19, 92224 Amberg
Tel: 09621/32299
Internet: loebs@t-online.de

Schulz-von-Thun
Modelle zur Kommunikation
Internet: www.schulz-von-thun.de

Kapitel 11: So pflegen Sie richtig
Deutschland
Viv-Arte Kinästhetik Bewegungsschule
Gartenweg 13, 89176 Asselfingen
Tel: 07345/92 13 15, Tel: 07345/23 78 20
Internet: www.viv-arte.com

Kapitel 13: Hat es dir geschmeckt?
Deutschland
Deutsche Gesellschaft für Ernährung e.V. (DEG)
Godesberger Allee 18, 53175 Bonn
Tel.: 0228/3776-600
Internet: www.dge.de

Kapitel 15: Wenn Sie mehr tun wollen
Deutschland

BIKA e.V.
Bobath Initiative für Kranken- und Altenpflege
Wikingerstraße 28, 76307 Karlsbad-Langenstein-
bach
Tel. und Fax: 07202/1431
Internet: www.bika.de

**Internationaler Förderverein Basale
Stimulation**
Eduard-Steinle-Straße 9, 70619 Stuttgart
Tel.: 0711/475063, Fax: 0711/4870239
E-Mail: kummer@dbfk-bw.de

Kapitel 16: Spezielle Pflegesituationen
Deutschland

Deutsche Kontinenz Gesellschaft e.V.
Friedrich-Ebert-Straße 124, 34119 Kassel
Tel.: 0561/780604, Fax: 0561/776770
Internet: www.kontinenz-gesellschaft.de

Stiftung Deutsche Schlaganfall-Hilfe
Carl-Bertelsmann-Str. 256, 33311 Gütersloh
Tel.: 01805/093093, Fax: 01805/094094
Internet: www.schlaganfall-hilfe.de

**Selbsthilfeverband Schlaganfallbetroffener
und gleichartig Behinderter (SSB) e.V.**
Neugartenstr. 30c, 65843 Sulzbach
Tel: 06196/72130, Fax: 06196/72130
Internet: www.ssb-ev.de

Deutsche Diabetes-Stiftung
Staffelseestr. 6, 81477 München
Tel: 089/579579-0, Fax: 089/579579-19
Internet: www.diabetesstiftung.de

Deutsche ILCO e.V.
Landshuter Straße 30, 85356 Freising
Tel.: 08161/934301
Internet: www.ilco.de

Deutschen Alzheimer Gesellschaft e.V. (DalzG)
Friedrichstr. 236, 10969 Berlin
Tel: 030/25 93 79 5 – 0; Fax: 030/25 93 79 5-29
Internet: www.deutsche-alzheimer.de

Zentralinstitut für Seelische Demenzen
J5, 68159 Mannheim
Tel.: 0621/17032002
Internet: www.kompetenznetz-demenzen.de

Initiative Chronische Wunden e.V.
Heinrichstraße 51, 44536 Lünen
Tel: 0231/19 33 245, Fax: 0231/79 33 248
Internet: www.icwunden.de

Österrreich
Medizinische Kontinenzgesellschaft (MKÖ)
Speckbacherstr. 1, 6020 Innsbruck
Tel: 0810 100 455, Fax: 0512/ 58 94 76
Internet: www.inkontinenz.at

**ÖGSF - Österreichische Gesellschaft für
Schlaganfall-Forschung**
Große Mohrengasse 9, 1020 Wien
Tel: 01/21121-3241, Fax: 01/21121-3245
Internet: www.schlaganfall-info.at

**Diabetes Austria – Initiative Soforthilfe für
Menschen mit Diabetes**
Gersthoferstraße 18, 1180 Wien
Tel: 01/4705386, Fax: 01/4704494-19
Internet: www.diabetes-austria.com

Schweiz
Die Schweizerische Diabetes-Gesellschaft
Rütistrasse 3 A, 5400 Baden
Tel: 056 200 17 90, Fax: 056 200 17 95
Internet: www.diabetesgesellschaft.ch

Kapitel 20: Abschied nehmen
Deutschland
Deutsche Hospiz Stiftung
Europaplatz 7, 44269 Dortmund
Tel: 0231/73 80 73 0, Fax: 0231/73 80 73 1
Internet: www.hospize.de

Bundesarbeitsgemeinschaft Hospiz e.V.
Am Weiherhof 23, 52382 Niederzier
Tel.: 02428/802937, Fax: 02428/802892
E-Mail: bag.hospiz@hospiz.net
Internet: www.hospiz.net/bag/

Telefonseelsorge in Deutschland
Tel: 0800-1110 111 (ev.)
Tel: 0800-1110 222 (kath.)
Internet: www.telefonseelsorge.de

Österreich
Dachverband HOSPIZ Österreich (DVHÖ)
Müllnergasse 16, 1090 Wien
Tel: 01/803 98 68, Fax: 01/803 25 80
Internet: www.hospiz.at
Telefonseelsorge in Österreich
Tel: 142
Internet: www.telefonseelsorge.at

Schweiz
Arbeitsgemeinschaft Elisabeth Kübler-Ross (CH)
Internet: www.hospiz.org

Telefonseelsorge in der Schweiz – Die dargebotene Hand
Tel: 143
Internet: www.143.ch

Kapitel 20: Rechtzeitig vorsorgen
Deutschland
Bundesministerium der Justiz
Mohrenstraße 37, 10117 Berlin
Tel: 030/18 580 0, Fax: 030/18 580 95 25
Internet: www.bmj.bund.de

Bundesnotarkammer
Zentrales Vorsorgeregister
Postfach 08 01 51, Kronenstraße 42, 10001 Berlin
Tel: 01805/35 50 50
Internet: www.vorsorgeregister.de

Österreich
Bundeskanzleramt
Ballhausplatz 2, 1014 Wien
Tel: 01/53115-0
Internet: www.help.gv.at

Schweiz
Caritas Schweiz
Löwenstrasse 3, Postfach
6002 Luzern
Tel: 041/41922 22, Fax: 041/414192424
Internet: www.caritas.ch

Giftnotzentralen in Deutschland, Österreich u. Schweiz

Giftnotzentrale (Notfalldienst 24 h) Deutschland	Berlin	030-19240
	Bonn	0228-19240 und 2873211
	Darmstadt	06131-19240
	Erfurt	0361-730730
	Freiburg	0761-19240
	Göttingen	0551-19240 0551-3831 80 (für Ärzte)
	Hamburg	0551-19240
	Homburg/Saar	06841-19240
	Mainz	06131-19240
	München	089-19240
	Nürnberg	0911-398-2451
Giftnotzentrale Österreich	Wien	+43 1 406 43 43 (Notfälle) +43 1 40 400 2222 (Informationen)
Giftnotzentrale Schweiz	Zürich	+41 1 25 15 151 (Notfälle) +41 1 25 16 666 (Informationen)

Gewusst wie viel – Pflegegeld und Pflegesachleistungen

Die ◘ Tabelle Anhang 1 gibt einen Überblick über die Pflegesachleistungen für die vollstationäre Pflege 2008/2009 und ab 2010.

◘ Tab. Anhang 1 Pflegesachleistungen vollstationäre Pflege

Pflegestufe	Art der Bedürftigkeit	Beitrag in EURO 2008	Beitrag in EURO ab 2010
Pflegestufe 1	Erheblich pflegebedürftig	1.023	1.023
Pflegestufe 2	Schwer pflegebedürftig	1.279	1.279
Pflegestufe 3	Schwerstpflegebedürftig	1.470	1.510
Pflegestufe 3a	Härtefall	1.750	1.825

Die ◘ Tabelle Anhang 2 gibt einen Überblick über die Höhe des Pflegegeldes 2008/2009 und ab 2010.

◘ Tab. Anhang 2 Pflegegeld (2008)

Pflegestufe	Art der Bedürftigkeit	Beitrag in EURO 2008	Beitrag in EURO ab 2010
Pflegestufe 1	Erheblich pflegebedürftig	215	225
Pflegestufe 2	Schwer pflegebedürftig	420	430
Pflegestufe 3	Schwerstpflegebedürftig	675	685

◘ Tabelle Anhang 3 gibt einen Überblick über die Höhe der Pflegesachleistungen für die häusliche Pflege 2008/2009 und ab 2010.

◘ Tab. Anhang 3 Pflegesachleistungen (2008)

Pflegestufe	Art der Bedürftigkeit	Beitrag in EURO 2008	Beitrag in EURO ab 2010
Pflegestufe 1	Erheblich pflegebedürftig	420	450
Pflegestufe 2	Schwer pflegebedürftig	980	1.040
Pflegestufe 3	Schwerstpflegebedürftig	1.470	1.510
Pflegestufe 3a	Härtefall	bis zu 1.918	bis zu 1.918

◘ Tabellen Anhang 4 und Anhang 5 geben eine Übersicht über mögliche Kombinationsleistungen von Pflege-geld und Sachleistungen für 2008/2009 und ab 2010

◘ **Tab. Anhang 4** Kombinationsleistungen (2008)

Pflegestufe 1				Pflegestufe 2				Pflegestufe 3			
Pflegegeld		Sachleistung		Pflegegeld		Sachleistung		Pflegegeld		Sachleistung	
€	%	€	%	€	%	€	%	€	%	€	%
215	100%	**420**	100%	**420**	100%	**980**	100%	**675**	100%	**1470**	100%
204,25	95%	21,00	5%	399,00	95%	49,00	5%	641,25	95%	73,50	5%
193,50	90%	42,00	10%	378,00	90%	98,00	10%	607,50	90%	147,00	10%
182,75	85%	63,00	15%	357,00	85%	147,00	15%	573,75	85%	220,50	15%
172,00	80%	84,00	20%	336,00	80%	196,00	20%	540,00	80%	294,00	20%
161,25	75%	105,00	25%	315,00	75%	245,00	25%	506,25	75%	367,50	25%
150,50	70%	126,00	30%	294,00	70%	294,00	30%	472,50	70%	441,00	30%
139,75	65%	147,00	35%	273,00	65%	343,00	35%	438,75	65%	514,50	35%
129,00	60%	168,00	40%	252,00	60%	392,00	40%	405,00	60%	588,00	40%
118,25	55%	189,00	45%	231,00	55%	441,00	45%	371,25	55%	661,50	45%
107,50	50%	210,00	50%	210,00	50%	490,00	50%	337,50	50%	735,00	50%
96,75	45%	231,00	55%	189,00	45%	539,00	55%	303,75	45%	808,50	55%
86,00	40%	252,00	60%	168,00	40%	588,00	60%	270,00	40%	882,00	60%
75,25	35%	273,00	65%	147,00	35%	637,00	65%	236,25	35%	955,50	65%
64,50	30%	294,00	70%	126,00	30%	686,00	70%	202,50	30%	1029,00	70%
53,75	25%	315,00	75%	105,00	25%	735,00	75%	168,75	25%	1102,50	75%
43,00	20%	336,00	80%	84,00	20%	784,00	80%	135,00	20%	1176,00	80%
32,25	15%	357,00	85%	63,00	15%	833,00	85%	101,25	15%	1249,50	85%
21,50	10%	378,00	90%	42,00	10%	882,00	90%	67,50	10%	1323,00	90%
10,75	5%	399,00	95%	21,00	5%	931,00	95%	33,75	5%	1396,50	95%

Rechenbeispiel: Werden in der Pflegestufe 1 60% der Geldleistung (129 €) benötigt, kann noch für 40% der Sachleistung (168 €) ein Pflegedienst beauftragt werden.

⬛ **Tab. Anhang 5** Kombinationsleistungen (ab 2010)

Pflegestufe 1				Pflegestufe 2				Pflegestufe 3			
Pflegegeld		Sachleistung		Pflegegeld		Sachleistung		Pflegegeld		Sachleistung	
€	%	€	%	€	%	€	%	€	%	€	%
213,75	95%	22,50	5%	408,50	95%	52,00	5%	650,75	95%	75,50	5%
202,50	90%	45,00	10%	387,00	90%	104,00	10%	616,50	90%	151,00	10%
191,25	85%	67,50	15%	365,50	85%	156,00	15%	582,25	85%	226,50	15%
180,00	80%	90,00	20%	344,00	80%	208,00	20%	548,00	80%	302,00	20%
168,75	75%	112,50	25%	322,50	75%	260,00	25%	513,75	75%	377,50	25%
157,50	70%	135,00	30%	301,00	70%	312,00	30%	479,50	70%	453,00	30%
146,25	65%	157,50	35%	279,50	65%	364,00	35%	445,25	65%	528,50	35%
135,00	60%	180,00	40%	258,00	60%	416,00	40%	411,00	60%	604,00	40%
123,75	55%	202,50	45%	236,50	55%	468,00	45%	376,75	55%	679,50	45%
112,50	50%	225,00	50%	215,00	50%	520,00	50%	342,50	50%	755,00	50%
101,25	45%	247,50	55%	193,50	45%	572,00	55%	308,25	45%	830,50	55%
90,00	40%	270,00	60%	172,00	40%	624,00	60%	274,00	40%	906,00	60%
78,75	35%	292,50	65%	150,50	35%	676,00	65%	239,75	35%	981,50	65%
67,50	30%	315,00	70%	129,00	30%	728,00	70%	205,50	30%	1057,00	70%
56,25	25%	337,50	75%	107,50	25%	780,00	75%	171,25	25%	1132,50	75%
45,00	20%	360,00	80%	86,00	20%	832,00	80%	137,00	20%	1208,00	80%
33,75	15%	382,50	85%	64,50	15%	884,00	85%	102,75	15%	1283,50	85%
22,50	10%	405,00	90%	43,00	10%	936,00	90%	68,50	10%	1359,00	90%
11,25	5%	427,50	95%	21,50	5%	988,00	95%	34,25	5%	1434,50	95%

Rechenbeispiel: Werden in der Pflegestufe 1 60% der Geldleistung (135 €) benötigt, kann noch für 40% der Sachleistung (180 €) ein Pflegedienst beauftragt werden.

Gewusst woher – Literatur- und Abbildungsnachweis

Literatur

Anderson M (1993) Heilen mit Wasser. Güsse, Bäder, Wicke, Packungen, Wärme und Kälte. Jopp Verlag, Wiesbaden

Buijssen H, Tazenberg, T (1993) Senile Demez. Beltz, Weinheim

Bundesjustizministerium (2005) Betreuungsrecht. Berlin

Bundesministerium für Gesundheit (2002) Pflegeversicherungsgesetz. Berlin

Dittrich K, Leitzmann C (1996) Bioaktive Substanzen. Neu entdeckte Wirkstoffe für Ihre Gesundheit. Trias, Stuttgart

Döbele M, Becker U, Glück B (2006) Das Beifahrersitzbuch – Ambulante Pflege. Springer-Verlag, Berlin Heidelberg

Elmadfa I, Fritzsche D (2005) Unsere Lebensmittel. Vitamine – Mineralstoffe – essentielle Fettsäuren. Ulmer Verlag, Ulm

Hensel W (1998) Heilkraft aus dem Garten. Kosmos Verlag, Stuttgart

Hoffmann M, Kaiser R (2005) Wie geht's denn deinen Eltern? Was es heißt, alt zu werden. BW Verlag, Nürnberg

Heuwinkel-Otter A, Nümann-Dulke A, Matscheko N (2006) Menschen pflegen. Band 1-3. Springer-Verlag, Berlin Heidelberg

Kübler-Ross E (1999) Interviews mit Sterbenden. Kreuz Verlag, Stuttgart

Sonn A, Baumgärtner U, Best, B (2004) Wickel und Auflagen. Alternative Pflegemethoden erfolgreich anwenden. Thieme, Stuttgart

Sonn A, Bühring U (2004) Heilpflanzen in der Pflege. Huber, Bern

Watzlawick P (2005) Wie wirklich ist die Wirklichkeit. Wahn, Täuschung, Verstehen. Piper, München Zürich

Weiss T (1994) Krank im Schlaraffenland. Wie wirkt Ernährung auf die Gesundheit. Kösel, München

o.A. (2007) Bürgerliches Gesetzbuch (BGB). DTV, Frankfurt

Abbildungsnachweise

Soweit nicht anders angegeben:

- alle Fotos: Martina Döbele, Mörlenbach
- alle Cartoons: Claudia Styrsky, München
- alle Zeichnungen: Annette Gack, Neuendettelsau
- alle Diagramme und Schemata: TypoStudio Tobias Schaedla, Heidelberg

Tabellen- bzw. Abbildungsnummer	Quelle
Abb. 5.1	Mit freundlicher Genehmigung: Boban Mitrovic
Abb. 5.2	Mit freundlicher Genehmigung: Boban Mitrovic
Abb. 9.10 – 9.12	Mit freundlicher Genehmigung: UEBE Medical GmbH, Wertheim
Abb. 11.3	RUSSKA®, Laatzen. RUSSKA ist ein eingetragenes Zeichen der Firma Ludwig Bertram GmbH. Mit freundlicher Genehmigung: Firma Ludwig Bertram GmbH, Laatzen
Abb. 11.5	Mit freundlicher Genehmigung: AOK-Mediendienst
Abb. 12.7	Mit freundlicher Genehmigung: AQUATEC GmbH, Isny
Abb. 13.2	Mit freundlicher Genehmigung: DGE-Ernährungskreis®, Copyright: Deutsche Gesellschaft für Ernährung e. V., Bonn
Abb. 13.8 a–f	Mit freundlicher Genehmigung: MEYRA-ORTOPEDIA Vertriebsgesellschaft mbH, Kalletal-Kalldorf
Tab. 13.8	Nutri-risk-Analyse mit freundlicher Genehmigung: Pfrimmer Nutricia GmbH, Erlangen
Abb. 14.10	Mit freundlicher Genehmigung: Senio Fachhandel für Senioren GmbH, Heidelberg
Abb. 16.1a–d	Mit freundlicher Genehmigung: PAUL HARTMANN AG, Heidenheim
Abb. 16.6	Mit freundlicher Genehmigung: AOK-Mediendienst
Abb. 20.2	Mit freundlicher Genehmigung: Rolf Kieninger, Hospiz Elisas, Ludwigshafen

Gewusst wo – Stichwortverzeichnis

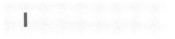